临床护理指南丛书

名誉总主编　成翼娟　李继平
总　主　编　胡秀英　宁　宁

肾脏内科护理手册

第 2 版

主　编　刁永书　文艳秋　陈　林

科学出版社
北　京

内 容 简 介

《肾脏内科护理手册》为临床护理指南丛书系列之一，共两篇17章。内容涵盖了临床上较为常见的多种肾脏内科疾病的临床特征、诊治要点，并详尽描述了各类疾病的主要护理问题、护理目标、护理措施、并发症的处理及护理。书中使用了大量图表替代文字表述，便于读者清晰的理解重点内容。围绕肾脏疾病的专科治疗特点，书中用较大篇幅介绍了肾脏替代治疗及护理，而且增加了相关的前沿进展、特别关注、知识拓展等。

本书适合广大护理同仁阅读，尤其适用于各级肾脏内科护理人员阅读。

图书在版编目（CIP）数据

肾脏内科护理手册 / 刁永书，文艳秋，陈林主编. — 2版. — 北京：科学出版社，2015.6

（临床护理指南丛书 / 胡秀英，宁宁主编）

ISBN 978-7-03-044871-2

Ⅰ. 肾…　Ⅱ. ①刁…②文…③陈…　Ⅲ. 肾疾病 – 护理 – 手册
Ⅳ. R473.6-62

中国版本图书馆CIP数据核字（2015）第126848号

责任编辑：戚东桂 / 责任校对：张怡君

责任印制：赵　博 / 封面设计：黄华斌

科学出版社 出版

北京东黄城根北街16号

邮政编码：100717

http://www.sciencep.com

北京华宇信诺印刷有限公司印刷

科学出版社发行 各地新华书店经销

*

2011年1月第　一　版　开本：787×960 1/32

2015年6月第　二　版　印张：11 3/4

2025年4月第六次印刷　字数：246 000

定价：48.00元

（如有印装质量问题，我社负责调换）

《临床护理指南丛书》编委会

何其英（四川大学华西医院）
胡秀英（四川大学华西医院）
黄　浩（四川大学华西医院）
黄　燕（四川大学华西第二医院）
黄雪花（四川大学华西医院）
黄桂玲（武汉大学中南医院）
贾晓君（北京大学人民医院）
蒋　艳（四川大学华西医院）
蒋玉梅（西安交通大学第一附属医院）
姜文彬（青岛大学附属医院）
江　露（第三军医大学西南医院）
冷亚美（四川大学华西医院）
雷春梅（西安交通大学第一附属医院）
李　卡（四川大学华西医院）
李　芸（四川大学华西医院）
李　敏（中国医科大学附属第一医院）
李　燕（泸州医学院附属医院）
李春蕊（中日友好医院）
李俊英（四川大学华西医院）
李秀娥（北京大学口腔医院）
李小麟（四川大学华西医院）
李尊柱（北京协和医院）
廖　燕（四川大学华西医院）
廖天芬（四川省人民医院）

黎贵湘（四川大学华西医院）
梁　燕（四川大学华西医院）
林　英（上海交通大学附属第一人民医院）
刘　玲（四川大学华西医院）
刘　俐（四川大学华西医院）
刘　霆（四川大学华西医院）
刘晓艳（四川大学华西医院）
刘智平（重庆医科大学附属第一医院）
罗春梅（第三军医大学新桥医院）
卢　敏（中国人民解放军成都军区总医院）
卢嘉渝（中国人民解放军成都军区总医院）
吕嘉乐（香港东区尤德夫人那打素医院）
马　婕（第四军医大学口腔医院）
马　莉（四川大学华西医院）
马青华（四川省人民医院）
宁　宁（四川大学华西医院）
倪　钊（美国杜克大学护理学院）
彭莉萍（深圳市南山区人民医院）
钱卫红（广州军区武汉总医院）
秦　年（四川大学华西医院）
任建华（四川大学华西第二医院）
申文武（四川大学华西医院）
孙丽华（贵阳医学院附属医院）
宋　敏（中国人民解放军成都军区总医院）

宋晓楠（北京协和医院）
史晓娟（第四军医大学西京医院）
唐承薇（四川大学华西医院）
田永明（四川大学华西医院）
童莺歌（杭州师范大学护理学院）
万群芳（四川大学华西医院）
王　英（四川大学华西医院）
王丽香（中国人民解放军成都军区总医院）
王春丽（北京大学口腔医院）
王黎梅（浙江省嘉兴市第一医院）
王海玲（首都医科大学宣武医院）
王晓云（山西省人民医院 ）
王颖莉（四川大学华西医院）
文　秀（澳门镜湖护理学院）
文艳秋（四川大学华西医院）
吴小玲（四川大学华西医院）
向明芳（四川省肿瘤医院）
鲜均明（四川大学华西医院）
谢徐萍（四川大学华西医院）
谢双怡（北京大学第一医院）
徐玉斓（浙江大学医学院附属邵逸夫医院）
许瑞华（四川大学华西医院）
武仁华（四川大学华西医院）
严　红（北京大学口腔医院）

杨　旭（北京协和医院）
杨　蓉（四川大学华西医院）
杨玲凤（中南大学湘雅医院）
杨小莉（四川大学华西医院）
袁　丽（四川大学华西医院）
游　潮（四川大学华西医院）
游桂英（四川大学华西医院）
余　蓉（四川大学华西医院）
余春华（四川大学华西医院）
张　琳（北京大学口腔医院）
张铭光（四川大学华西医院）
张明霞（北京大学人民医院）
赵佛容（四川大学华西口腔医院）
曾继红（四川大学华西医院）
曾子健（香港微创泌尿中心）
甄立雄（澳门仁伯爵综合医院）
周昔红（中南大学湘雅二医院）
周莹霞（上海交通大学医学院附属瑞金医院）
邹树芳（泸州医学院附属医院）
朱　红（四川大学华西医院）

总编写秘书　陈佳丽　吕　娟

《肾脏内科护理手册》（第2版）
编写人员

主　编	刁永书	文艳秋	陈　林
副主编	陈　凤	马登艳	陈志文
编　者	（按姓氏汉语拼音排序）		
	曹晓翼	陈　凤	陈　林
	陈　懿	陈崇诚	陈海燕
	陈启花	陈志文	崔天蕾
	代明金	刁永书	付　琴
	付春莲	谷　波	郭从俊
	郭晓璐	韩　莲	何学勤
	江　维	蒋　婕	李　超
	李　菁	李　巧	李文巧
	李亚娟	梁亚屏	廖周谊
	林　蓉	刘　莉	刘　敏
	刘　霞	龙燕琼	罗　燕
	马春妍	马登艳	彭　涛
	蒲　俐	秦　敏	冉梦晓
	阮　毅	石　梅	谭如英
	唐　雪	王　晖	王　娟
	王　宇	温　怡	温　月
	文艳秋	熊晓红	薛　莲

序

肾脏病学是一门新兴而又年轻的学科，专科性强，与心脏、内分泌、血液等其他学科有着密切的联系和广泛的交叉协作。近年来，慢性肾脏病在世界范围内的发病率和患病率呈逐年增加的趋势，且具有病死率高、对医疗资源的需求大等特点，在中国亦是如此。慢性肾脏病防治理念的更新、防治阵线的前移、防治策略的优化都给肾脏病临床实践、科学研究提出了更高的要求和更新的挑战。

肾脏护理人员是肾脏病学临床实践和科学研究的主力军，与肾脏病医师一样，也是慢性肾脏病防治战线上的中流砥柱。肾脏护理医学是肾脏病学不可或缺的重要组成部分和分支。肾脏护理队伍的壮大、人员素质的提高、肾脏护理医学的发展都是肾脏病事业蓬勃发展的重要支撑。为适应肾脏病护理医学的发展，满足肾脏护理队伍理论和临床实践的需求，四川大学华西医院肾脏科组织编写了临床护理指南丛书系列之《肾脏内科护理手册》（第2版）。

该手册第1版于2010年出版，在第1版的基础上，编者们总结多年临床经验，广泛参考国内外有关资料，相互磋商，共同编写完成第2版，共分两篇17章，内容丰富而详实，文字精炼而简洁。它系统而全面地总结了肾脏病学和肾脏护理医学的基础知识，广泛吸收了国际前沿的最新成果和技术，较好地兼顾了高新技术、成熟技术与实用技术的结合，充分体现了科学性、权威性、实用性的要求，具有可操作性和可读性，能够适应各级医疗机构肾脏护理队伍的需要，对规范肾脏病护理人员的临床实践操作技术、提高护理队伍的理论知识和护理质量具有重要的指导作用。可以说，它既是一部指导肾脏护理临床操作的技术辞典，又是一部规范肾脏护理临床操作的标准用书。

在该书即将付梓之际，受团队之托，略写数语，权作序言。

付 平

2015年4月

《临床护理指南丛书》前言

《临床护理指南丛书》（第1版）作为口袋书，小巧、实用，便于护理人员随身携带并查阅。本套丛书是在查阅大量国内外文献的基础上，结合作者丰富的临床护理经验编撰而成，贴近临床并适用于临床。自出版以来，本套丛书受到国内各大医院的临床护理工作者及护理院校师生的欢迎与追捧，获得了广大读者的肯定。为适应医学科学技术与临床护理工作的不断发展与变化，提升丛书质量，使丛书能够更好地为专科护理人员服务，满足不断增长的临床护理工作者的需求，我们对《临床护理指南丛书》中业界评价较高、读者反响较好的分册进行了再版。

《临床护理指南丛书》（第2版）共包含24个分册，内容涵盖了临床护理的各个专科，包括内科、外科、妇科、口腔等各临床护理领域。随着疼痛作为第五大生命体征的确立，全国各层次医院疼痛关爱病房的建立，疼痛护理已成为临床护理工作中不可分割的一部分，基于此，第2版新增《疼痛科护理手册》，以指导临床护理，促使疼痛护理更加规范、加速疼痛专科护理人才向专业化转型及学科发展。各分册在遵从丛书编写基本要求的基础上，遵循“专病专护”原则，结合各专科特色并融入快速康复理念，不断关注学科前沿进展，站在护理的角度辅以图文并茂的方式全面系统地展开了全书的编撰工作。

在编写形式上，本套丛书结构层次清晰，文字简洁、精练，紧密结合临床护理工作实际，以病人为中心，以具体疾病护理为纲，要点式地重点介绍护理措施，特别注意描述护理关键环节、难点及其对策和护理细节。在结构体系上彻底改变了护理学专业多数教辅资料按照护理程序编写的共同模式，根据医护人员的临床思维，在综合以往各专科护理常规与理论的基础上，发展符合现代临床需要的科学模式。本丛书的一大亮点还在于，遵循“科学、实用，通俗、易懂”的基本原则，兼顾不同地区、不同层次临床医护人员对各专科常见疾病、多发疾病临床护理的认识，同时结合案例、图片等多种编撰和展现形式，进一步提高本套丛书的可读性与临床实用性。整套丛书内容简要而不失详尽，浅显易懂又全面丰富，既包含临床知识技能，又纳入许多相关知识或科普故事，让全书不致过于严肃死板，读者在丰富临床理论之余，还能了解更多其他知识，使得临床各专科护理的学习变得更为生动有趣，提高读者学习阅读的积极性。

本丛书作为临床专科护理指南，对从事临床一线护理工作的护理同仁具有较大的参考价值，同时还可作为各级医院各专科新手岗前培训、规范化培训、继续教育及临床实习辅导丛书，从而从各个层次的专科人才培养着手，提高各专科临床护理水平，促进护理质量的进一步提高。

参加编写《临床护理指南丛书》（第 2 版）的作者除四川大学华西医院护理专家外，还有来自全国多家医学院校及医疗机构的临床护理专家，她们多在临床一线工作，在繁忙的临床和管理工作之余完成了本套丛书的编写工作，在此向她们表示衷心的感谢。

全体编者均以高度认真负责的态度参加了本丛书编撰工作，但由于编写时间仓促且涉及众多专科领域，各专科编写人员思维方式、知识层次、经验积累存在差异，因此书中难免存在不足之处，敬请广大读者给予批评指正！

编　者

2015 年 6 月

第 2 版前言

随着肾脏病学科的飞速发展，肾脏病护理新理论、新技术、新方法在临床实践中得到了广泛推广与应用。本书第 1 版于 2010 年出版后，受到广大护理同仁的热烈欢迎，结合目前的护理现状和要求，组织临床一线专家再次编写了《肾脏疾病护理手册》（第 2 版）一书。本书主要内容包括两篇共 17 章，分别为肾脏疾病及护理篇、肾脏替代治疗及护理篇，本书在第 1 版的基础上新增了慢性肾脏病门诊随访管理章节，并对第 1 版的每一章节做了修正和完善。本书涵盖了临床上较为常见的多种肾脏内科疾病的临床特征、诊治要点，并详尽描述了各类疾病的主要护理问题、护理目标、护理措施、并发症的处理及护理。围绕肾脏疾病的专科治疗特点，本书还用较大篇幅介绍了肾脏替代治疗及护理，为血液净化专业领域的护士提供了较为详尽的培训资料。因为我国慢性肾脏病（CKD）患者随访体系尚处于起步阶段，本书介绍了 CKD 门诊随访体系、患者教育体系及随访管理系统的建立，为各地区尚未建立系统完善的管理系统提供了宝贵的经验。为了给临床护理人员提供肾脏疾病的护理重点、更新知识、贴近临床治疗及研究进展，本书增加了相关的前沿进展、特别关注、知识拓展等特别内容。本书使用了大量图表代替文字表述，便于读者清晰地理解重点内容，在临床护理中达到较好的指南效果。全书内容简要而不失详尽，浅显易懂却包含的内容丰富，既包含临床知识技能，又纳入许多相关知识或科普故事，让全书不致过于严肃死板，读者在丰富临床理论之余，还能了解更多其他知识，使得肾脏病护理的学习变得更为生动、有趣，提高了读者的积极性，适合广大护理同仁阅读，尤其适用于各级肾脏内科护理人员阅读。

我们组织编写的临床护理指南丛书之《肾脏内科护理手册》（第2版）是肾脏专科护士、血液净化专科护士总结自身的长期临床实践及目前国内外新进展形成的集体智慧，希望能对肾脏疾病临床护理工作起到指导作用。同时，由于编者经验有限，本书内容难免有不足之处，恳请各位同仁与读者对本书内容提出宝贵的意见，让我们能在再版时予以改进和完善。

刁永书

2015年4月

第1版前言

《肾脏内科护理手册》为《临床护理指南丛书》之一，主要内容包括两篇：第一篇肾脏疾病及护理、第二篇肾脏替代治疗及护理。本书涵盖了临床上较为常见的多种肾脏内科疾病的临床特征、诊治要点，并详尽描述了各类疾病的主要护理问题、护理目标、护理措施、并发症的处理及护理。围绕肾脏疾病的专科治疗特点，本书还用较大篇幅介绍了肾脏替代治疗及护理，为血液净化专业领域的护士提供了较为详尽的学习资料。为了给临床护士提供肾脏疾病的护理重点、更新知识、贴近临床治疗及研究进展，本书增加了相关的前沿进展、特别关注、知识拓展等特别内容。本书使用了大量图表代替文字表述，便于读者清晰地理解重点内容，在临床护理中达到较好的指南效果。全书内容简要而不失详尽，浅显易懂却内容丰富，既包含临床知识技能，又纳入许多相关知识或科普故事，让全书不致过于严肃死板，读者在丰富临床知识之余，还能了解更多其他知识，使得肾脏疾病护理的学习变得更为生动有趣，提高了读者的积极性。本书适合广大护理同仁阅读，尤其适用于各级肾脏内科护理人员阅读。

目前，国内较为完整而系统的肾脏疾病护理著作较少，且肾脏疾病的诊断、治疗的发展日新月异。本书是肾脏专科护士、血液净化专科护士总结自身的长期临床实践以及目前国内外新进展而编写成的，希望能对肾脏疾病临床护理工作起到指导作用。同时，由于编者经验有限书中内容难免有不足之处，衷心恳请各位读者对本书内容提出宝贵意见，以便能在再版时改进和完善。

文艳秋

2010 年 9 月

目　录

第一篇　肾脏疾病及护理

第二篇　肾脏替代治疗及护理

第一篇 肾脏疾病及护理

第一章 概　述

泌尿系统的主要功能是生成和排泄尿液。由肾脏、输尿管、膀胱、尿道及有关的血管和神经组成。肾脏不仅是人体主要的排泄器官，也是一个重要的内分泌器官，它不仅通过尿液排泄机体的代谢废物，调节水、电解质和酸碱平衡，而且可产生多种重要的内分泌激素，对维持机体内环境的稳定起重要作用。输尿管、膀胱与尿道为储尿和排尿器官。

第一节　肾脏的结构与功能

【肾脏的大体解剖】

（一）肾脏的位置

肾脏为一对略呈蚕豆型的腹膜后实质性器官，左右各一，位于腹后壁，腹膜腔的外侧，脊柱两侧的脂肪囊中（图 1-1）。左肾上极平第 11 胸椎下缘，下极平第 2 腰椎下缘，左肾门约平第 1 腰椎。右肾由于肝脏的关系比左肾略低，右肾上极平第 12 胸椎，下极平第 3 腰椎，右肾门平第 2 腰椎。正常肾脏上下移动均在 1 ～ 2cm 以内。

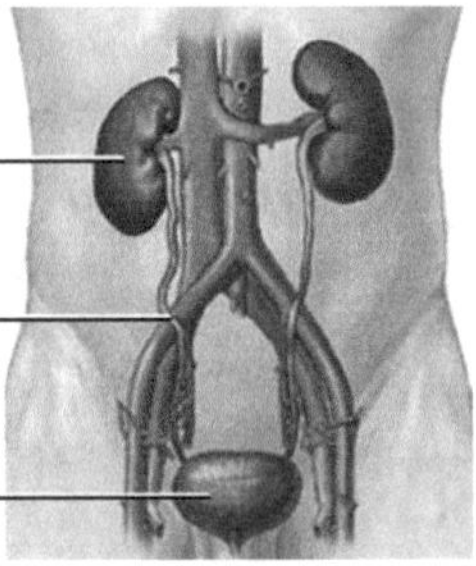

图 1-1 肾脏的位置

（二）肾脏的形态

肾脏形如蚕豆，正常成年男性肾脏长 10 ～ 12cm，宽 5 ～ 6cm，厚 3 ～ 4cm，重 120 ～ 150g，成年女性肾的大小及重量略小于同龄男性。肾外缘为凸面，内缘中间呈凹陷状，肾盂、血管、淋巴管、神经丛和输尿管由此出入，称为肾门（hilum）。经过肾门的肾动脉、肾静脉、淋巴管、肾神经及输尿管（ureter）总称肾蒂。肾蒂主要结构的排列关系从上到下依次为肾动脉、肾静脉及输尿管；由前至后则为肾静脉、肾动脉及输尿管。尿液从肾脏由输尿管到达膀胱，并储存在膀胱中直至排空。

（三）肾脏的组织结构

肾脏内部的结构，在冠状切面上，可分为肾实质和肾盂两部分。肾实质由表层的皮质和内层的髓质两部分组成。肾皮质大部分位于肾的外周，约占 1/3，新鲜时呈红褐色，由约 100 多万个肾小体组成。部分皮质伸展至髓质锥体间，成为肾柱。

髓质位于肾的深部，占 2/3，主要由肾小管构成，髓质部由 15 ～ 20 个圆锥形小体即肾锥体构成。肾锥体的基底在皮质和髓质连接处，其尖端称肾乳头，伸入肾小盏中。每个肾有 7 ～ 8 个肾小盏，相邻 2 ～ 3 个肾小盏合成一个肾大盏，肾大盏再汇合成扁漏斗状的肾盂。肾盂离开肾门后逐渐缩窄变细，延续为输尿管（图 1-2）。

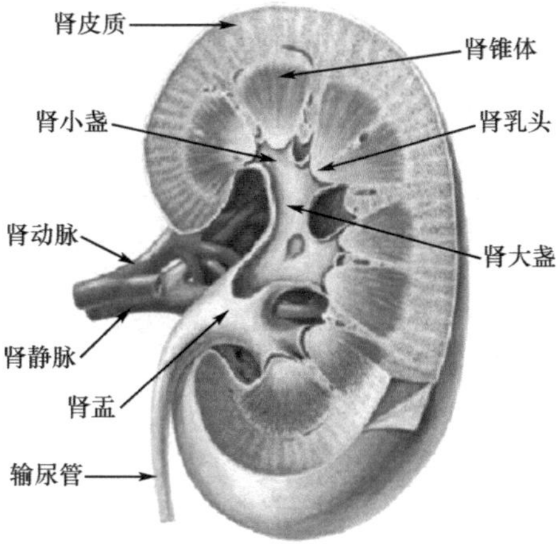

图 1-2 肾脏的组织结构

【肾脏的超微结构】

（一）肾单位

肾单位是肾脏结构和功能的基本单位，包括肾小体和肾小管，每个肾脏约有 120 万个肾单位，与集合管共同行使泌尿功能（图 1-3）。

1. 肾小体 由肾小球及肾小囊组成。

（1）肾小球：也称血管球，是一个由内皮、上皮及系膜细胞等成分组成的特殊微血管结构，包括入球小动脉和出球小动脉组成的血管极、毛细血管袢及系膜组织。入球小动脉管径粗而直，出球小动脉细而弯曲，构成了明显的血管间的压力差，这个压力差有利于肾小球毛细血管的滤过功能，也使血液中的异常物质（免疫复合物等）易沉积在肾小球毛细血管壁。

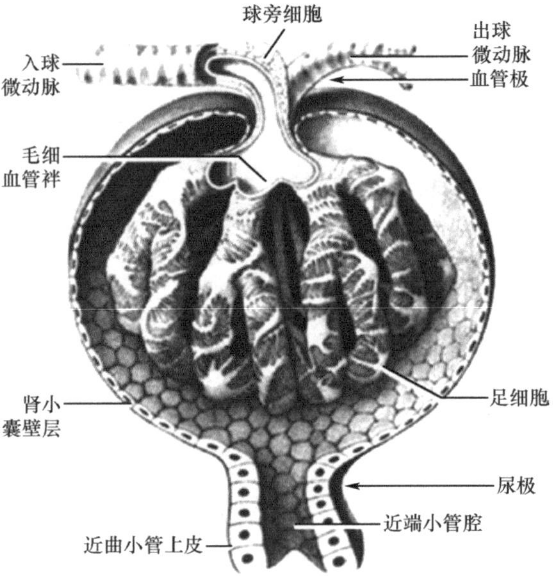

图 1-3　肾小体模式图

当血液流经肾小球毛细血管时，肾小球类似一个血液过滤器，血浆内的物质有选择性的经过滤过膜。肾小球毛细血管壁也称滤过膜（滤过屏障），由内向外分别由内皮细胞、基膜和上皮细胞三层（肾小囊的脏层）结构组成。这个滤过屏障分为机械屏障和电荷屏障。①机械屏障：由肾小球毛细血管壁构成，血管壁内层的毛细血管内皮细胞构成了滤过膜的机械屏障，内皮细胞上称为窗孔的小孔能允许小分子溶质和小分子蛋白通过，而血细胞及一些大分子物质却不能通过这道机械屏障。②电荷屏障：肾小球毛细血管基膜所带的丰富负电荷是肾小球滤过膜电荷屏障的重要组成，其中有富含带负电荷的唾涎酸糖蛋白和硫酸类肝素，可阻止带负电荷的物质从滤过膜通过，这对防止血浆蛋白滤出有重要的生理意义。另外，肾小球的脏层细胞贴附于肾小球基膜外侧，有多数足突，又称足细胞，其精细的结构有利于肾小球毛细血管壁选择性的滤过功能。滤入肾小球囊腔的滤液即为原尿，原尿除不含血细胞及大分子蛋白外，成分与血浆相似。

（2）肾小囊：是肾小管盲端扩大形成的双层囊，由内、外两层组成，内层为脏层肾小球滤过膜的上皮细胞，包绕在肾小球毛细血管及球内血管系膜区的周围。外层称为壁层，是肾小囊的外壁，壁层上皮细胞在血管极与脏层上皮细胞相连，在肾小体尿极与近端肾小管上皮细胞相延续成近端小管曲部。内、外两层之间为一囊腔（肾小囊腔），与近曲肾小管的管腔相连，原尿由肾小球滤出后，经该囊腔进入肾小管。

2. 肾小管 是与肾小体密不可分的另一个重要的肾单位组成部分，能吸收肾小球滤出的约 99% 的原尿。可分为近端小管、髓袢细段、远端小管三部分。

（1）近端小管：分为曲部和直部两段。近端小管曲部又称近曲小管，主要位置在肾小体周围，构成皮质迷路的大部分。其复杂的结构有利于重吸收功能的发挥，是人体水、电解质平衡维持的重要功能单位，是原尿重吸收的主要场所。

（2）髓袢细段：是连接近端小管直部与远端小管直部的细直管部分，细段的上皮非常薄，有利于水和离子的通透，对尿浓缩有重要作用。

（3）远端小管：包括直部、致密斑和曲部。远端小管对钾、钠、氯化物的代谢及酸碱平衡的调节有重要作用。连接小管是远端小管曲部和皮质集合管起始段的过渡节段，不仅有明显的分泌钾离子的功能且能影响氢离子的释放，并能调节钙离子的功能。

（二）集合管

集合管是几个肾单位的连接小管直接汇入的管路部分。集合管在皮质呈弓状行走，经髓质下行至锥体乳头，形成乳头管。集合管能够进一步重吸收水分和交换离子，使原尿进一步浓缩，其功能受醛固酮和抗利尿激素的调节。

（三）肾小球旁器

肾小球旁器是肾小体血管极与远端小管相接触部位的一个具有内分泌功能的特殊结构，位于皮质肾单位，包括球旁（近球）细胞、致密斑、球外系膜细胞（图 1-4）。

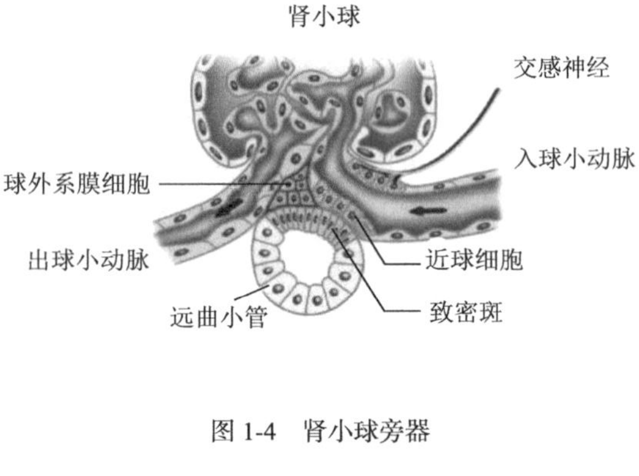

图 1-4　肾小球旁器

（1）球旁细胞：入球小动脉中膜内，由血管平滑肌细胞衍化形成，细胞内含有膜包绕的内分泌颗粒，分泌颗粒内含肾素，产生保钠排钾的作用。此外，球旁细胞还能生成促红细胞生成素。

（2）致密斑：是远端肾小管靠近肾小球血管极处，紧靠肾小球一侧的上皮细胞形成的椭圆性隆起。致密斑与球外系膜细胞和入球小动脉有广泛接触，能敏锐感受远曲小管内容量和钠浓度的变化、调节球旁细胞分泌肾素。致密斑细胞间的间隙随肾脏的功能状态而加大或关闭。

（3）球外系膜细胞：是入球小动脉、出球小动脉和致密斑之间的一群细胞，具有吞噬功能。细胞内的肌丝收缩可调节肾小球的滤过面积，球外系膜细胞在一些刺激下可以转化为具有肾素颗粒的细胞。

（四）肾间质

肾间质位于肾单位及集合管之间的疏松结缔组织。肾间质由间质细胞、少量网状纤维及含有大量蛋白多糖的细胞外基质组成。肾皮质含间质少，从皮质到髓质，肾间质数量不断增加。有些间质细胞具有合成网状细胞及胶原物质的能力，部分皮质间质细胞及髓质间质细胞具有吞噬功能，有一种髓质间质细胞尚可产生前列腺素及其他降血压物质。

【肾脏的血液供应】

肾动脉直接起源于腹主动脉，从腹主动脉分出左、右肾动脉。肾动脉经肾门进入肾脏，然后分为数支叶间动脉，进而分为弓形动脉、小叶间动脉和入球小动脉。入球小动脉在肾小体内分支形成肾小球毛细血管网，在此处大量的液体和溶质（除血浆蛋白）都被滤过，开始尿的形成。肾小球毛细血管网再汇集成出球小动脉离开肾小体。出球小动脉离开肾小体后再次分支形成球后毛细血管网，分布在肾小管和集合管周围。球后毛细血管网再汇合成小叶间静脉、弓形静脉及叶间静脉、肾静脉，入下腔静脉返回心脏（图 1-5）。

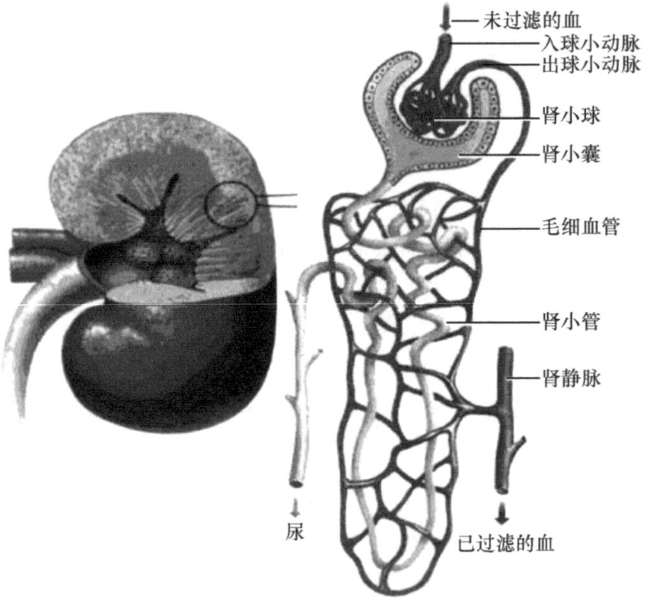

图 1-5　肾脏的血液循环示意图

肾脏的血液循环与它的泌尿功能密切相关。①肾动脉直接起源于腹主动脉，短而粗，血流量大，因此肾脏的血液供应非常丰富，两个肾脏的血流量大约为心排血量的 1/4。②肾小体的入球小动脉管径比出球小动脉粗，因此血管球内血流量大、压力高，有利于滤过。③肾循环有两套毛细血管网：动脉性毛细血管网和球后毛细血管网，血流经过血管球时大量水分被滤出，因此分布在肾小管和集合管周围的球后毛细血管网内血液的胶体渗透压较高，有利于肾小管重吸收的物质进入血流。④髓质内自小血管与髓袢伴行，有利于肾小管和集合管的重吸收。

肾动脉既是肾的滋养血管，又是肾的功能血管，肾动脉在肾脏内形成两次毛细血管网：肾小球内形成的动脉性毛细血管网，主要功能是滤出尿液；出球小动脉形成的球后毛细血管网，包绕肾小管，既滋养肾小管又具有重吸收功能。

【肾脏的生理功能】

（一）调节水、电解质及酸碱平衡

通过调整入球和出球小动脉的阻力，肾脏能有效地调节肾小球和肾小管周围的毛细血管中的血压，从而改变肾小球的滤过作用和（或）肾小管的重吸收，以保证身体内环境的稳态。

1. 形成原尿 肾脏的血流量占心排血量的20%～25%，正常成人安静时每分钟有1000～1200ml血液流经双肾。94%血流分布在皮质部，5%～6%在外髓部分，1%在内髓部分，每日可有180L血浆滤过。肾血流的调整范围很宽，即使收缩压波动在80～180mmHg，肾脏供血仍可达正常。故当收缩压低于80mmHg、高于180mmHg时，将会影响肾脏血流供给。

在血液流经肾小球时，除了血细胞和大分子蛋白质外，几乎所有的血浆成分均可通过肾小球滤过膜，进入肾小囊而形成与血浆几乎等渗的滤过液，即原尿。肾小球的滤过率主要与肾血流量、跨毛细血管静水压、肾小球滤过面积、通透性及激素和各种血管活性物质有关（图1-6）。

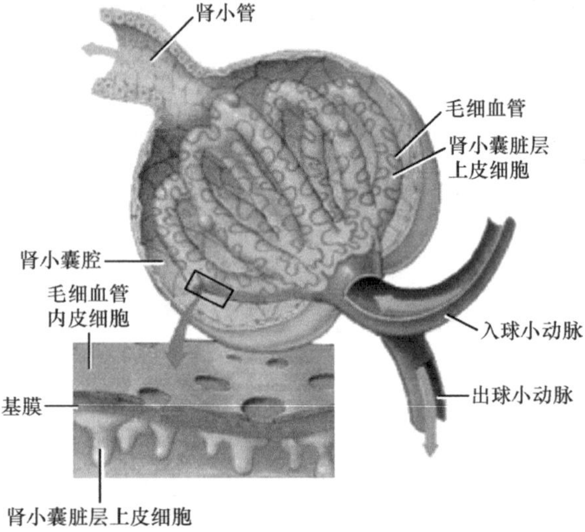

图 1-6　肾小球滤过膜示意图

2. 调节机体水分的平衡　原尿流经肾小管和集合管时，经选择性重吸收作用，将对机体有用的物质重新吸收。近端肾小管的功能是将原尿中 99% 的水、电解质、蛋白质、糖等物质重吸收回血液循环中。原尿滤液中绝大部分的葡萄糖、氨基酸、蛋白质、维生素、钾、钙、钠、水、无机磷等都在近曲小管重吸收。正常人在机体缺水时，组织渗透压升高，通过渗透压感受器促进抗利尿激素的分泌，使远端小管和集合管对水的重吸收增加，尿比重上升，尿液浓缩；反之，当体内水分过多时，抗利尿激素的分泌减少，肾小管和集合管对水的重吸收减少，从而使尿比重降低，尿液稀释而排出机体多余的水分（图 1-7）。

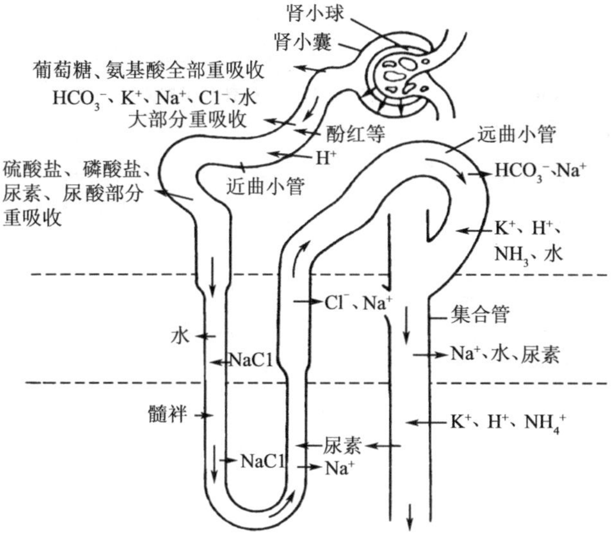

图 1-7　肾小管各段的重吸收和分泌示意图

3. 调节电解质酸碱平衡　肾脏是钠、钾、氯的主要排泄器官。近端小管上皮细胞有摄取功能，能将上述电解质经肾小球滤过后由出球小动脉带到近端小管间质摄取到细胞内，再分泌到肾小管腔内。肾小管上皮细胞能够将本身产生的或血液内的物质如 H^+、NH_3、肌酐、尿酸、有机酸、抗生素、造影剂等以这种方式排泄、分泌到尿中，调节人体电解质和酸碱平衡，排出代谢产物和进入人体内的某些药物等物质。

4. 肾脏的内分泌功能

（1）血管活性激素：作用于肾本身，参与肾的生理功能，主要调节肾的血流动力学和肾小球滤过，并与其他激素共同维持血压和水、电解质代谢平衡。血管活性激素包括：①肾素，可通过收缩血管和增加细胞外液量升高血压，通过刺激醛固酮的合成和分泌，促进肾小管对钠的重吸收，增加血容量；②前列腺素（PG），通过扩张或收缩肾血管调节血压；③激肽释放酶，肾皮质内所含缓激肽释放酶促使激肽还原生成缓激肽，对抗血管紧张素的作用，扩张小动脉，增加肾血流量，促进水和钠的排泄，降低血压。此外，激肽释放酶还可促使前列腺素释放。

（2）非血管活性激素：作用于全身，调节新陈代谢。①红细胞生成素（EPO）：肾脏是控制红细胞生成的内分泌器官，生成机体 90% 的 EPO。② 1a 羟化酶：肾间质可产生 1a 羟化酶，使 25- 羟维生素 D_3 转化为有活性的 1，25- 二羟维生素 D_3，调节钙、磷代谢。

此外，肾脏是肾外分泌的促胃液素、抗利尿激素、降钙素等作用的重要靶器官，以及促胃液素、胰岛素、胰高血糖素等肾外激素降解的主要场所。

（谷　波　文艳秋　马登艳）

第二节　泌尿系统疾病患者的护理评估

【常见症状与体征】

（一）肾性水肿

肾性水肿是肾脏疾病最常见的临床症状，分为以下两类。

1. 肾炎性水肿　首先发生的部位是在眼睑、颜面部、头皮等组织疏松处，然后发展至足踝、下肢，重者呈全身性，可伴血压升高，见于急、慢性肾小球肾炎患者。主要因肾小球炎症使滤过膜受损致滤过率下降，肾小管重吸收功能正常，导致“球 - 管失衡”，引起水、钠潴留，血管内部分液体渗出血管外使细胞外液增加而出现的水肿。

2. 肾病性水肿　多从下肢开始，一般较严重，发展较迅速，常为全身性、凹陷性水肿，体位最低处为甚，可无高血压表现。主要因大量蛋白从尿中丢失，导致血浆蛋白降低，血浆胶体渗透压下降，使液体从血管进入组织间隙而产生的水肿。

（二）排尿异常

1. 尿路刺激征　包括尿频、尿急、尿痛、排尿不尽感及下腹坠痛等。常见于尿路感染、结石等。

（1）尿频：排尿次数增多，而每次尿量不多，每日排尿＞ 8 次。

（2）尿急：一有尿意即不能忍受，需迫不及待地排尿，常伴有尿失禁。

（3）尿痛：排尿时会阴及下腹部有疼痛或尿道有灼热感。

2. 尿量异常　正常人每天尿量平均约为 1500ml。尿量异常包括少尿、无尿、多尿及夜尿增多。

（1）少尿与无尿：少尿指每天尿量少于 400ml，无尿指每天尿量少于 100ml。可因血容量不足，急、慢性肾衰竭，尿路梗阻等因素引起。

（2）多尿：指每天尿量超过 2500ml，超过 4000ml 时称为尿崩。常见于糖尿病、尿崩症、溶质性利尿等非肾性多尿，以及各种原因引起肾小管功能不全的肾性多尿，如慢性肾盂肾炎、肾动脉硬化、肾髓质退行性病变等。

（3）夜尿增多：夜间尿量超过白天或夜间尿量持续超过 750ml，多为肾浓缩功能减退，提示肾脏疾病的慢性进展。

3. 尿液异常

（1）蛋白尿（proteinuria）：24小时尿蛋白含量持续超过150mg，蛋白质定性实验阳性反应。若每天持续超过3.5g/1.73m^2（体表面积）或50mg/kg（体重），称为大量蛋白尿。

（2）血尿（hematuria）：指不同原因所致的红细胞持续进入尿中，可分为镜下血尿和肉眼血尿。当新鲜尿沉渣每个高倍视野红细胞超过3个或1小时尿红细胞计数超过10万、或12小时计数超过50万，可诊断为镜下血尿。尿液外观呈洗肉水样、血样或有血凝块，称肉眼血尿。

（3）白细胞尿（leukocyturia）、脓尿（pyuria）和菌尿（bacteruria）：新鲜离心尿液每个高倍视野白细胞超过5个、1小时新鲜尿液白细胞计数超过40万或12小时计数超过100万，称为白细胞尿或脓尿。用中段尿涂片镜检，每个高倍视野均可见细菌，或培养菌落计数超过10^5个/ml，称为菌尿，可作为泌尿系统感染的诊断依据。

（4）管型尿（cylindruria）：指12小时尿沉渣计数管型超过5000个，或镜检出现其他类型管型。尿中管型可分为细胞管型、颗粒管型、透明管型和蜡样管型等，是由蛋白质、细胞或其他碎片在肾小管内形成。正常人尿中偶见透明和颗粒管型。白细胞管型是诊断肾盂肾炎或间质性肾炎的重要依据，红细胞管型提示急性肾小球肾炎，急性肾小管坏死可见大量上皮细胞管型。

（5）血红蛋白尿（hemoglobinuria）：正常人尿液一般为淡黄色。当尿中游离的血红蛋白增加，尿液呈茶色、红葡萄酒或酱油色，实验室检查尿隐血阳性。严重的血管内溶血，如溶血性贫血、输血时血型不合、恶性疟疾、大面积烧伤等均会出现血红蛋白尿。

（6）肌红蛋白尿（myoglobinuria）：肌细胞因各种原因发生破坏，从尿中排出肌红蛋白，称之为肌红蛋白尿。

（7）乳糜尿（chyluria）、脂肪尿（lipidaria）：尿中混有淋巴液而呈现稀牛奶样，乳白色尿液，当混有较多血液称乳糜血尿。当泌尿系统及其邻近器官淋巴管破裂后可出现乳糜尿。脂肪尿中呈现脂肪小滴，加用乙醚等有机溶剂抽提乳糜微粒，脂肪小滴尿液变清亮，称为脂肪尿。

4. 肾性高血压 指因肾脏疾病引起的继发性血压过高，是慢性肾脏病（chronicles kidney disease，CKD）常见并发症之一，在CKD进展过程中80%～85%的患者可能发生高血压，并且随肾小球滤过率（glomerular filtration rate，GFR）下降呈线性升高。

（1）临床特点：①血压难控制，容易发展成恶性高血压，常常需几种降压药联合应用；②心血管并发症发生率高，并且对心血管疾病影响具有自身特点；③加速肾脏疾病的进展。高血压是引起CKD肾功能快速进展的危险因素之一。

（2）CKD血压控制目标：如尿蛋白＜1g/d者，血压控制在130/80mmHg以下，如尿蛋白≥1g/d者，血压控制在125/75mmHg以下。

5. 肾性骨病（renal osteodystrophy disease，ROD） 是慢性肾衰竭（chronic renal failure，CRF）时由于钙、磷及维生素D代谢障碍，继发甲状旁腺功能亢进、酸碱平衡紊乱等因素而引起的骨痛。它是多种进展性骨病的统称。由于进展缓慢，早期临床症状不明显，一旦发现往往已经是晚期。研究表明：ROD与CKD患者的骨折和心血管疾病有关，是导致CKD患者致残和死亡的重要原因，因此早期诊断和治疗ROD是降低CKD患者死亡率和提高 CKD 患者生活质量的重要措施。现有的检查手段包括骨活组织形态学检查和非侵入性的检查，骨活检无疑是 ROD 检查的金标准。

6. 肾性贫血 随着肾脏疾病的进展，逐渐出现贫血，CKD 5 期患者几乎 100% 伴有贫血。它不仅引起生活质量的下降，也增加了心血管疾病的发病率、住院率和死亡率。肾性贫血属于正细胞正色素性贫血。

参与 CKD 贫血的原因：①首要原因是促红细胞生成素（EPO）的减少；②其次是尿毒症相关的红细胞生成抑制因子的增加；③红细胞寿命的缩短；④食欲缺乏和血液透析丢失导致的营养缺乏（叶酸和维生素 B_{12}）。

7. 肾区痛 是自我感觉或体检时发现的肾区部位疼痛。当肾盂、输尿管内张力增高或包膜受牵拉时发生，表现为肾区胀痛或隐痛。体检时表现为肾区压痛或叩击痛，可有明显的压痛点。

肾脏内科疾病引起肾区痛的特点为：①多为钝痛、胀痛，疼痛一般不剧烈；②活动、体位（如弯腰、转身）与腰痛没有关系；③多为双侧腰痛；④肾区一般没有压痛，多有叩击痛。

【常用辅助检查及护理】

（一）尿液检查

1. 尿常规检查 因不受运动、饮食和酸碱度影响，收集清晨第一次尿标本送检可提高检查结果的准确性。由于夜间饮水少，尿液被浓缩，尿比重较高，晨尿可以反应肾小管浓缩功能的状况；也可随时留取任何时间的新鲜尿液。送检时间最好在 10 ～ 30 分钟，夏天不应超过 1 小时，冬天不应超过 2 小时。时间过长可能引起尿液中的红细胞破坏导致结果的不准确。收集标本的容器应清洁干燥，女性患者应避开月经期，防止阴道分泌物混入，必要时留中段尿送检。

2. 尿细菌学培养 须先充分清洁外阴及包皮，用0.1% 的碘伏进行尿道口消毒，用无菌试管接取中段尿送检。一般停用抗生素 5 天才能做尿培养，否则由于抗生素对细菌的抑制作用，细菌培养结果阳性率太低。

3. 24 小时尿 用于测定 24 小时尿蛋白、尿糖、尿酸、尿肌酐、电解质、尿 17- 羟皮质醇（17-OHCS）、尿 17- 酮皮质醇（17-KS）及计尿量。留取 24 小时尿者应在早晨排空膀胱，并开始计时，准确收集所有尿液、记录尿量，混匀后取 50ml 送检。

4. 尿渗透压（urine osmolality uosm） 是反映单位容积尿中溶质分子和离子的颗粒数。尿渗量与尿比重均表示尿中溶质含量。尿渗量指尿中溶质微粒的总数量，因其不受溶质微粒大小和性质的影响，较尿比重更能准确反映肾的浓缩和稀释功能。

（二）肾功能试验

1. 肾小球功能检查 单位时间内（分钟）从双肾滤过的血浆的毫升数，称为肾小球滤过率（glomerular filtration rate，GFR）。

（1）血肌酐（serum creatinine，Scr）：体内肌酐来源于内外源性，可从食物中摄取少部分，绝大部分肌酐为机体内肌肉代谢产物。当 GFR 下降到正常的 50% 以上时，血肌酐才开始迅速上升，因此当血肌酐明显高于正常时，常表示肾功能已严重损害。正常值：Scr，男 44 ～ 132μmol/L，女 70 ～ 106μmol/L，60 岁以上 Scr ＜ 100μmol/L。

（2）内生肌酐清除率（endogenous creatinine clearance，Ccr）：是指肾小球在单位时间内清除体内多少毫升血浆内的肌酐。

Ccr 计算公式：

$$Ccr = \frac{\text{尿肌酐浓度（μmol/L）} \times \text{每分钟尿量（ml/min）}}{\text{血肌酐浓度（μmol/L）}}$$

正常值为 80 ～ 120ml/min，40 岁以后，每年 Ccr 下降 1ml/min，70 岁以上老年人为正常人的 60%。

检测 Scr 和 Ccr 前，需让患者连续进食 3 天低蛋白饮食，并禁食肉类，避免剧烈运动。第 4 天晨 8 时将尿排尽后，准确收集 24 小时总尿液。同一天采血 2 ～ 3ml，将 24 小时尿混匀后取尿液 50ml 同时送检。根据测定的血、尿肌酐值计算出 Ccr。另外，临床上可采取简化的 4 小时留尿及一次空腹取血进行测定。

（3）血尿素氮（blood urea nitrogen，BUN）测定：尿素氮是体内氨基酸终末代谢产物，可自由经肾小球滤过。GFR 下降后血中尿素氮会明显升高。成人正常血清尿素（BU）为 1.78 ～ 7.14mmol/L，BUN 为 3.56 ～ 14.28mmol/L。临床上须结合 Scr 指标综合分析，可协助诊断是肾性或非肾性损伤。肾实质性病变时，肾功能损伤后 GFR 下降，血 BUN 与 Scr 均上升。当机体内有效循环血容量不足时，如心力衰竭、休克、脱水，或长期使用利尿剂、肝硬化等患者，检测 BUN 升高而 Scr 正常。

（4）其他：将血尿酸作为一个肾小球滤过指标看待，因其变化早于 Scr、BUN 变化，有一定的临床意义。

2. 肾小管功能测定

（1）近端小管功能检测：常见测定尿 β_2- 微球蛋白（β_2-mG）来反映近端小管功能。尿 β_2-mG 是有核细胞产生的低分子蛋白，经肾小球滤过后在近端小管被吸收和分解。尿 β_2-mG 增高称肾小管蛋白尿，提示近端小管功能障碍。

（2）远曲小管功能检测：通常通过测定尿量及其比重来判断远端小管的功能。

1）昼夜尿比重试验（莫氏试验）：检查当日患者正常饮食，但每餐含水不超过 500 ～ 600ml，三餐外不饮水及任何液体。正常值：成人尿量 1000 ～ 2000ml/24h，夜尿量＜ 700ml，昼夜尿之比为（3 ～ 4）：1，尿比重最高＞ 1.018，最高一次与最低一次尿比重之差应＞ 0.009。夜尿增多说明早期尿浓缩功能下降。

2）尿渗量测定：前一天晚餐后到次日晨 8 时禁饮，留取晨尿并采静脉血。尿渗量 / 血浆渗量的值降低，说明尿浓缩功能受损；尿渗量 / 血浆渗量的值等于或接近 1，说明肾浓缩功能基本丧失。

3. 其他肾功能试验 肾血流量测定、酸碱失衡试验、血浆二氧化碳结合力（CO_2CP）测定等。

（三）肾病免疫学检查

1. 血浆及尿纤维蛋白降解产物（FDP）测定 尿 FDP 增加说明肾内有凝血、纤维素沉积及溶纤等改变，有助于疾病分型。

2. 血清补体成分测定（血清总补体、C3 等） 对探讨肾小球疾病的发病机制、指导临床诊断及治疗有一定的意义。

3. 抗链球菌溶血素“O”的测定 对链球菌感染后肾小球肾炎的诊断起重要作用。

（四）肾脏影像学检查

肾脏影像学检查包括 X 线、B 超、CT、磁共振（MRI）、静脉肾盂造影及逆行肾盂造影、肾动静脉造影等。用于协助了解泌尿系统器官的形态、位置、功能及占位情况。其中静脉肾盂造影术检查前 1 ～ 2 天应进少渣饮食，检查前晚清洁肠道（口服缓泻剂或灌肠），术晨禁食，造影前12小时禁水。术前应做碘过敏试验。检查后嘱患者多饮水，必要时静脉输液以促进造影剂尽快排出、减少对肾脏的不良反应。

【护理评估】

（一）一般情况

评估患者的意识、精神、饮食、睡眠、大小便、活动及自理能力状况，有无明显的体重、血压、体温变化。

（二）患病及治疗经过

详细询问发病时间，患病后的主要症状及特点、诱因情况、相关疾病情况及家族史等患病经过。

（1）注意针对不同疾病特点进行重点内容的评估。

（2）对患者的主要症状、性质、部位、程度、持续时间及症状缓解或加重的原因等都应重点了解。

（3）由于多数肾脏疾病呈现反复发作及慢性迁延的特点，对病情发作的频率及症状演变发展的经过也要重点了解。

（4）了解既往检查情况，记录主要的阳性检查结果。了解目前治疗情况，有无长期使用对肾脏有损害的药物，有无食物或药物过敏史。

（三）心理社会评估

慢性肾脏病为慢性病，大多病程长，预后差，对患者工作、学习、生活造成极大的影响，给家庭带来经济、生活上的巨大负担，患者部分或完全丧失正常人的生活，心理承受巨大压力。

（1）对慢性肾脏病患者使用抑郁自评量表（self-rating depression scale，SDS）和焦虑自评量表（self-rating anxiety scale，SAS）进行测评发现，肾脏病患者的抑郁焦虑情况普遍存在，是最常见心理问题，影响患者预后。同时失眠、不宁腿综合征（restless legs syndrome，RLS）、睡眠呼吸暂停是肾脏病患者中常见的睡眠障碍。在悲观绝望情绪下，肾脏病患者较正常人群更易出现自杀倾向，研究表明透析患者的自杀比例较正常人群高 10 ～ 25 倍。

（2）修订后的 2010 年美国精神病学协会指南强调心理治疗的作用，特别是认知行为疗法（cognitive behavioral therapy，CBT）和选择性再摄取抑制剂（serotonin reuptake inhibitor，SRI 类）作为非精神病性重度抑郁症的首选治疗。

（3）健康及疾病知识：评估患者对健康的认识程度，评估患者对现有疾病的性质、防治、预后、康复等方面相关知识的掌握与了解程度。

（4）精神及心理状态：了解患者的精神状态、有无负性情绪及其程度。评估患者的性格特点、心理状态、人际关系与环境适应能力，对治疗的耐受程度及遵医行为，针对性地给予有效心理支持。

（5）评估患者的家庭经济情况、文化教育背景和家庭关系。

（四）生活方式和家族史

（1）询问患者的饮食方式、饮水习惯、卫生习惯，评估患者食欲、排便和睡眠习惯，患病以来有无改变。

（2）了解患者的工作强度、运动情况及患病后对日常生活、工作、娱乐、旅游等方面的影响。

（3）了解患者家族中有无同样和类似疾病的人。

（五）压疮评估

1. 压力性溃疡（pressure ulcer，PU） 简称压疮，是

皮肤或皮下组织由于压力、剪切力或摩擦力而导致的皮肤、肌肉和皮下组织的局限性损伤，常发生在骨隆突处。部分终末期肾脏疾病（end stage renal disease，ESRD）晚期患者因为多器官衰竭、活动耐力下降等原因导致活动受限、卧床时间延长，又加之存在不同程度的贫血、皮肤水肿、疼痛、抵抗力下降等各种综合因素作用，以及长期消耗、营养不良所致低蛋白血症，都极易造成压疮的发生。

2. 压疮危险因素评估量表　简便、易行、无创，国内外许多医疗机构均已开展使用，其中 Braden 量表、Norton 量表和 Waterlow 量表是最常应用的 3 种量表。Braden 量表包含以下 6 个项目。

（1）感官知觉：机体对压力所引起的不适感的反应力。

（2）湿度：皮肤处于潮湿状态的程度。

（3）灵便性：机体活动的能力。

（4）移动性：改变、控制躯体位置的能力。

（5）营养：平常的食物摄入模式。

（6）摩擦力和剪切力。

评分为 6 ～ 23 分，分数越低显示危险程度越高。通常以 18 分为界限，15 ～ 18 分为轻度危险，13 ～ 14 分为中度危险，10 ～ 12 分为高度危险，9 分及以下为极高危险。

3. 压疮危险程度的分级　有助于临床上决定和实施合理的分级预防措施。

（六）跌倒评估

1. 跌倒　是指身体的任何部位因失去平衡而意外地触及地面或其他低于平面的物体。5% ～ 15% 的跌倒会造成脑部损伤、软组织损伤、骨折和脱臼等伤害。肾病患者作为一个特殊的群体，常见的临床症状为水肿、低蛋白血症、高血压、蛋白尿、血尿等，肾病终末期患者、肾活检术后的患者需长时间卧床休息；腹膜透析、血液透析患者会出现不同程度的贫血、双下肢虚弱无力等症状。长时间卧床休息会造成直立性低血压、步态平衡失调等。另外，贫血、双下肢虚弱无力患者需借助助行器或他人的搀扶。以上种种因素均增加了肾病患者发生跌倒的危险性。

2. 跌倒危险因素评估表 包括 10 个项目：①年龄；②认知能力；③走动能力；④自理程度－排泄；⑤住院前一年跌倒 / 坠床史；⑥目前使用镇静药 / 止痛 / 安眠 / 利尿 / 泻药 / 降血压 / 降血糖 / 其他特殊药物；⑦双眼视力模糊；⑧依从性低或沟通障碍；⑨躁动不安；⑩其他高位因素。

评估总分≥ 4 分，提示患者有跌倒 / 坠床 / 受伤的高度危险，分数越高显示危险程度越高。

（七）自我管理能力评估

1. 自我管理 是指通过患者的行为来保持和增进自身健康，监控和管理自身疾病的症状和征兆，减少疾病对自身社会功能、情感和人际关系的影响，并持之以恒地治疗自身疾病的一种健康行为。

2. 自我管理行为 主要包括躯体活动、心理社会行为、饮食及液体摄入行为、服药行为和治疗随访行为。自我管理计划是通过给患者提供相关信息，教授患者解决问题的技巧和技术，对患者进行授权，从而改进其自我管理能力和增强医患之间的互动，最终的目标是提高患者的治疗效果，延缓肾功能的进一步恶化，提高患者生活质量，并降低医疗费用。

（蒲 俐 周 芹 赵秋艳）

第三节　肾穿刺术的护理

【概述】

肾穿刺术是目前较普及的肾活检方法。它是通过穿刺取适量肾组织做病理活检，以确定肾脏病的病理类型，对协助肾实质疾病的诊断、指导治疗及判断预后有重要意义。

肾穿刺可分经皮肾穿刺或开放性直视下穿刺。普通肾脏病患者或肾移植后怀疑有排斥反应的患者一般行经皮肾穿刺术；在手术中需对肾脏行活检则行开放性穿刺术。

【肾穿刺的适应证】

（1）急性肾小球肾炎综合征。

（2）肾病综合征。

（3）无症状血尿或蛋白尿者。

（4）全身系统性疾病累及肾脏者。

（5）遗传性肾脏病。

（6）原因不明的急性肾衰竭。

（7）供肾活检，可以全面准确地了解供肾情况。

（8）移植肾无尿或少尿、急慢性移植肾功能减退、蛋白尿或多形性血尿。

【肾穿刺的禁忌证】

1. 绝对禁忌证

（1）有明显的出血倾向（血小板＜ 50×10^9/L，凝血酶原时间＞ 16 秒）。

（2）重度高血压患者。

（3）有精神病或不配合操作者。

（4）有高危因素的孤立肾。

（5）小肾。

2. 相对禁忌证

（1）肾脏有未控制的炎症或感染。

（2）肾肿瘤或肾脏动脉瘤。

（3）多囊肾或肾脏大囊肿。

（4）肾脏位置过高或游走肾。

（5）慢性肾衰竭。

（6）过度肥胖。

（7）重度腹水。

（8）难以控制的高血压、心力衰竭、严重贫血、低血容量、妊娠或年迈体衰。

（9）严重贫血（血红蛋白＜ 80g/L）及血小板减少（血小板＜ 80×10^9/L）。

【主要护理问题】

1. 焦虑 / 恐惧　与患者担心疾病和穿刺活检并发症有关。

2. 舒适改变　与穿刺及要求平卧 24 小时有关。

3. 潜在并发症　肉眼血尿、肾周血肿、急性尿潴留等。

【护理目标】

（1）患者焦虑情绪减轻，配合治疗及护理。

（2）患者主诉不适感减轻或消失。

（3）没有发生相关并发症，或并发症得到及时治疗与护理。

【肾穿刺前的护理】

1. 心理护理

（1）向患者解释说明肾穿的目的和意义、肾穿的方法、肾穿前后的注意事项等，使患者欣然接受治疗，又不盲目乐观。

（2）与患者进行良好的交流沟通，根据患者的个性、职业、文化修养不同，有针对性地进行指导。

（3）鼓励患者家属给予关心和支持，促进患者间相互交流沟通，解除其思想顾虑。

（4）向患者和家属介绍同病房穿刺成功的患者，让患者相互沟通，增强自信心。

2. 术前训练

（1）训练患者屏气：术前向患者说明屏气的重要性，教会患者正确的俯卧方法并进行吸气、吐气、屏气练习，有利于术中更好地配合医生穿刺。

（2）训练患者床上排便：患者术后需卧床休息 24 小时，术前需练习床上大小便，并注意保护患者的隐私。

3. 术前常规准备

（1）完善术前检查：血常规、出凝血时间、输血前全套及肝肾功能、心电图、X 线胸片、双肾 B 超检查等，了解患者有无贫血、出血倾向及肾功能水平，了解肾脏的形态、大小、位置及活动度。若是输血前全套有阳性患者，采用的是专用阳性穿刺枪。

（2）术前用药：术前应停用双嘧达莫和丹参等抗凝及活血化瘀类药物，以免诱发出血。

（3）避免患者受凉感冒，女患者避开月经期。

（4）患者术前肾区清洁皮肤，移植肾穿刺时需备皮，多体毛者根据情况备皮，更换病员服，排空大小便，将盐袋带入穿刺间，以便术后患者送回病房的途中压迫伤口。

（5）术前避免进食过饱。

（6）床单位准备：为患者更换床单，备好心电监护仪、温开水、便器、吸水管，必要时备好氧气装置。同时备好贴有标签编有序号的 3 个透明塑料尿杯，以备术后留取前 3 次小便标本送检。

【操作过程及配合】

采用超声定位由肾穿刺针经背部皮肤刺入肾下极取材。穿刺点：背部第 12 肋下缘和腰方肌、背长肌外缘的三角区内，第 1 腰椎棘突水平。以穿刺右肾居多。

穿刺时，患者取俯卧位，双上肢放置于头前，腹下垫 5 ～ 10cm 厚的硬枕，以将肾脏充分顶向背侧。B 超定位后常规消毒、铺孔巾，2% 利多卡因逐层局麻。在穿刺部位切一小口后，将穿刺针顺着 B 超定位方向垂直刺入。刺入脂肪囊达肾被膜表面，再核实穿刺针位置无误后嘱患者屏气，将针快速刺入肾内完成取材。

移植肾穿刺时，患者取仰卧位，双手自然放置于胸前，暴露左、右髂窝，穿刺枪选取移植肾下极外侧 1/3 区域（下极无合适穿刺点时选取肾上极），进针皮肤、皮下至移植肾表面，嘱患者平静呼吸状态下屏气，斜角进针（与穿刺点肾脏表面的垂直线呈 20° ～ 30° 夹角，尽量避开输尿管和肾血管，快速刺入移植肾实质完成取材。

标本取出后，可采用放大显微镜观察检测标本有无肾小球，并可重复取材 1 ～ 2 次。为确保穿刺肾组织病理检查成功，一般取 2 块肾组织。

将取好的肾组织分成 3 份，1 份置 3% 戊二醛数小时内送电镜室处理和检查；1 份置生理盐水纱布上送冷冻切片做免疫荧光检查；大部分置于10%甲醛溶液固定，送病理切片光镜检查。将标本放入置有冰块的恒温瓶内送检。

【穿刺术后护理】

肾穿刺术是对肾实质进行的创伤性检查，可发生出血、尿潴留、感染等多种并发症。因此，我们在护理上应加强观察和护理，尽量避免或减轻并发症的发生。

1. 常规护理内容 见表1-1。

表1-1 常规护理

生命体征观察	术后24小时心电监护，观察血压、脉搏、呼吸的变化必要时术后24小时持续低流量吸氧
穿刺部位观察	有无胀痛、局部包块
	穿刺处敷料是否干燥，有无渗血、渗液，勿弄湿

2. 体位与活动 见表1-2。

表1-2 体位与活动

术后24小时	取仰卧位，头下垫枕，自体肾穿刺后保持绝对平卧4～6小时，腰部制动，卧床24小时
	自体肾穿刺后立即用手掌按压穿刺部位2～3分钟，然后用盐袋压迫穿刺部位，利用身体的重力压迫穿刺部位，继续压迫止血4～6小时
	移植肾穿刺后需手指或大鱼际部压迫止血10分钟，不需用盐袋，卧床8～12小时
	腰背部避免扭动、用力，但可以小幅度活动头部和上肢，下肢可以支起，严禁侧卧及翻身
术后24小时后	鼓励活动四肢，防止血栓形成
	无肉眼血尿者可下床轻微活动
	避免突然弯腰、碰撞及使用腹压等动作
术后1个月内	禁止剧烈运动和重体力劳动
	避免腰部负重，如跑步、提重物等

3. 排尿情况及尿液性质的观察 见表 1-3。

表 1-3 排尿情况及尿液性质的观察

观察排尿情况，预防急性尿潴留	观察患者术后 2 ～ 3 小时的排尿情况，是否有排尿困难
	饮水量视病情而定，如患者无水肿，尿量正常，则鼓励患者多饮水
	患者有水肿者，则根据患者的尿量来决定饮水量
	诱导排尿
	必要时留置尿管
观察尿液性质及量	了解有无肉眼血尿、有无血凝块、尿色是否清亮、有无浑浊和絮状物
	记录每次小便的量及性质

4. 术后并发症的观察及处理 见表 1-4。

表 1-4 术后并发症的观察及处理

常见并发症	临床表现	处理
血尿	镜下血尿发生率几乎为 100%，部分患者可出现肉眼血尿	常于术后 1 ～ 5 天消失，无需处理。出现肉眼血尿伴血块时，可静滴维生素 K_1 或垂体后叶素缓解症状
		鼓励适量饮水
		延长卧床时间
肾周血肿	患者感觉明显的腰部、腹部胀痛或绞痛，甚至鼓肠、恶心、呕吐等，应疑为肾周大血肿或误穿相邻器官	立即通知医生做好相应检查，给予止血、延长卧床时间等措施
		必要时服用止痛药
		移植肾肾周血肿者，可卧床休息，局部小沙袋压迫
动静脉瘘	患者持续血尿、无法解释的血压高、听诊肾区有血管杂音，应疑为动静脉瘘的发生	通知医生，纠正休克，手术治疗

续表

常见并发症	临床表现	处理
移植肾破裂	肾区剧烈疼痛，明显肿胀、压痛明显，同时伴失血性休克表现	通知医生，纠正休克，手术治疗
感染	发热、尿频、尿急、白细胞增高；剧烈腰痛	补液抗炎治疗
肾周疼痛	多为轻度钝痛，或较长时间、较剧烈的疼痛，或双下肢内侧疼痛	严密观察肾周局部有无渗血、渗液、局部血肿等，绝对卧床休息；监测心率、血压变化，测定红细胞比容和血红蛋白浓度，确定出血时及时处理

5. 饮食护理 见表 1-5。

表 1-5 饮食护理

分类	饮食护理
种类	进食低盐、低脂、优质蛋白饮食 进食适量水果、蔬菜，防止大便干燥，避免增加腹压而诱发出血 避免进食易产气食物，如豆类、甜食、牛奶、面食、洋葱等，以免引起腹胀不适
量	少吃多餐 注意防止噎呛

（刘 敏 罗 燕）

第二章　原发性肾小球疾病及护理

第一节　急性肾小球肾炎及护理

【概述】

急性肾小球肾炎（acute glomerulonephritis，AGN）简称急性肾炎，临床以急性发作的血尿、蛋白尿、水肿和高血压为主要表现，可伴有一过性肾损害。常见于 A 组 β 溶血性链球菌导致的呼吸道感染（如急性扁桃体炎、咽炎）或皮肤感染（脓疱疮）以后，也可发生于其他细菌、病毒和寄生虫前驱感染之后。

【病因及流行病学】

急性肾小球肾炎由多种原因引起，以 β 溶血性链球菌“致肾炎菌株”感染引起的变态反应最为多见。常见于上呼吸道感染、皮肤感染等链球菌感染后，链球菌的主要致病抗原刺激机体产生特异抗体，抗原抗体结合成免疫复合物，激活补体而造成肾小球免疫病理损伤。

急性肾小球肾炎好发于儿童，男性多见，儿童约占总发病率的 90%。高峰发病年龄 2 ～ 6 岁，＜ 2 岁的儿童占总发病率的 5% 以下，＞ 40 岁的成人占总发病率的 10% 以下。老年人急性肾小球肾炎常常缺乏典型症状；易进展为急性肾衰竭；首诊确诊率低，仅为 16%；预后不良，死亡率高。

【病理】

肾脏体积可增大，病理类型为毛细血管内增生性肾小球肾炎。病变主要累及肾小球，光镜下为弥漫性肾小球病变，以内皮细胞及系膜细胞增生为主，急性期可伴有中性粒细胞及单核细胞浸润，严重时，增生和浸润的细胞可压迫毛细血管袢使管腔狭窄或闭塞。肾小管病变不明显，肾间质可有灶性炎性细胞浸润及水肿。免疫病理检查可见C3及IgG呈颗粒状沿毛细血管壁和系膜区沉积。电镜下可见肾小球上皮细胞下有驼峰状大块电子致密物存在。

【诊断要点】

1. 临床表现 本病好发于儿童，男性多见。前驱感染后常有平均10天左右的潜伏期，以1～3周不等，呼吸道感染的潜伏期较皮肤感染者短。本病起病较急，病情轻重不一，轻者仅表现为镜下血尿及血清补体C3异常而无明显临床症状；重者呈急性肾小球肾炎综合征的表现，可表现为急性肾衰竭。本病大多预后良好，常在数月内临床自愈。

（1）尿液改变

1）少尿：见于50%患者，无尿罕见。起病初期可出现尿量减少，一般400～700ml/d，多数起病1～2周后尿量渐增。

2）血尿：几乎所有患者均有肾小球源性血尿，约40%出现肉眼血尿。尿液呈洗肉水样，一般于数天内消失，也可持续数周转为镜下血尿。镜下血尿可持续数月。

3）蛋白尿：为肾小球源性蛋白尿，多为轻、中度蛋白尿，约1/4患者24小时蛋白定量不超过3.5g。

（2）水肿：多为晨起眼睑水肿，严重者可波及全身，可见凹陷性。

（3）高血压：60%～80%患者会出现一过性高血压，多因肾小球滤过率下降引起的水、钠潴留所致，属于轻、中度高血压，经利尿后血压可逐渐恢复正常。少数患者可因严重高血压导致高血压脑病。

（4）肾功能异常：大部分患者起病时因尿量减少、肾小球滤过率下降导致一过性的轻度氮质血症。随着病情的缓解，尿量会逐渐增加，1～2周后，肾功能可恢复正常，只有极少数患者出现急性肾衰竭。

（5）全身症状：患者疲乏、无力、厌食、恶心、呕吐等。

（6）并发症：少数重症患者可发生急性左心衰竭、高血压脑病及急性肾衰竭。

2. 辅助检查　①尿液检查；②红细胞沉降率；③血清补体及免疫球蛋白测定；④肾功能检查；⑤细菌培养基血清学试验；⑥B超检查；⑦肾活检。少尿3～7天以上或进行性尿量减少，肾小球滤过功能呈进行性损害，疑为急进性肾小球肾炎者；病程1～2个月以上，临床表现无好转趋势，考虑其他原发或者继发性肾小球疾病者，则应考虑肾活检。

【治疗】

目前尚无直接针对肾小球免疫病理过程的特异性治疗。主要为通过对症治疗、控制感染和休息，以防治急性期并发症、保护肾功能，利于其自然恢复。

1. 一般治疗

（1）休息：急性期卧床休息，症状缓解后逐渐增加活动量。

（2）饮食：在水肿、少尿和高血压期要维持水、电解质的平衡，应适当控制水、盐和蛋白质的摄入。水分摄入以不显性失水加尿量计算供给，同时给予易消化的高糖、低盐、低蛋白饮食，食盐以60mg/（kg·d）、蛋白质以

0.5g/（kg·d）为宜，保证热量摄入。尿量增多、氮质血症消除后恢复正常蛋白质供给，保证患儿生长发育需要。

2. 感染灶的治疗 对仍有咽部、皮肤感染灶者应给予青霉素或其他敏感药物治疗 7 ～ 10 天。待肾炎病情稳定后，经常反复发生的慢性感染灶如扁桃体炎、龋齿等予以清除。

3. 利尿剂的应用 凡经控制水、盐而仍尿少、水肿、血压高者均应给予利尿剂。噻嗪类无效时可用强有力的袢利尿剂，如呋塞米和利尿酸。

4. 降压药的应用 凡经休息、限水盐、利尿而血压仍高者应给予降压药。

5. 透析 对少数发生急性肾衰竭，严重心力衰竭和不能控制的高血压可予血液透析或腹膜透析治疗。

6. 中医药治疗 以有外感表症及水肿、尿少、血尿等急症为依据，治则为祛风利水、清热解毒、凉血止血等。恢复期治疗仍以祛邪为主。

【主要护理问题】

1. 体液过多 与肾小球滤过功能下降致水、钠潴留有关。

2. 潜在并发症 急性肾衰竭、急性心力衰竭、高血压脑病、电解质紊乱。

3. 有皮肤完整性受损的危险 与皮肤水肿有关。

4. 活动无耐力 与疾病所致高血压、水肿有关。

5. 知识缺乏 缺乏急性肾小球肾炎相关知识。

6. 焦虑 / 恐惧 与疾病病情进展快有关。

【护理目标】

（1）维持体液平衡，水肿消失，血压恢复正常。

（2）未出现急性肾衰竭、急性心力衰竭、高血压脑病、电解质紊乱等并发症。

（3）保持皮肤完整性，无破溃、受损。

（4）活动能力恢复。

（5）患者了解急性肾小球肾炎相关知识，了解相关预防和康复知识，自我照顾和管理能力提高。

（6）患者焦虑 / 恐惧减轻，配合治疗和护理，树立战胜疾病的信心。

【护理措施】

1. 休息与活动　急性期应卧床休息，待水肿消退、肉眼血尿消失、血压恢复正常后，下床活动并逐步增加活动量。患儿应待红细胞沉降率正常后才可上学。2 年内应避免劳累及重体力劳动。

2. 饮食护理

（1）保证热量供给，每日不少于 126kJ/kg，可给予高糖、易于消化和吸收的食物。

（2）盐：有水肿、高血压时严格限制钠盐摄入（＜ 3g/d），以减轻水肿和心脏负担。当病情好转、血压下降、水肿消退、尿蛋白减轻后，由低盐饮食逐渐过渡到普通饮食，防止长期低钠饮食及应用利尿剂引起水、电解质紊乱或其他并发症。

（3）水：严格记录 24 小时的出入水量。尿量＞1000ml/d 可不限水，少尿时每天入水量为不显性失水量（约 500ml）加上前一日的 24 小时尿量。入水量包括：饮食、饮水、服药、输液等所含水的总量。

（4）钾：少尿、无尿或血钾升高时，限制含钾高的食物。注意见尿补钾，尿量增多后补充含钾高的食物。

（5）蛋白质：肾功能正常时，给予正常量的蛋白质摄入为 1.0g/（kg·d），出现氮质血症时，限制蛋白质的摄入为 0.5g/（kg·d），优质动物蛋白占 50% 以上，如牛奶、鸡蛋、鱼等，以防增加血中含氮代谢产物的潴留。病情好转，尿量增多（＞ 1000ml/d），可增加蛋白质摄入但不超过 0.8g/（kg·d），病情稳定 2 ～ 3 个月后，蛋白质恢复正常量。

3. 皮肤护理

（1）水肿较严重的患者应着宽松、柔软的棉质衣裤、鞋袜。协助患者做好全身皮肤黏膜的清洁，指导患者注意保护好水肿的皮肤，如清洗时注意水温适当、勿过分用力；避免擦伤、撞伤、跌伤、烫伤。阴囊水肿等严重的皮肤水肿部位可用中药芒硝粉袋干敷或硫酸镁溶液敷于局部。水肿部位皮肤破溃应用无菌敷料覆盖，必要时可使用稀释成 1 ∶ 5 的碘伏溶液局部湿敷，以预防或治疗破溃处感染，促进创面愈合。

（2）注射时严格无菌操作，采用 5 ～ 6 号针头，保证药物准确及时的输入，注射完拔针后，应延长用无菌干棉球按压穿刺部位的时间，减少药液渗出。严重水肿者尽量避免肌内和皮下注射，尽力保证患者皮肤的完整性。

4. 病情观察

（1）定期测量患者体重，观察体重变化和水肿的部位、分布、程度和消长情况，注意有无腹水及胸腔、心包积液的表现；观察皮肤有无红肿、破损、化脓等情况发生。

（2）监测生命体征，尤其是血压的变化，注意有无剧烈头痛、恶心、呕吐、视力模糊，甚至神志不清、抽搐等高血压脑病的表现，以及有无呼吸困难、发绀、咳嗽、咯粉红色泡沫样痰等急性左心衰竭表现。

（3）准确记录 24 小时出入量，如经治疗尿量没有恢复正常，反而进一步减少，提示严重的肾实质损害。同时密切监测追踪尿常规、肾小球滤过率、血尿素氮、血肌酐、血浆蛋白、血清电解质等变化。

5. 用药护理　遵医嘱使用利尿剂、降压药及抗生素。密切观察药物的疗效、可能出现的不良反应，如利尿剂使用后可能出现的低钾、低氯等电解质紊乱，耳鸣、眩晕、听力丧失等暂时性耳毒性不良反应；降压过程中直立性低血压的预防及抗生素使用过程中过敏反应的观察与处理。

6. 心理护理　患者多为儿童及青少年，血尿、血压升高、严重的水肿可能让患者恐惧不安、限制患者活动，可导致焦虑、烦躁、抑郁等负性心理。护士应充分理解患者的感受和心理压力，通过健康教育使患者及家属了解病情、疾病的临床表现、治疗、预后等，了解急性期卧床休息及恢复期限制运动的重要性。卧床期间，护士尽量多关心、巡视，及时解决患者的合理需要。

7. 健康指导

（1）休息与活动：急性期注意休息，限制活动量；平时适当参加体育锻炼，增强体质。注意选择合适的运动方式与运动量，避免过度劳累。

（2）预防感染和交叉感染：及时治疗感冒、咽炎、扁桃体炎、皮肤感染，实施预防感染的措施，如及时添减衣被和清洁皮肤，避免大汗、淋雨及过度劳累；注意居住环境的通风，少去人员拥挤的公共场所。在幼儿园、小学等儿童集中的场所，特别要注意预防呼吸道感染，做好隔离工作。

（3）饮食指导：使患者了解合理饮食对疾病康复的意义，指导患者及家属制订正确的饮食计划并认真实施。建议患者戒烟、戒酒。

（4）定期随访：急性肾小球肾炎临床症状消失后，蛋白尿、血尿等仍可能存在 1 ～ 2 年，故应定期随访直至完全康复。

【特别关注】

1. 饮食护理 注意患者水、钠、钾和蛋白质的摄入。

2. 皮肤护理 严重水肿患者，保持皮肤完整性，预防感染。

3. 预防感染 预防上呼吸道感染。

4. 合理体育锻炼 注意锻炼身体，增强体质，以提高机体抗病能力。

（梁亚屏　江　维）

第二节　急进性肾小球肾炎及护理

【概述】

急进性肾小球肾炎（rapidly progressive glomerulonephritis，RPGN）简称急进性肾炎，是一组病因不同而临床表现相似的急性肾小球肾炎综合征，患者病情危重，是以由蛋白尿（肾小球性蛋白尿）、血尿（畸形红细胞尿）、水肿和高血压为特征的肾脏疾病，迅速发展为无尿或少尿性急性肾衰竭。该病预后差，因肾小囊腔内广泛新月体形成，又名新月体性肾小球肾炎。

【病因及流行病学】

产生急进性肾小球肾炎的疾病种类很多，常常是系统性免疫复合物性疾病的一部分。其病因不十分清楚，可能与感染某些药物、化学物质（碳氢化合物）、自身免疫及遗传易感性等因素有关。其基本发病机制为免疫反应。抗肾小球基膜抗体型肾炎（Ⅰ型）是由于直接沉积于基膜的Ⅳ型胶原上的外源性抗体作用于该胶原链中的抗原产生的抗原抗体反应导致了肾损伤；免疫复合物型肾炎（Ⅱ型）则是由于循环免疫复合物和（或）原位免疫复合物在毛细血管壁或系膜沉积导致的炎症损伤；非免疫复合物型肾炎（Ⅲ型）的发病则与免疫因素的参与及中性粒细胞的激活有关，即血清抗中性粒细胞胞质抗体（ANCA）呈阳性，可能与肾微血管炎导致的内皮损伤有关。

急进性肾小球肾炎每年的发病率仅在7%以下，在我国绝大多数（91.7%）为Ⅱ型。Ⅱ型以儿童多见；Ⅰ型虽较少见，但有逐渐增多趋势，常发生于青年男性和老年女性；Ⅲ型多见于成年人、特别是老年人。

【病理】

肾脏体积常较正常增大，肿胀，呈苍白色或暗灰色，可见到瘀点。病理类型为新月体肾小球肾炎，光镜下，肾小球囊内大量新月体细胞充填。可伴不同程度的肾间质细胞浸润及纤维化。免疫病理检查是分型的主要依据：Ⅰ型IgG及C3呈光滑线条状沿肾小球毛细血管壁，Ⅱ型IgG及C3呈颗粒状沉积于系膜区及毛细血管壁，Ⅲ型肾小球内可仅有微量免疫积沉物。电镜下可见Ⅱ型有电子致密物在系膜区和内皮下积沉，其他两型均没有。

【诊断要点】

1. 临床表现　起病急骤，主要表现为急性肾小球肾炎综合征，少尿或无尿、血尿（常为肉眼血尿且反复发作）、大量蛋白尿、红细胞管型伴或不伴水肿和高血压，病情持续发作，致使肾功能损害进展迅速，可在数周或数月发展至肾衰竭终末期。患者可有前驱呼吸道感染。它可有三种转归：①在数周内迅速发展为尿毒症，呈急性肾衰竭表现；②肾功能损害的进行速度较慢，在几个月或1年内发展为尿毒症；③少数患者治疗后病情稳定，甚至痊愈或残留不同程度的肾功能损害。

（1）尿改变：患者尿量减少，出现少尿或无尿，可出现肉眼血尿，常见红细胞管型和蛋白尿，尿中白细胞常增多。

（2）贫血：一般有不同程度的贫血，甚至严重贫血。

（3）水肿：半数以上患者出现水肿，以颜面和双下肢水肿为主，亦可出现重度水肿。

（4）高血压：部分患者可出现高血压。Ⅰ型及Ⅲ型患者血压正常或轻度升高。

（5）肾功能损害：血肌酐、尿素氮进行性增高，内生肌酐清除率显著下降，肾小管功能障碍，最终发展至尿毒症。

（6）其他表现：患者咳嗽、呼吸困难、疲乏、无力、精神差。消化道症状常见恶心、呕吐，甚至上消化道出血。可出现肺水肿、心力衰竭和酸碱失衡、电解质紊乱。

2. 辅助检查 ①尿液检查：常为肉眼血尿，镜下可见大量红细胞、白细胞和红细胞管型。尿蛋白常呈阳性。②血液检查：血常规、肾功能、电解质和免疫学检查。③B超检查：双肾增大。④肾活检：怀疑本病患者尽早行肾活检。肾穿刺前血肌酐（Scr）＞400μmol/L者，应透析以确保肾穿刺顺利进行。

【治疗】

本病应及早做肾活检明确病理类型，以便及早开始治疗。

（1）使用大剂量肾上腺皮质激素及免疫抑制剂，以抑制炎症反应，减少抗体生成。

（2）应用抗凝剂低分子质量肝素、尿激酶、华法林（warfarin）配合双嘧达莫等治疗。

（3）对症治疗：如利尿、降压、抗感染等治疗。

（4）透析疗法：由于本病病程为持续进展，预后甚差，非透析疗法无肯定疗效，出现终末期肾衰竭病例应采用腹膜透析或血液透析。

（5）血浆置换法：以降低血中抗体或免疫复合物浓度。

（6）肾移植。

（7）利尿剂的使用，见表 2-1。

表 2-1 利尿剂及其作用特点

类别代表性药物	作用特点
袢利尿剂	1. 呋塞米抑制袢升段 NaCl 主动重吸收
	2. 布美他尼破坏髓质间质浓度梯度
	3. 丁尿酸限制肾脏稀释功能
	4. 托拉塞米损伤肾脏浓缩功能
	最大利尿效果可达滤过 Na^+ 20% ～ 50%（为噻嗪类药物作用的 6 ～ 8 倍）
	增加尿 K^+排泄
	扩张肾皮质血管
噻嗪类	1. 氯噻嗪抑制皮质远曲小管 Na^+重吸收
	2. 氢氯噻嗪于 Ccr 下降时作用差
	3. 吲达帕胺限制肾脏稀释功能
	不影响浓缩功能
	增加尿 K^+排泄
	收缩肾血管
保钾利尿剂抗剂	1. 醛固酮拮保钾：螺内酯利尿作用较弱，不单独使用
	2. 抑制排钾：阿米洛利、氯苯蝶啶

【主要护理问题】

1. 潜在并发症 急性肾衰竭。

2. 体液过多 与肾小球滤过功能下降、大剂量激素治疗导致水钠潴留有关。

3. 有感染的危险 与激素、细胞毒药物的应用、血浆置换、大量蛋白尿致机体抵抗力下降有关。

4. 焦虑 / 恐惧 与疾病进展快、预后差有关。

5. 有皮肤完整性受损的危险 与皮肤水肿有关。

6. 知识缺乏 缺乏急进性肾小球肾炎相关知识。

7. 自理缺陷 与疾病所致贫血、水肿和心力衰竭等有关。

8. 电解质紊乱 与使用利尿剂有关。

【护理目标】

（1）保护残余肾功能，纠正肾血流量减少的各种因素（如低蛋白血症、脱水、低血压等），防治急性肾衰竭。

（2）维持体液平衡，水肿消失，血压恢复正常。

（3）预防感染。

（4）患者焦虑 / 恐惧减轻，配合治疗护理，树立战胜疾病的信心。

（5）保持皮肤完整性，无破溃、受损。

（6）患者了解急进性肾小球肾炎相关知识，了解相关预防和康复知识，自我照顾和管理能力提高。

（7）生活自理能力恢复。

【护理措施】

1. 病情观察

（1）密切观察病情，及时识别急性肾衰竭的发生。

监测内生肌酐清除率（Ccr）、血尿素氮（BUN）、血肌酐（Scr）水平。若 Ccr 快下降，BUN、Scr 进行性升高，提示有急性肾衰竭发生，应协助医生及时处理。

（2）监测尿量的变化，注意尿量迅速减少或出现无尿的现象，此现象往往提示了急性肾衰竭。

（3）监测血电解质及 pH 的变化，特别是血钾情况，避免高血钾可能导致的心律失常，甚至心搏骤停。

（4）观察有无食欲明显减退、恶心、呕吐、呼吸困难及端坐呼吸等症状的发生，及时进行护理干预。

（5）定期测量患者体重，观察体重变化和水肿的部位、分布、程度和消长情况，注意有无腹水及胸腔、心包积液的表现；观察皮肤有无红肿、破损、化脓等情况发生。

2. 用药护理

（1）按医嘱严格用药，密切观察药物（激素、免疫抑制剂、利尿剂）在使用过程中的疗效与不良反应。

（2）治疗后都需认真评估有无甲泼尼龙冲击治疗常见的不良反应发生，如继发感染和水钠潴留、精神兴奋及可逆性记忆障碍、面红、血糖升高、骨质疏松、伤口不愈合、消化道出血或穿孔、严重高血压、充血性心力衰竭等。

（3）大剂量激素冲击治疗可有效抑制机体的防御能力，必要时实施保护性隔离，预防继发感染。

（4）观察利尿剂、环磷酰胺冲击治疗的相关不良反应，如血清电解质变化情况及相应的临床症状。

3. 避免正血容量下降的不利因素（低蛋白血症、脱水、低血压等）

4. 避免使用损害肾脏的药物　同时积极预防感染。

5. 皮肤护理

（1）水肿较严重的患者应着宽松、柔软的棉质衣裤、鞋袜。协助患者做好全身皮肤黏膜的清洁，指导患者注意保护好水肿的皮肤，如清洗时注意水温适当、勿过分用力；平时避免擦伤、撞伤、跌伤、烫伤。阴囊水肿等严重的皮肤水肿部位可用中药芒硝粉袋干敷或硫酸镁溶液敷于局部。水肿部位皮肤破溃应用无菌辅料覆盖，必要时可使用稀释成1∶5的碘伏溶液局部湿敷，以预防或治疗破溃处感染，促进创面愈合。

（2）注射时严格无菌操作，采用5～6号针头，保证药物准确及时的输入，注射完拔针后，应延长用无菌干棉球按压穿刺部位的时间，减少药液渗出。严重水肿者尽量避免肌内和皮下注射，尽力保证患者皮肤的完整性。

6. 心理护理 由于病情重，疾病进展快，患者出现恐惧、焦虑、烦躁、抑郁等心理。护士应加强沟通、充分理解患者的感受和心理压力，并鼓励家属，共同努力疏导患者的心理压力。护士尽量多关心、巡视，及时解决患者的合理需要，让其体会到关心和温暖。护士应鼓励患者说出对患病的担忧，给其讲解疾病过程、合理饮食和治疗方案，以消除疑虑，提高治疗信心。

7. 健康指导

（1）休息：患者应注意休息、避免劳累。急性期绝对卧床休息。卧床休息时间应较急性肾小球肾炎更长。

（2）积极预防和控制感染：从病因与治疗方法上对患者进行健康教育，提高患者预防感染的意识。具体方法同本章第一节“急性肾小球肾炎”的护理。

（3）提高治疗的依从性：告知患者与家属严格依从治疗的重要性、药物（激素及免疫抑制剂）治疗可能出现的不良反应与转归，避免患者擅自停药或改变剂量，鼓励患者配合治疗。

（4）避免加重肾损害的因素，建立随访计划，鼓励患者进行自我病情监测，以防止疾病复发及恶化。

（5）定期复查电解质（低钠、低钾等），有异常及时协助医生处理。

【特别关注】

1. 病情观察　严密监测患者肾功能、有无上消化道出血、肺水肿、心力衰竭和酸碱失衡、电解质紊乱。

2. 用药护理　特别是大剂量使用肾上腺皮质激素及免疫抑制剂的患者。

3. 心理护理

（张　娥　周　芹）

第三节　慢性肾小球肾炎及护理

【概述】

慢性肾小球肾炎是由多种病因引起的一组渐进性、免疫性、炎症性、原发性肾小球疾病。多具有起病缓慢或隐匿、病情迁延、病程较长，有不同程度的蛋白尿、血尿及管型尿，伴或不伴水肿、高血压和不同程度的肾功能减退等临床特点。

【病因及流行病学】

本病的病因不明。起病前多有上呼吸道感染或其他部位感染，少数慢性肾小球肾炎可能是由急性链球菌感染后肾炎演变而来，但大部分慢性肾小球肾炎并非由急性肾小球肾炎迁延而来，而由其他原发性肾小球疾病直接迁延发展而成，起病即属慢性肾小球肾炎。

慢性肾小球肾炎可发生于任何年龄，但以青、中年为主，男性多见。

【病理】

该病根据其病理类型不同，可分为如下几种类型：①系膜增生性肾小球肾炎，免疫荧光检查可分为以IgA沉积为主的系膜增殖性肾炎和非IgA系膜增殖性肾炎；②膜性肾病；③局灶节段性肾小球硬化；④系膜毛细血管性肾小球肾炎；⑤增生硬化性肾小球肾炎。

【诊断要点】

1. 临床表现 以青、中年男性发病为主。多数起病缓慢、隐匿。临床表现个体间差异较大，可以表现为较长期的无症状性尿异常。

（1）蛋白尿：出现较早，是必有表现，24小时尿蛋白定量为1～3g，部分患者可出现大量蛋白尿。

（2）血尿：出现较早，为轻至中度镜下血尿，偶见肉眼血尿。

（3）水肿：早期多为眼睑、面部和（或）下肢轻、中度水肿，晚期长期存在，严重者也可出现全身性水肿。

（4）高血压：多数患者存在不同程度的高血压，部分患者以高血压为首发症状。

（5）肾功能损害：呈慢性渐进性，持续数年甚至数十年，轻度受损的肾功能可因感染、血压增高、劳累、高蛋白饮食摄入、应用肾毒性药物等因素发生急剧变化，如及时控制这些诱因，肾功能可在一定程度上恢复。多数患者病情逐渐恶化进入尿毒症期。

（6）其他：慢性肾小球肾炎出现肾功能损害时常有贫

血表现。长期严重的高血压者可出现心脑血管的并发症。

2. 辅助检查 ①尿液检查；②血液检查，血常规、肾功能、电解质和免疫学检查；③ B 超检查；④肾活组织检查。

【治疗】

本病治疗以防止或延缓肾功能进行性损害为目标。

1. 饮食调整 限制食物中蛋白质和磷的摄入量，蛋白质摄入量限制在 0.6 ～ 0.8g/（kg · d），一般提供优质蛋白如蛋、奶、瘦肉等，并加用必需氨基酸疗法；有大量蛋白尿，而肾功能正常者，蛋白质摄入量可适当放宽至 0.8 ～ 1.0g/（kg · d）。同时，应注意限制磷的摄入，补充钙剂，给予低嘌呤饮食，限制脂肪摄入。

2. 降压治疗 高血压是促使肾小球硬化的重要因素，降压治疗是控制病情恶化的重要措施。理想的血压控制水平视尿蛋白的程度而定：如尿蛋白≥ 1g/d 者，血压应控制在 125/75mmHg 以下；如尿蛋白＜ 1g/d 者，血压控制可放宽到 130/80mmHg 以下。主要降压措施包括低盐饮食、使用降压药，应尽可能选择对肾脏有保护作用的降压药。首选为血管紧张素转换酶抑制剂（ACEI）和血管紧张素Ⅱ受体抑制剂（ARB），该两药不仅具有降压作用，还可降低肾小球毛细血管内压，缓解肾小球高灌注、高滤过状态，减少尿蛋白，保护肾功能。常用的 ACEI 有卡托普利、贝那普利等；ARB 有缬沙坦、氯沙坦等。其他降压药，如钙通道阻滞剂、受体阻滞剂、血管扩张剂和利尿剂也可选用，但噻嗪类利尿剂对于肾功能较差者效果不明显。

3. 抗凝和抑制血小板聚集药物 长期服用血小板解聚集药可延缓肾衰竭。大剂量双嘧达莫，或小剂量阿司匹林有抗血小板聚集的作用，对系膜毛细血管性肾小球肾炎有一定降低尿蛋白作用。

4. 防治加重肾损害的其他因素 积极预防和治疗感染性疾病，对伴有高脂血症、高血糖、高尿酸血症等应给予相关处理。亦应注意维持水、电解质及酸碱平衡，预防心力衰竭等的发生。避免感染、劳累、妊娠、使用肾毒性或易诱发肾功能损伤的药物（氨基糖苷类抗生素、磺胺类及非固醇类消炎药）。

【主要护理问题】

1. 体液过多 与肾小球滤过功能下降所致水、钠潴留有关。

2. 焦虑 与疾病反复发作、预后不良有关。

3. 营养失调：低于机体需要量 与限制蛋白饮食，患者纳差、低蛋白血症等有关。

4. 潜在并发症 慢性肾衰竭。

5. 知识缺乏 缺乏慢性肾小球肾炎相关知识。

【护理目标】

（1）维持体液平衡，纠正水、电解质紊乱。

（2）患者无焦虑表现或焦虑减轻，能正确认识疾病，树立战胜疾病的信心。

（3）维持良好的营养状态。

（4）延缓肾功能减退，控制血压、合理饮食、预防感染、防止滥用药物。

（5）患者了解慢性肾小球肾炎相关知识，自我照顾和管理能力提高。

【护理措施】

1. 饮食护理

（1）蛋白质：优质蛋白（如牛奶、蛋、瘦肉等）应占 50% 以上，一般为 0.5 ～ 0.8g/（kg · d），不宜超过 1.0g/kg。

（2）水、钠：血压高或水肿者限制钠盐摄入，摄入盐分一般以每天 2 ～ 3g 为宜。过分限制食盐，患者会出现四肢无力、精神不振、厌食及电解质紊乱等症状，并会使肾血流量减少。水肿伴少尿者限制液体入量，使用有刻度的杯子饮水，每次小便采用量杯计量，按 24 小时液体出入量补充液体。

（3）控制磷的摄入，注意补充多种维生素和锌元素，增加糖类摄入，保证足够热量。

（4）评估患者营养状况及改善情况，向患者及家属解释饮食的重要性，与其共同制订食谱，改进烹调方法，以提高患者食欲。定期监测体重、上臂肌围，定期监测血红蛋白及血清白蛋白浓度，观察皮肤、口唇、指甲的色泽。

2. 休息与运动　延长卧床休息时间，以增加肾血流量和尿量、减轻水肿，有利于肾功能改善。指导适当运动，如太极拳、散步。重视调节生活状态，保证身心的休息。

3. 病情观察

（1）生命体征：密切观察血压变化，维持血压的相对稳定，避免血压突然升高或持续高血压加重肾功能的恶化；患者有心率增快、心律不规则及视物模糊、头昏、头痛、烦躁不安等现象时，应立即监测血压，并与医生联系。监测体温的动态变化，注意防止感染。

（2）水肿：注意监测尿量、体重变化，定期测量腹围，观察水肿消长情况，是否出现胸腔积液、腹水等。

（3）肾功能：定期监测 Ccr、Scr、BUN 及血红蛋白、血浆清蛋白水平。监测血白细胞计数和水、电解质、酸碱平衡情况。观察有无头晕、嗜睡、恶心、呕吐、食欲缺乏、尿量异常等肾衰竭的表现。定期检查尿常规。

4. 用药护理

（1）利尿药：观察利尿效果，防止低钠、低钾血症及血容量减少等不良作用的发生（具体参见第三章“肾病综合征及护理”）。

（2）降压药：使长期服用降压药者充分认识降压治疗对保护肾功能的作用，嘱其勿擅自改变药物剂量或停药，以确保满意的疗效。卡托普利对肾功能不全者易引起高钾血症，应定时观察血钾变化，降压不宜过快或过低，以免影响肾灌注。

（3）激素或免疫抑制剂：慢性肾小球肾炎伴肾病综合征者常见，应观察药物可能出现的不良反应（具体参见第三章“肾病综合征的护理”）。

（4）抗血小板聚集药：观察有无出血倾向，监测出、凝血时间等。

5. 心理护理

（1）护士应鼓励患者说出对患病的担忧，及早预防和发现问题并给予心理疏导，采用倾听法让患者倾诉，引导抒发情绪，缓解心理压力。针对患者的负面情绪，给予合理的建议和指导，引导患者谈一些轻松愉快的话题，激活患者的主观能动性；指导患者进行放松训练，以改善心理状况，给其讲解疾病过程、合理饮食和治疗方案，以消除疑虑，提高治疗信心，积极配合治疗。

（2）提倡家属参与健康教育。慢性肾小球肾炎病程长、迁延不愈，患者容易出现悲观情绪，家属不仅要做好患者的心理工作，也要为患者做出榜样，鼓励患者树立战胜疾病的信心，保持良好的心情。通过对患者及其家属的健康指导，使患者及家属了解疾病的基本知识，提高健康意识，增强自我保健能力，预防并发症的发生，从而增进患者的身心健康。

（3）建议患者完善自身的医疗保障体系，做好经济的储备计划。

6. 避免诱因　保持室内清洁和空气新鲜、流通，加强个人卫生，注意口腔和皮肤清洁，避免受凉，做好呼吸道和泌尿道感染等预防措施。避免劳累、妊娠、血压增高、高脂血症及高尿酸血症、肾毒性药物（氨基糖苷类抗生素，磺胺类及非固醇类消炎药）的使用等加重肾损害的因素。

7. 健康指导

（1）饮食指导：向患者及家属讲解限制钠盐摄入、控制饮水量的方法，注意摄入优质低蛋白、保持充足热量和摄入富含多种维生素食物的意义。指导患者根据自己的病情动态地选择食物种类和数量。

（2）告知患者注意卧床休息，主动调整生活方式，保证休息时间，保持精神愉快。

（3）告诉患者疾病相关知识，提高自我监测和保护意识，使患者有能力进行家庭自我护理。

1）指导患者进行自我监测血压的方法和注意事项，并记录血压值，了解自身肾功能、血压的稳定情况，增强治疗的信心。

2）注意防寒保暖，避免潮湿、受凉，防治呼吸道感染；注意个人卫生，预防泌尿道感染。

3）避免剧烈运动和过重的体力劳动。

4）育龄期妇女应注意避孕。

（4）用药指导：指导患者正确服用降压药。

1）降压药第一次服药时间应在清晨醒后立即服用，服药不受食物影响。服用后应每日定时监测血压。

2）当变换体位由从坐位起立、平卧位起床时，动作应尽量缓慢，由卧位变为坐位再到立位应循序渐进。尤其夜间起床小便更应注意，防止直立性低血压。

3）药物为控释和缓释等特殊制剂时，药物需整片吞服。整片服用后药物在体内的降压速度是匀速的，如果掰开来服用，就会破坏控释或缓释片的结构，从而导致此药服用后在体内降压的速度不匀速，血药浓度不够恒定，从而影响到平稳降压的效果。

4）避免应用肾毒性药物（如氨基糖苷类抗生素、磺胺类及抗真菌药等）。介绍各类药物的疗效、不良反应，需做肾活组织检查者，应做好解释和术前准备工作。

5）定期复查尿常规和肾功能，教育患者坚持定期随访，如出现水肿或水肿加重、血压增高、少尿、血尿、尿液浑浊、膀胱刺激征和感冒等情况时应及时就医。

【特别关注】

（1）饮食护理。

（2）避免诱因。

【前沿进展】

原发性肾小球疾病的病因不清，但免疫学发病机制是主要致病因素。体液免疫和细胞免疫介导的肾损伤可能是肾小球疾病的始发因素，炎症介质进一步加重或持续作用于肾脏，肾小球炎症或纤维化，并出现临床症状。

原发性肾小球疾病中组织损伤与免疫反应相关，免疫干预治疗是改善肾小球疾病预后的重要手段。目前还无一种高效、低毒、特异性强的药物，多数的研究还是在原有疗法基础上的完善。作用于细胞因子及补体系统药物的研究，可能是治疗肾小球疾病的新途经。

目前全国各大医院肾脏内科普遍开展的肾穿刺活检，使肾脏疾病的诊断、治疗水平得到了很大提高。

【知识拓展】

从 1933 年免抗鼠肾毒血清肾炎模型成功，初步提出肾小球疾病的免疫学发病机制，到 20 世纪 50 年代循环免疫复合物发病机制正式提出，近年来医学界对细胞免疫在肾小球肾炎中的重要性逐渐有了更加明晰的认识，使肾小球肾炎的免疫发病机制得到了不断完善。

1923 年 Gwyn 等进行了首例开放肾活检。1951 年丹麦医生 Iversen 和 Brun 成功地进行了首例经皮肾穿刺活检术。在我国，赵魁丹等于 1958 年首次进行了肾穿刺活检术。20 世纪 80 年代以来，肾活检在我国逐渐得以开展，据 2000 年粗略统计，全国每年有 4500 ～ 5000 例，目前每年不下万例。为节约住院费用，南京军区总医院率先开展门诊肾穿刺活检术。患者上午接受肾穿刺活检术，平躺 6 ～ 8 小时，如无并发症可回家观察和等待活检结果。

（阮　毅　付　琴）

第三章 肾病综合征及护理

【概述】

肾病综合征（nephrotic syndrome，NS）是由多种肾脏疾病引起的，临床表现为大量蛋白尿（尿蛋白定量>3.5g/d）、低蛋白血症（血浆白蛋白＜30g/L）、水肿、高脂血症的一组综合征。

【病因及流行病学】

肾病综合征的病因分为原发性和继发性两大类。原发性肾病综合征是指原发于肾小球本身的病变,因免疫介导性炎症而导致肾损害。继发性肾病综合征是指继发于全身系统性疾病或先天遗传性疾病，如系统性红斑狼疮、糖尿病肾病、过敏性紫癜、肾淀粉样变、多发性骨髓瘤、药物、感染、先天遗传性疾病（如 Alport 综合征）等。

原发性肾病综合征儿童期多见于微小病变，青少年期主要是系膜增生性肾小球肾炎、系膜毛细血管性肾小球肾炎、局灶节段性肾小球硬化；中老年多见于膜性肾病。继发性肾病综合征儿童期常见于过敏性紫癜肾炎、乙肝相关性肾炎等；青少年期常继发于系统性红斑狼疮、过敏性紫癜、乙肝等；中老年多继发于糖尿病、肾淀粉样变、多发性骨髓瘤等。

【病理】

原发性肾病综合征肾小球病变的主要病理类型有微小病变型肾病、系膜增生性肾小球肾炎、系膜毛细血管性肾小球肾炎、膜性肾病及局灶节段性肾小球硬化。

【诊断要点】

1. 临床表现

（1）大量蛋白尿和低蛋白血症：尿蛋白超过3.5g/d、血浆白蛋白低于30g/L是诊断必需条件。

（2）水肿：是肾病综合征最突出的体征，与低蛋白血症导致的血浆胶体渗透压下降直接相关，为凹陷性水肿。

（3）高脂血症：血胆固醇升高最常见，三酰甘油、低密度脂蛋白及极低密度脂蛋白也增高。

2. 辅助检查　①尿液检查；②血液检查；③肾功能检查；④双肾B超；⑤肾活组织检查。

【治疗】

1. 一般治疗

（1）休息：凡有严重水肿、低蛋白血症者应卧床休息至水肿消失，为了减少血栓形成，根据病情可做床上的肢体活动及定时的限制性起床活动。

（2）饮食：给予高热量、低脂、高维生素、低盐及富含可溶性纤维的饮食；肾功能正常者给予正常量的优质蛋白，肾功能减退者则给予优质低蛋白。

2. 对症治疗　利尿消肿、减少尿蛋白。

3. 抑制免疫与炎症反应　糖皮质激素、细胞毒药物、环孢素的应用。

4. 中医中药治疗　如雷公藤等，与激素及细胞毒药物联合应用，减轻其不良反应，增强疗效。

【主要护理问题】

1. 体液过多　与低蛋白血症致血浆胶体渗透压下降有关。

2. 营养失调：低于机体需要量 与大量蛋白质丢失、胃肠黏膜水肿致蛋白吸收障碍等因素有关。

3. 有皮肤完整性受损的危险 与皮肤水肿、大量蛋白尿致机体营养不良、严重水肿致活动能力下降有关。

【护理目标】

（1）患者水肿程度减轻或消失。

（2）能正常进食，营养状况逐步改善。

（3）无皮肤破损的发生。

【护理措施】

1. 皮肤护理

（1）观察水肿的部位及特点，注意血压、脉搏、呼吸、心率、静脉充盈情况和皮肤弹性，有无呼吸困难和肺水肿症状，注意体重、尿量的变化。

（2）眼睑、面部水肿者，可抬高枕头 15° ～ 30°。有胸腔积液者可取半卧位休息，阴囊水肿者用托带将阴囊托起。严重水肿者，经常更换卧姿，必要时使用气垫床，预防压疮。输液时注意控制滴数，以防止发生心力衰竭、脑水肿等情况。

（3）保持皮肤清洁，用温水擦洗皮肤，被褥、衣裤应清洁、柔软、平整，防止皮肤损伤及感染。

（4）严格控制入量，准确记录 24 小时出入量。

（5）患者做各种穿刺前皮肤消毒要严格，进针时应推开皮下水分，拔针后给予皮肤按压，至液体不外渗为止。

2. 休息与活动 全身严重水肿，合并胸腔积液、腹水，有严重呼吸困难者应绝对卧床休息，取半坐卧位，必要时给予吸氧。卧床期间注意肢体适度活动与被动运动，防止血栓形成。病情缓解后逐渐增加活动量，减少血栓等并发症的发生。高血压患者限制活动量，老年患者改变体位时不宜过快，以防止直立性低血压。

3. 饮食护理 合理饮食能改善患者的营养状况和减轻肾脏负担，蛋白质的摄入是关键。肾病综合征患者食物中各种营养成分的构成一般如下。

（1）蛋白质：提倡正常量的优质蛋白（富含必需氨基酸的动物蛋白）1.0g/（kg·d）；有氮质血症的水肿患者，应同时限制蛋白质的摄入。优质蛋白如蛋类、肉类、家禽、奶及奶品类等。

（2）足够热量：低蛋白饮食者需注意提供不少于每天每公斤体重126～147kJ（30～50kcal）的热量，以免导致负氮平衡。

（3）水、钠限制：有明显水肿、高血压或少尿者，严格限制饮水量，摄入低钠饮食（＜3g/d），勿食腌制品等含钠高的食物。

（4）脂肪限制：脂肪占总供能的30%～40%，饱和脂肪酸和不饱和脂肪酸比例1∶1，为减轻高脂血症，少进富含饱和脂肪酸的食物如动物油脂，选择富含不饱和脂肪酸的食物如植物油及鱼油等。

（5）注意补充各种维生素及微量元素（如铁、钙）。

（6）营养监测：记录进食情况，评估饮食结构是否合理、热量是否充足。

4. 用药护理

（1）激素、免疫抑制剂和细胞毒药物（具体参见第五章“狼疮性肾炎及护理”）。

（2）利尿药：用药期间记录尿量，观察治疗效果及有无脱水、低血钾、低血钠等水、电解质和酸碱平衡失调。使用大剂量呋塞米时，注意有无恶心、直立性眩晕、口干、心悸等。

（3）抗凝药：临床上常用的药物有低分子量肝素、双嘧达莫、华法林等。使用期间应监测凝血常规，观察是否有皮肤黏膜、口腔、胃肠道等的出血倾向，发现问题及时减药并给予对症处理，必要时停药。

（4）降脂药：宜睡前服用。观察有无药物过敏、胃肠道不良反应等。

（5）其他：不可使用对肾功能有毒性的抗生素，如卡拉霉素、庆大霉素、多黏菌素 B 等。

5. 病情观察 观察并记录生命体征，尤其是血压的变化。记录 24 小时出入量，监测患者体重变化和水肿消长情况。监测尿量变化，如经治疗尿量没有恢复正常，反而进一步减少，甚至无尿，提示发生严重的肾实质损害。定期测量血浆白蛋白、血红蛋白等的指标反应机体营养状态。同时密切监测尿常规、Ccr、BUN、Scr、血浆蛋白、血清电解质等变化。

6. 健康宣教

（1）注意休息和保暖，避免受凉、感冒，避免劳累和剧烈体育运动；适度活动，避免肢体血栓等并发症。

（2）乐观开朗，对疾病治疗与康复充满信心。

（3）密切监测肾功能变化，学会自测尿蛋白，了解其动态，此为疾病活动的可靠指标；水肿时注意限制水盐，摄入适当蛋白质。

（4）遵医嘱用药，了解和观察药物疗效和不良反应。定期门诊随访。

【并发症及护理】

1. 感染 是肾病综合征复发和疗效不佳的主要原因之一。一般不主张常规使用抗生素预防感染，但一旦发生感染，应选择敏感、强效及无肾毒性的抗生素进行治疗。

（1）指导患者预防感染

1）告知患者及其家属预防感染的重要性，指导其加强营养、注意休息、保持个人卫生，指导或协助患者保持全身皮肤、口腔黏膜的清洁干燥，避免搔抓等导致的损伤。

2）避免感染源：尽量减少病区探访人次，限制上呼吸道感染者来访。寒冷季节外出时注意保暖，避免去公共场所等人多聚集的地方。防止外界环境中病原微生物的入侵。

3）保持环境清洁、舒适：定期做好病室的空气消毒，用消毒药水拖地板、湿抹桌椅等。室内保持合适温湿度，定时开门窗通风换气。

4）尽量避免肌内注射和皮下注射，积极处理会阴部及四肢的严重水肿，保证患者皮肤的完整性。

（2）观察感染征象：注意有无体温升高、皮肤感染、咳嗽、咳痰、肺部湿啰音、尿路刺激征、腹膜刺激征等。出现感染征象后，遵医嘱正确采集患者的血、尿、痰、腹水等标本及时送检。根据药敏试验结果使用有效的抗生素并观察疗效。

2. 血栓、栓塞血栓、栓塞并发症　是直接影响肾病综合征治疗效果和预后的重要原因。当血液出现高凝状态时应给予抗凝剂，并辅以血小板解聚集药。一旦出现血栓或栓塞时，及时给予溶栓，并配合应用抗凝剂。

（1）观察有无血栓形成，如深、浅静脉有无红、肿、硬、痛等；有无突发呼吸急促或困难，经一般吸氧无效；有无突发意识障碍。定期监测凝血常规。卧床患者可在床上做被动或主动运动，以增加四肢的血液流动，减少血栓的形成。

（2）有血栓症状者，遵医嘱使用抗凝治疗。有肢体血栓者，患肢抬高制动，禁止按摩以防血栓脱落。有脑血栓者，遵医嘱使用脱水剂，并观察意识情况。有肺栓塞者，保持呼吸道通畅、吸氧；严重肺栓塞者，必要时应气管插管及正压呼吸。

3. 急性肾损伤（acute kidney disease，AKI）

（1）袢利尿剂：对其仍有效者予以较大剂量冲刷阻塞的肾小管管型。

（2）血液透析：利尿无效且达到透析指针时。

（3）积极治疗原发病。

（4）碱化尿液：如口服碳酸氢钠以减少管型形成。

4. 蛋白质及脂肪代谢紊乱 严格控制饮食，限制高糖、高脂食物及水、盐的摄入，选用优质蛋白，避免进食肥肉、动物内脏等。遵医嘱使用降脂药，适量运动。

【特别关注】

（1）患者饮食的护理。

（2）用药护理。

（3）并发症的观察及处理。

【前沿进展】

1. 特发性膜性肾病（idiopathic membranous nephropathy，IMN）**治疗进展** 尿蛋白＜3.5g/d，临床表现不重者，严格控制血压，ACEI 和（或）ARB 为基本用药，同时接受合理的生活指导，定期复查；尿蛋白 3.5～6g/d 且肾功能正常者，除上述处理外，观察半年，病情无好转者应接受免疫抑制剂治疗；尿蛋白＞6g/d 或尿蛋白＜6g/d，但临床表现重者，H（激素）+CTX（环磷酰胺），H+CsA（环孢素），效果不佳可以互换方案，如 H+MMF（骁悉）或 FK506 等；肾功能不全者，明确病因，相应处理是 H+CTX，H+CsA 可适当减量，如慢性肾衰竭，Scr ＞ 265 ～ 354μmol/L，不再强化治疗；老年人可减少剂量。

2. 局灶硬化肾病（focal segment glomerular sclerosis，FSGS）**诊治进展** 病变的基本形式为硬化，即节段性毛细血管袢闭塞，细胞外基质增多致使正常结构损毁；病变分布为局灶节段性；必备上述两点的前提下，可伴有球囊粘连、玻璃样本、泡沫细胞形成，上皮细胞、内皮细胞及系膜细胞增生，灶状肾小管萎缩及肾纤维化。由于 FSGS 局灶节段性分布的特点，易被漏诊，多数肾小球中仅见 1 个节段性硬化也应考虑诊断。治疗的重点在于减少尿蛋白及防止硬化的进展。

【知识拓展】

先天性肾病综合征

先天性肾病综合征（congenital nephrotic syndrome，CNS）分为两种类型，即芬兰型（CNF）和非芬兰型（CNS-NF）。CNF 常有阳性家族史，患者祖先中有芬兰人，出生婴儿发病率为 12/10 万。CNS-NF 为散在发病，少数患儿有阳性家族，但是没有家族芬兰祖先。很好的综合治疗加上小婴儿肾移植术的成功，CNS 已不再被认为是一种致命疾病。

（刁永书 郭晓璐）

第四章　代谢性肾脏疾病及护理

目前在我国，随着社会经济发展，国民生活水平不断提高，因环境因素、生活习惯的改变、生活方式的变化，糖尿病、肥胖、高血脂等疾病的患病率逐步增加，代谢性肾脏病的发生呈现出逐年上升的趋势，其中不少代谢性肾病发病率高、预后差，严重危害人类健康。如何防止代谢性肾病的发生、发展，提高代谢性肾病患者的生存年限和生活质量，是摆在广大肾脏病研究与临床工作者面前重要的任务之一。

第一节　糖尿病肾病及护理

2007 年美国肾脏病基金会（NKF）制定了第一个针对糖尿病并发慢性肾脏病（CKD）的指南——《K/DOQI 糖尿病及慢性肾脏病临床实践指南》，它摒弃了传统糖尿病肾病（diabetic nephropathy，DN）概念，提出了“糖尿病肾病（diabetic kidnev diseases，DKD）”作为糖尿病肾损害的临床诊断，而肾脏病理明确为糖尿病肾损害的则被定义为糖尿病肾小球病(diabetic glomerulopathy，DG）。糖尿病肾病包括糖尿病性肾血管病变和糖尿病性肾感染病变。

一、糖尿病性肾血管病变

【概述】

糖尿病性肾血管病变，是指狭义的糖尿病性肾脏疾病，是 1 型或 2 型糖尿病导致的、以全身微血管损害为主的肾小球和肾小管间质的硬化，其患病率随着糖尿病患病人数的增加而逐年增加。

【病因及流行病学】

糖尿病肾病的发生与遗传因素、肾脏血流动力学异常、糖代谢异常、细胞因子和生长因子及高血压、脂代谢紊乱等多种因素有关。调查显示，我国1型糖尿病（TIDM）患者的糖尿病性肾脏疾病累积患病率为30%～40%，2型糖尿病为15%～20%。糖尿病肾病引起的终末期肾脏疾病已经成为威胁糖尿病患者生命的主要原因。目前，糖尿病性肾脏疾病已成为欧美等发达国家终末期肾脏疾病（ESRD）的首要原因，约占肾脏替代治疗患者的50%。在我国，糖尿病性肾脏疾病是继肾小球疾病之后第二位构成ESRD的常见病因，糖尿病肾病导致的终末期肾衰竭占总的终末期肾衰竭8%左右，部分经济发达地区已增至15%。糖尿病性肾血管病变导致的死亡在1型糖尿病患者中居首位，在2型糖尿病患者中仅次于大血管并发症。

【病理】

糖尿病肾脏病变是全肾的病变，其病理特点如下。

1. 肉眼观察　可见肾脏体积增大，早期肾脏表面光滑，终末期可呈颗粒状肾萎缩表现。

2. 光镜　早期可见肾小球肥大，肾小球基膜（GBM）轻度增厚，系膜轻度增生。随着病情进展，GBM弥漫增厚，少量系膜细胞增生。可形成典型的Kimmelstiel-Wilson结节，部分患者无明显结节，称为弥漫性肾小球硬化症；肾细小动脉玻璃样变。

3. 免疫荧光　肾小球基膜典型的强IgG线性荧光。可见有IgG、IgM、补体C3和纤维蛋白原呈颗粒样沉着基膜，最终导致肾脏出现典型的肾小球硬化，肾脏体积可增大、缩小或正常。

4. 电镜　GBM均质性增厚和系膜基质增多；无电子致密物沉积；足细胞足突融合。

肾小球的病理改变有三种类型，包括结节性肾小球硬化、弥漫性肾小球硬化、渗出性病变，其中以结节性肾小球硬化最具特征性，又称毛细血管间肾小球硬化或Kimmel Stiel-Wilson结节（K-W结节）。

【临床表现】

1. 原发病表现　典型病例有多饮、多食、多尿、消瘦等“三多一少”症状，重者可有糖尿病并发症，如动脉硬化、冠心病、视网膜病变等。

2. 肾脏表现

（1）蛋白尿：开始尿中仅有微量白蛋白出现，这种状态可持续多年，随着病变的进一步发展，尿蛋白逐渐变为持续性重度蛋白尿，如果尿蛋白超过3g/d，是预后不良的征象。

（2）水肿：早期患者一般没有水肿，少数患者在血浆蛋白降低前，可有轻度水肿，当24小时尿蛋白超过3g时，水肿常常会出现。

（3）高血压：在糖尿病肾病患者中常见，而高血压能加速疾病的进展和恶化。

（4）肾功能不全：其肾功能损害过程是进行性的，有明显氮质血症的患者，可有轻至中度的贫血。

3. 分期　糖尿病肾病可分为1型糖尿病肾病和2型糖尿病肾病。Mogensen分期将1型糖尿病所致肾损害按自然病程分为5期，现已被临床广泛使用（表4-1），具体分期如下。

表 4-1　Mogensen 糖尿病肾损害分期

分期	临床特征	尿蛋白	GFR [ml/(min·1.73m²)]	血压	病理改变
Ⅰ	肾小球高滤过	阴性	增高，可达 150	正常	肾小球肥大
Ⅱ	肾小球高滤过，无临床表现的肾损害期	休息时正常，应激后UAER可增加	150 ～ 130	多数正常	GBM增厚、系膜基质增多
Ⅲ	微量白蛋白尿期（早期糖尿病肾病）	尿常规检查中可阴性，尿蛋白定量＜ 0.5g/d，UAER 20 ～ 200μg/min	大致正常	正常或增高	GBM增厚、系膜基质增多更加明显
Ⅳ	大量蛋白尿（显性糖尿病肾病）	尿蛋白定量＞ 0.5g/d，UAER ＞ 200μg/min	早期正常，后期可下降至 20	进一步增高	GBM 及系膜病变更重，可出现典型的肾小球硬化、灶状肾小管萎缩及间质纤维化
Ⅴ	ESRD	大量蛋白尿至逐渐下降	小于 20	进一步明显增高	广泛肾小球硬化、荒废，多灶性肾小管萎缩及间质纤维化

注：GFR，肾小球滤过率；UAER，尿白蛋白排泄率；GBM，肾小球基膜。

Ⅰ、Ⅱ期仅能检测出 GFR 升高、肾脏体积增大；Ⅲ期为微量白蛋白尿期，此期尿白蛋白排泄率（UAER）

达 20 ～ 200μg/min 或尿蛋白＜ 0.5g/d ； Ⅳ期 UAER ＞ 200μg/min 或尿蛋白＞ 0.5g/d，此时临床症状逐步加重，表现为肾病综合征、高血压、肾功能缓慢恶化；Ⅴ期为 ESRD，需要透析等替代治疗。临床上典型者约每 5 年进展 1 期。

临床上常将 2 型糖尿病性肾脏疾病分为 3 期：隐性期（早期）、显性期及终末期糖尿病性肾脏疾病，与 1 型相比，2 型糖尿病性肾脏疾病有以下特点：①开始时，肾小球高滤过发生率较 1 型少见；②高血压出现早、发生率高，在微量白蛋白尿期即有约 60% 的患者合并高血压（1 型约为 20%），发展至肾病综合征后上升为 80% ～ 90%（1 型约为 60%）；③病程经过具多样性，多数患者经由微量白蛋白尿进入肾病综合征直至 ESRD，但另有 10% ～ 15% 的患者可在诊断糖尿病时即出现大量蛋白尿，甚至肾功能不全；④不一定伴有糖尿病视网膜病变。

2 型糖尿病性肾脏疾病的早期、显性期及终末期糖尿病性肾脏疾病，分别相当于 1 型中的Ⅲ、Ⅳ、Ⅴ期。

【诊断要点】

早期诊断糖尿病肾病可使患者尽早接受正规治疗，对延缓、甚至阻滞肾脏功能恶化具有重要意义。

1. 糖尿病肾病的早期诊断 微量白蛋白尿检测是当前国内、外公认的糖尿病肾脏病变的早期诊断指标。早期肾病期又称微量白蛋白尿期，指 24 小时或白天短时收集的尿白蛋白排泄率在 30 ～ 300mg/24h（20 ～ 200μg/min）。目前国际上用尿白蛋白 / 肌酐的值（mg/g 肌酐）表示，当比值在 30 ～ 300mg/g 肌酐可诊断为微量白蛋白尿阳性，但必须 2 次以上阳性，临床上才有意义。如果是半年内连续 2 次尿白蛋白排泄率（UAER）均在 30 ～ 300mg/d，并排除其他可能引起 UAER 增加的原因，即可诊断早期糖尿病肾脏病变。微量白蛋白尿的测定不仅用于糖尿病肾脏病变的早期诊断，还可用于肾小球滤过率（GFR）下降的预测。

2. 糖尿病肾病的临床诊断标准　①有多年糖尿病病史；②有微量白蛋白尿；③有高血压和糖尿病并发症；④临床能排除其他肾脏病。通常不需做肾活检。

【治疗】

1. 治疗目标　为了降低肾脏病变风险或延缓肾脏病变进展速度，应力求长期血糖控制达标（A级证据），见表4-2。由于糖尿病肾脏病变时肾脏对药物的排泄能力下降，有肾功能不全时更明显，使用经肾排泄的药物需相应减少剂量。在降糖药物的选择上，避免使用加重肾损害的药物。慢性肾脏病3～5期的糖尿病患者使用胰岛素应从小剂量开始，最好选用半衰期短的短效或超短效制剂。同时加强血糖监测，及时调整药物剂量，避免患者发生低血糖。应尽可能使患者的HbAlc＜6.5%，空腹血糖＜6.0mmol/L，餐后2小时血糖＜7.8mmol/L。

表4-2　糖尿病的治疗目标

糖尿病控制状态	良好	一般	不良
空腹血糖（mmol/L）	4.4～6	之间	＞8
餐后血糖（mmol/L）	4.4～8	之间	＞10
糖化血红蛋白（%）	＜6.2	之间	＞8
血压（mmHg）	130/80	之间	＞160/95
体重指数（kg/m^2，男/女）	＜25/24	之间	≥27/26
血脂	正常	之间	明显异常

2. 控制血压　应当把血压控制在最佳水平（A级证据）。糖尿病肾脏病变合并高血压的目标血压：尿蛋白＜1g/d时，血压应降低至130/80mmHg（平均动脉压为

95mmHg）；尿蛋白≥1g/d时，血压应降至125/75mmHg（平均动脉压为92mmHg）。理想的抗高血压药物不仅能减慢或阻止肾病进展的作用，而且不增加胰岛素抵抗，对糖、脂肪代谢无不良影响。

3. 饮食运动疗法 确定每日饮食总热量和糖、脂、蛋白进食比例，有规律的餐次及餐量和适当运动。

4. 筛查

（1）病程≥5年的1型糖尿病患者和所有2型糖尿病患者从明确诊断起应当每年检测1次尿白蛋白排泄率（E级证据）。

（2）所有成年糖尿病患者，不管尿白蛋白排泄率如何，都应当每年至少检测1次血肌酐。如果有慢性肾脏病（CKD），血肌酐用来估计肾小球滤过率（GFR）和CKD分期（E级证据）。

5. 预防 对糖尿病肾病应采取三级防治措施。高血压患者要严格限盐、血压控制达标，同时应进行降脂治疗。

（1）一级预防：防止糖尿病患者出现微量白蛋白尿。

1）严格控制血糖：大量研究表明对糖尿病患者强化胰岛素治疗能有效减少糖尿病肾病的发生。

2）控制血压：理想的血压控制标准应是（120～130）/（70～80）mmHg。对无微量白蛋白尿、有高血压的2型糖尿病患者，ACEI/ARB较钙离子拮抗剂，可以减少微量白蛋白尿的发生；对无微量白蛋白尿、血压正常的2型糖尿病患者，使用ARB可预防微量白蛋白尿的发生。

（2）二级预防：防止糖尿病肾病患者出现大量蛋白尿。

1）严格控制血糖：可减缓或减轻糖尿病肾病的进展，减少患者发展成为显性糖尿病肾病。

2）控制血压：靶目标同一级预防。

（3）三级预防：防止或延缓患者发展成为终末期肾

脏疾病（ESRD）。

1）严格控制血糖：此期对于保护患者其他重要器官仍有作用，所以，血糖控制仍很重要。

2）控制血压：靶目标同一级预防。

3）饮食治疗：低蛋白饮食延缓慢性肾脏病（CKD）进展。在CKD的进程中，高血压、高血脂、高尿酸等既是CKD的并发症，也是促进CKD进展的危险因素。应把饮食干预和药物治疗放在同等重要的位置，发生糖尿病肾脏病变后，要尽量避免使用对肾有损害和疗效不确切的药物，且早期、及时进行饮食干预对患者至关重要。

6. ESRD的治疗　此期的治疗是综合性的，除了内科的一般治疗和对症治疗外，当内生肌酐清除率降至20mol/min时，应开始替代治疗：①血液透析；②腹膜透析；③肾移植或胰－肾联合移植。糖尿病肾病患者预后较非糖尿病患者差。去除年龄、合并症等因素，血液透析与腹膜透析的生存率总体相近的糖尿病并发症多见，尿毒症症状出现较早，应考虑透析治疗或肾移植/胰－肾联合移植。

总之，对糖尿病肾脏病变目前尚无特效治疗，其治疗应是综合性的，但各期的治疗效果有所不同，重在预防、定期检测、早期发现、早期治疗、控制血糖及血压在理想水平。对终末期糖尿病肾脏病变患者，胰－肾联合移植为其最理想的治疗选择。

【主要护理问题】

1. 营养失调：低于机体需要量　与糖代谢紊乱、蛋白丢失、低蛋白血症有关。

2. 活动无耐力　与贫血、水肿、血压高等因素有关。

3. 有感染的危险　与皮肤水肿，蛋白丢失致机体营养不良、透析等因素有关。

【护理目标】

（1）维持正常糖代谢，科学进食，营养状况逐步改善。

（2）活动耐力增加，能自理日常生活。

（3）无感染发生或发生感染时被及时发现和处理。

【护理措施】

1. 营养失调：低于机体需要量

（1）饮食护理：合适的饮食有利于减轻肾脏负担，控制高血糖和减轻低血糖。护士应向患者及家属介绍饮食治疗的目的和必要性，并制订详细的饮食方案，取得积极配合和落实。

1）蛋白质的摄入：限制蛋白饮食可减少尿蛋白，对于蛋白尿基线水平较高者尤其明显。目前主张在糖尿病肾脏病变早期即应限制蛋白质摄入量，蛋白质摄入选用高生物效价的优质动物蛋白，尽量以鱼、鸡等白色肉代替猪、牛等红色肉。适量蛋白饮食 0.8g/（kg·d）对临床期糖尿病也可使其 GFR 下降速度减慢。对 GFR 已下降的患者，蛋白质摄入应给予 0.6g/（kg·d），并适当配合必需氨基酸治疗。若患者合并蛋白尿，应根据尿蛋白丢失量适当增加蛋白质的摄入量；若患者开始透析治疗，应进食透析饮食，按要求增加蛋白量（详见本章“血液透析技术及护理”）。

2）脂肪的摄入：应以富含多聚不饱和脂肪酸的食物为主，如植物油及鱼油，脂肪的摄入约占总热量的 30%。

3）热量的摄入：患者每日的饮食中总热量基本与非糖尿病肾病患者相似，除非是肥胖患者，一般患者应保证每日 125.5 ～ 146.4kJ/kg 的热量，防止营养不良。其中蛋白质占总热量的 15% ～ 20%，脂肪占总热量的 20% ～ 30%，糖类及其他物质占 55% ～ 60%。低蛋白饮食的患者需注意提供足够的糖类，以免引起负氮平衡，部分主食可以粗粮代替（如荞麦、小米、玉米等），少食含糖较高的食物，禁食单糖，患者可按规定进食，感觉饥饿难忍，可用煮过多次的菜泥以充饥，但同时又应控制热量的摄入，以维持血糖正常或接近正常水平。在胰岛素配合应用下，可适当增加糖类的摄入以保证有足够的热量，避免蛋白质和脂肪分解增加。

4）限制盐摄入：高盐饮食与蛋白尿加重相关，控制饮食中盐摄入量，可改善蛋白尿。低盐饮食降低蛋白尿与血压降低及肾脏血流动力学改善有关。对于服用 ACEI、ARB 等药物的患者，低盐饮食可增加这些药物的降尿蛋白作用，还具有独立于降压作用以外的降蛋白作用。盐应少于 6g/d，出现肾功能不全时应降至 2g/d。同时注意补充维生素 B_1、维生素 B_{12}、维生素 C、维生素 A 等，选用含维生素 B_1 高的食品，如豌豆、生花生仁、干酵母等。高钾血症的患者还需要避免摄入含钾高的食物，限制含磷丰富的食物，禁烟戒酒，保持大便通畅。

（2）活动指导：适当的有氧运动可有利于控制体重，改善血糖和血脂代谢紊乱，减轻患者的心理压力，提高患者的自信心和舒适感。运动时可以根据患者的身体素质制订，一般以持续性的慢运动为主，如进行散步、慢跑、打太极拳等力所能及的运动，以运动后微出汗为宜，注意避免活动量过大、过劳，加重心、肾等器官负担，通过适当的运动可以增强患者的体质，增强抵抗力，可以减少感冒等病的发生。并且运动时嘱咐患者要随身自备一些糖果，当出现心慌、出冷汗、头晕、四肢无力等低血糖症状时要及时食用，并及时停止运动。

（3）用药护理：指导患者或家属掌握所服用降糖、降压药物的作用、不良反应及注意事项等，注射胰岛素的患者必须按时进食，以免发生低血糖。注意监测血糖、血压动态变化及有无身体不适等状况。出院后按要求定期门诊复诊。

2. 活动无耐力

（1）评价患者日常活动耐受状况：患者有无心悸、头晕，活动后有无乏力、心累、胸痛、血压升高等状况。

（2）制订规律健康的生活方式，保证休息，避免劳累。对病情较重、有心力衰竭等情况时，应绝对卧床休息，保证环境安静，并做好患者的生活护理，特别是水肿患者的皮肤护理。

（3）详细记录24小时液体出入量，指导患者限制液体摄入量，控制水的入量＜1500ml/d。记录白天与夜间尿量，定期测量体重及腹围，为治疗提供信息和依据。

（4）用药护理：遵医嘱用药，做好用药前知识宣教，注射胰岛素的患者必须按时进食，以免发生低血糖。加强用药后的观察，出现不良反应时及时请示医生并及时处理。

3. 有感染的危险 应积极采取各项措施预防感染的发生。

（1）加强患者的营养监测，保证科学合理的饮食供给。

（2）加强皮肤护理，指导患者穿着棉质宽松的衣物和宽松的鞋子，积极防范糖尿病足的发生，特别做好水肿部位皮肤保护，以及口腔和会阴部位皮肤、黏膜的清洁卫生。

（3）尽量不用热水袋取暖，气温低需要用时，嘱患者特别小心，避免烫伤。

（4）避免去人多的公共场所，住院期间要保证病房空气清新，定时开窗通风，避免有外感的亲友探视，指导有效的呼吸和咳嗽。

【保健指导】

糖尿病肾病患者抵抗力低，长期疾病常导致合并心、肺、眼、皮肤等多种并发症，严重影响患者生活质量。对糖尿病肾病患者进行有效的健康教育是做好三级预防措施的基础和保证。

（1）通过门诊随访、电话随访、定期开展病友会等沟通方式，指导患者及家属掌握相关知识和理论，及时关心和帮助患者。

（2）指导患者严格饮食治疗，并长期坚持。

（3）指导患者严格坚持正确用药，掌握各种药物的治疗作用及注意事项等，做好自我观察。

（4）指导患者适当规律运动，以增强体质、控制体重。

（5）指导患者做好自我观察和护理。微量白蛋白尿检测在早期诊断中非常重要，因此，对于初次诊断的糖尿病患者，应常规尿检，即使尿常规显示尿蛋白阴性，仍需行尿素氮检测，若3个月内3次检查中2次查出尿蛋白增高，应及时治疗、定期随访；若尿素氮正常，仍需每半年至一年复查一次。同时要定期进行血糖、血压、尿常规的监测，积极做好各级预防，尽量阻止、延缓ESRD。

二、糖尿病肾感染病变

【概述】

糖尿病患者免疫功能低下，各种病原微生物感染引起的肾脏感染性病变称糖尿病肾感染病变。糖尿病肾感染患者多病情较重，感染不易控制，同时感染加剧了糖尿病的糖、脂肪、蛋白质的代谢紊乱，容易诱发高血糖危象。病程的长短和并发症的存在亦与糖尿病肾感染的发生频率密切相关。

【病因及流行病学】

感染发生率为 35% ～ 90%。常见的主要病因与患者营养不良、低蛋白血症，由血管及周围神经病变导致的血管硬化、皮肤破损、血中白细胞功能异常等因素有关。糖尿病常见的肾感染是急性肾盂肾炎和急性局灶性细菌性肾炎，比较严重的感染是肾皮质化脓性感染、急性肾乳头坏死。

【病理】

1. 急性肾盂肾炎（acute pyelo nephritis, APN） 是由各种病原微生物感染直接引起的肾小管、肾间质和肾实质的炎症。在一部分 APN 患者的肾组织内可有瘢痕形成，CT 可见“急性小叶状肾单位”。

2. 急性局灶性细菌性肾炎（AFBN） 指局限于肾实质的无液化细菌感染性炎症。CT 检查平扫患肾轮廓增大，边界不清，CT 重建显示楔形改变是 AFBN 特有的征象。

3. 肾皮质化脓性感染 是一种比较少见的肾实质感染性疾病。主要是身体其他部位的化脓性感染病灶经血液到达肾皮质并引起感染。脓肿未形成前多称为急性局灶性细菌性肾炎或急性细菌性叶间肾炎、急性多灶性细菌性肾炎，脓肿形成后称肾皮质脓肿、肾皮髓质脓肿和肾多发性脓肿。

4. 肾乳头坏死 又名坏死性肾乳头炎、肾髓质坏死、坏死性肾盂肾炎等。本病的发生与肾缺血、髓质乳头血管病变及感染有关。

【临床表现】

1. 急性肾盂肾炎　以女性居多，主要表现为严重菌尿伴有寒战、高热、腰痛和肋脊角叩痛的一组综合征，查体可以发现肾区叩痛及肋脊角压痛等体征。主要声像图表现为肾盂壁充血、水肿及黏膜糜烂、溃疡形成，肾盂壁厚度≥ 1.2mm，呈“双线征”。

2. 急性局灶性细菌性肾炎　多发生于青壮年，起病急，目前认为本病为逆行感染所致。以患侧腰痛和发热为主要表现，可伴有寒战、恶心、呕吐、间断肉眼血尿、尿频尿急、腹痛等非特异性症状。

3. 肾皮质化脓性感染　临床表现与普通的肾盂肾炎极为相似，但其危害性和严重程度要远远超过普通的肾盂肾炎，如治疗不及时可能导致病情恶化甚至死亡。

4. 肾乳头坏死　按起病急缓可分为急性和慢性两型。患者年龄多在 40 岁以上，女性多于男性。急性肾乳头坏死常在糖尿病基础上突然起病，寒战高热，肉眼血尿及脓尿，多伴有尿路刺激征和腰痛等急性肾盂肾炎的表现；如肾乳头坏死组织脱落或血块堵塞输尿管则引起绞痛及少尿，甚至无尿；严重双侧广泛性肾乳头坏死者可出现急性肾衰竭。病情进展迅速，如未及时治疗，预后极差，患者多死于败血症或急性肾衰竭的并发症。慢性肾乳头坏死多在慢性间质性肾炎基础上发生，起病隐袭，临床表现类似慢性间质性肾炎或反复发作性慢性肾盂肾炎，患者可出现肾小管功能障碍，如多尿、夜尿、尿浓缩功能及酚红排泌率降低，尿酸化功能障碍而引起肾小管酸中毒等，并有持续镜下血尿、脓尿及进行性肾功能减退，最后出现慢性肾衰竭、尿毒症。

【诊断要点】

1. 急性肾盂肾炎 患者尿检查出大量白细胞、大量脓尿或严重菌尿，则可做出急性肾盂肾炎的临床诊断。美国传染病学会对肾盂肾炎的定义为：中段尿细菌培养中菌落≥10 000集落单位/mm^3，并有相应的临床症状；菌落计数为1000～9999集落单位/mm^3时，对男性和妊娠妇女的确诊有帮助。

2. 急性局灶性细菌性肾炎 患者血白细胞均有不同程度升高，符合急性细菌性炎症的一般表现。绝大多数患者肾功能无明显异常，体检多出现患侧肾区叩击痛，部分患者可触及肿大的肾脏。影像学检查的典型表现：B超多见患肾体积增大、脾增大是此病炎症性改变的一个特征。

3. 肾皮质化脓性感染 其诊断和分型主要依靠B超和CT检查。目前的CT平扫加增强被认为是最敏感和有特殊意义的检查方法。它不仅能确定诊断，还能明确病变范围和评估肾感染程度及是否存在其他的潜在疾病（如肾结石等）。

4. 肾乳头坏死的诊断 ①尿液中找到脱落的肾乳头坏死组织，病理检查证实；②静脉肾盂造影见肾乳头部有弓形或环形阴影，乳头坏死脱落或被吸收可见杵状或斑点状阴影及充盈缺损，慢性者尚可见肾髓质及乳头部钙化阴影，肾影缩小，轮廓不规则。临床上如有糖尿病患者出现明显血尿、严重尿路感染、肾绞痛及对治疗反应差，肾功能日趋恶化，应高度拟诊肾乳头坏死，并积极进行有关检查。

【治疗】

1. 急性肾盂肾炎治疗 其目的：①清除进入泌尿道

的致病菌；②预防和控制败血症；③防止复发。大肠杆菌是主要的病原菌，其次是β链球菌。对于有高热、剧烈腰痛、血白细胞显著升高或出现严重的全身中毒症状的中、重度急性肾盂肾炎患者，宜采用联合使用多种抗生素治疗。

2. 急性局灶性细菌性肾炎　属非特异性炎症，及时合理的抗感染治疗后，病灶可以消退，否则可发展为肾脓肿、肾周脓肿。血或尿培养是合理应用抗生素的准确依据。若进展为肾脓肿或肾周脓肿，应尽早采用手术引流或B超引导下经皮穿刺抽脓。

3. 肾皮质脓肿　应在积极抗感染的同时，采用手术切开引流或B超引导下穿刺引流治疗。若肾皮质破坏严重，而对侧肾功能正常时，可考虑行患肾切除。

4. 肾乳头坏死的治疗　控制病因，积极治疗原发病，防治感染，根据感染细菌种类及药敏结果，早期选用足量有效抗菌药物；加强支持和对症处理。出现急性肾衰竭时则按急性肾衰竭处理。

【主要护理问题】

1. 体温异常：高于正常体温　与肾脏感染有关。

2. 舒适的改变：腰痛　与肾感染致肾包膜牵拉有关。

【护理目标】

（1）患者的体温得到控制，体温恢复正常。

（2）患者主诉疼痛感减轻或消失。

【护理措施】

1. 体温异常：高于正常体温

（1）环境与休息：保持环境清洁、安静、光线柔和，维持病房合适的温度及湿度，患者能充分休息。急性期应卧床休息，必要时给予吸氧，症状减轻后再下床活动，活动以自觉无任何不适、不感到过度疲劳为宜，以慢步、太极拳为优选，不宜空腹活动，宜选择在餐后1小时，这样既安全又可达到较好降糖效果。各项治疗、操作集中进行，尽量少的干扰患者休息。

（2）饮食护理：与患者共同制订饮食计划，指导患者进食清淡、易消化、营养丰富的低糖或无糖食物，补充多种维生素。避免刺激性食物、饮酒或者咖啡。做好口腔护理。尿量正常、无水肿的情况下指导患者尽量多饮水、勤排尿。

（3）皮肤、黏膜的护理：发热患者出汗后要及时更换衣物和床单。内衣裤选择吸汗、透气性好的纯棉材料。保持会阴清洁。教会患者自己正确的清洁方法，女患者月经期增加清洁的次数，沐浴时选择淋浴的方式。

（4）降温的护理：高热时可采取冰敷、乙醇擦浴等物理降温的措施，并注意观察和记录物理降温的效果，若效果不佳，遵医嘱给予使用退烧药物，观察用药效果和有无不良反应。密切观察病情变化，做好记录。

2. 舒适的改变：腰痛

（1）休息与活动：急性期应卧床休息，双腿可采取屈曲位，避免久站或者久坐，因为肾下移，使肾被膜受到牵拉，会加重疼痛感。适当分散患者的注意力有助于缓解疼痛感，如听喜欢的音乐，和家人聊天、看电视等。

（2）用药护理：疼痛期除了严格控制饮食外，遵医嘱使用止痛药物，指导患者按医嘱按疗程服用药物，注意观察药物疗效，及时处理不良反应。

（3）心理护理：医护人员与患者接触时进行语言与非语言的情感交流，取得患者的信任，鼓励患者说出自己的自身感受，引导其家属给予足够的关心、理解及支持。向患者解释疾病的病因及预后，减轻患者紧张、焦虑的情绪，鼓励其树立战胜疾病的信心。

（4）对于疼痛、焦虑严重者可遵医嘱适当给予抗焦虑药物或进行心理咨询，随时观察患者的精神状态，做好安全防范。

【保健指导】

积极预防并发症，加强病情观察，培养正确生活方式，严密观察感染发生的初始征象，如有无体温升高、咳嗽咳痰、尿路刺激征等，发现异常及时处理，并按要求正确留取血、尿标本送检。

【前沿进展】

终末期糖尿病肾脏病变患者血液透析治疗 3 年存活率为 50%，5 年存活率为 30%，9 年存活率仅为 10% 左右。肾移植 5 年存活率可高达 65%，10 年存活率可达 45% 左右。因此肾移植是较有效的治疗方法，但单纯肾移植的缺点是不能防止糖尿病肾脏病变的再发生，也不能使其糖尿病并发症和合并症改善。移植后使用免疫抑制剂对糖尿病患者有种种不利影响。因此，胰 - 肾联合移植为目前最理想的方法。多数糖尿病肾脏病变患者接受的是胰 - 肾联合移植术，少数患者先行肾移植继行胰腺（胰岛）移植或仅做胰腺（胰岛）移植。不同的移植方式、移植种类及移植程序对疗效有较大的影响。资料表明，肾移植是 1 型糖尿病患者伴肾脏病变的有效治疗途径。除同种移植外，近 10 年内已开始在人体内用异种胰岛移植。

（陈　凤　陈启花）

第二节 尿酸肾病及护理

【概述】

尿酸是人类嘌呤化合物分解和代谢的最终产物，其稳态取决于产生和排泄是否平衡，若尿酸合成过多或排泄障碍均可引起高尿酸血症，当高尿酸血症出现时，尿酸沉积于肾脏所产生的病变即为尿酸肾病。随着人类生活水平的改善，人们饮食结构也在发生着变化，高蛋白和高嘌呤食物的不断摄入，使得高尿酸血症的发生率持续增加。人体每日生成及排泄的尿酸有 600 ～ 700mg，其中 2/3 通过肾脏排泄。血尿酸的正常范围为：男性 180 ～ 420μmol/L，女性 120 ～ 360μmol/L。尿酸性肾病主要分 3 类：急性高尿酸肾病、慢性高尿酸肾病、尿酸性肾结石。

【病因及流行病学】

高尿酸血症常常伴随着肾脏疾病，现在已成为发病的独立危险因素。在西方国家的发病率平均为 15% 左右，我国发病率约为 10%，且近年发病率有增高的趋势。

【病理】

1. 急性高尿酸肾病 集合管和输尿管可见大量尿酸盐结晶沉积，管腔堵塞、梗阻，无间质纤维化和痛风结节。

2. 慢性高尿酸肾病 肾间质内尿酸钠结晶沉积，结晶周围有巨噬细胞包绕。

3. 尿酸性肾结石 尿酸在集合管析出，形成结石。尿酸结石显微镜下成针状或六角形橘红色结晶。

【临床表现】

1. 急性高尿酸肾病　在短时间内生成大量尿酸，远远超出原尿中滤过的正常水平，导致尿酸结晶大量析出，阻塞肾小管，引起急性少尿型肾损伤，几乎全部见于恶性肿瘤患者化疗的 1 ～ 2 天。常见的临床症状有恶心、呕吐、嗜睡、抽搐等。若输尿管有大量的尿酸盐结晶，会引起腹痛、腰痛、少尿或无尿，继之出现水肿和心力衰竭症状。部分典型的患者还会伴有溶瘤综合征：乳酸酸中毒、高磷血症、氮质血症、高尿酸血症、高钾血症。

2. 慢性高尿酸肾病　通常表现为慢性肾衰竭，合并痛风和尿酸结石，高血压常见。体检可发现痛风石和痛风的关节损害。

3. 尿酸性肾结石　可有血尿，结石大者可引起肾绞痛及肉眼血尿。大的结石可致尿路梗阻、尿液不畅、尿路感染。

【诊断要点】

（1）男性患者有小至中等量的蛋白尿伴镜下血尿或肉眼血尿、高血压、水肿、低比重尿伴发关节炎症状。

（2）尿液 pH ＜ 6.0，血尿酸＞ 390μmol/L，尿尿酸排出量＞ 4.17mmol/L。

（3）肾脏病和关节炎并存或肾脏病前后出现关节炎者。肾活检为肾间质 - 肾小管病变，在肾小管内找到尿酸盐结晶可确诊。

（4）患者有反复的痛风发作，病理可见肾小管间质受损，体检时可发现痛风石和痛风的关节损害等。痛风患者如出现一侧腰疼痛或血尿时应高度警惕尿酸结石。

【治疗】

尿酸肾病防治的重要措施是控制高尿酸血症。值得特别强调的是，尿酸性肾病的非药物治疗，包括生活方式的改变和饮食控制，是长期治疗的基础和重要环节。

1. 急性高尿酸肾病 主要以预防为主，发病后若及时治疗，预后较好。口服药物首选别嘌呤醇；机体充分水化，心肾功能正常的患者每日需要补液4000～5000ml；碱化尿液，以防止尿酸结晶形成；另外，必要时还可进行血液透析治疗。

2. 慢性高尿酸肾病 主要是降尿酸治疗，慢性肾脏病合并高尿酸血症和痛风时，按痛风原则进行治疗。对于无症状的高尿酸血症，是否需要治疗，血尿酸应控制在什么范围，尚无统一的意见。

3. 尿酸性肾结石 减少尿酸生成，同时提高尿中尿酸的溶解度，预防新结石形成，促进已形成结石排出。

【主要护理问题】

1. 舒适的改变：腰部和痛风性关节疼痛 与尿酸结晶、沉积在体内引起结石、炎性反应有关。

2. 焦虑 与疾病反复发作有关。

3. 疾病相关知识缺乏 与不当生活方式有关。

【护理目标】

（1）患者关节疼痛缓解或消失，舒适感提高。

（2）患者焦虑缓解，能积极面对配合治疗。

（3）患者能掌握自我护理相关知识。

【护理措施】

1. 舒适的改变

（1）休息与活动：痛风发作急性期应绝对卧床休息，抬高受累关节处肢体，避免患处受压及活动，以减轻疼痛。

（2）饮食护理

1）患者应长期限制食物嘌呤摄入量，禁食高嘌呤食物，如动物内脏、啤酒、浓肉汁、肉汤、蘑菇、干贝等，避免进食过多肉食。急性期应进食低嘌呤食物，每天摄取量应小于 100 ～ 150mg，可选用的食物有精白米、玉米、馒头、茄子、萝卜、各种鲜奶等。缓解期可适当增加嘌呤摄入量。同时不食辛辣刺激食物。

2）多饮水：每日饮水 2000 ～ 4000ml，使尿量维持在 2000ml 以上，以防止尿酸盐结晶形成及沉积。

3）控制总热量和蛋白质摄入量，蛋白质含量不超过 1.0g/（kg · d）。

4）鼓励多进食碱性食品，如新鲜蔬菜、水果和其他富含维生素的食物。

5）避免饮酒。

（3）疼痛的护理：由于尿酸盐结晶、沉积于关节腔，常引起受累关节红肿、针刺样疼痛，结石发作时若疼痛难忍，可遵医嘱给予止痛药，并注意观察用药效果。可对受累关节予以冰六合丹或 33% 硫酸镁外敷，还可配合远红外线局部照射；对腕部、肘部关节受累可用夹板固定减少活动，以减轻疼痛。同时要注意患处皮肤有无破溃，保持皮肤清洁，以防发生感染。

（4）用药护理：指导患者遵医嘱按疗程服药，注意观察药物疗效，及时处理不良反应。

1）秋水仙碱不良反应较大，常见不良反应有恶心、呕吐、腹泻等消化道症状和肝细胞损害、骨髓抑制、呼吸抑制等，如出现不良反应应及时停药。若静脉输入药物，应避免外漏，以免造成皮下组织坏死。

2）使用丙磺舒、磺吡酮、苯溴马隆者可出现胃肠道刺激症状、皮疹、发热、急性痛风发作等不良反应，使用时，要嘱咐患者多饮水，并服用碱性药物碱化尿液。

3）使用别嘌呤醇者除有胃肠道刺激症状、皮疹、发热、反应外，还有肝损害、骨髓抑制等，在肾功能异常患者，宜减量使用。

4）使用碳酸氢钠等碱化尿液的药物时，要注意观察pH的变化，以防形成磷酸盐结石和碳酸盐结石。

5）高尿酸血症患者还应避免使用呋塞米、噻嗪类利尿剂、依他尼酸等。

2. 焦虑 患者常常由于疼痛影响进食及睡眠，又由于痛风反复发作常导致关节畸形、运动障碍、肾功能不全、经济负担加重等情况，患者常有悲观、焦虑、抑郁等不良情绪，护士应适时给予心理支持，向患者及家属讲解疾病相关知识，讲解科学饮食的重要性及自我保健、自我照顾的措施，鼓励患者积极乐观应对疾病，取得家属积极支持，以达到积极治疗、防范复发的目的。

3. 疾病相关知识缺乏 加强个体化患者教育，适当调整生活方式，改变不良生活习惯，生活要有规律，生活中要尽量避免急性痛风关节炎发作的因素，如避免过度劳累、关节损伤、湿冷刺激、着鞋号码不合适、走路过多、紧张等，同时，应积极治疗其他相关疾病，如高血脂、高血压、冠心病及糖尿病，防止肥胖等。

【保健指导】

（1）指导患者消除不良情绪，保持情绪开朗、乐观，保持规律生活，肥胖者应减轻体重，避免受凉、感染。

（2）鼓励患者适度运动，急性发作期要卧床休息，提高患肢，疼痛缓解后方可恢复活动。指导患者掌握关节保护的技巧。

（3）加强饮食指导，说明饮食控制对预防复发、肾脏保护的重要性和必要性，饮食宜清淡，避免进食动物内脏、海鲜等高嘌呤食物及含果糖饮料；忌饮酒；有研究报道：饮用咖啡可适当降低血尿酸水平。在病情允许的情况下，多饮水，以利于尿酸从尿中排出。

（4）告之药物的作用和不良反应，遵医嘱用药，勿随便调整用量和停药。

（5）教会患者观察疼痛发生的部位、范围、性质，有无痛风结节发生、尿液性质有无变化等，若有不适，积极就医；若无不适，定期门诊复查，检查肾功能、血尿酸等指标。

（陈　凤　薛　莲）

第三节　淀粉样变肾病及护理

【概述】

淀粉样变是由不同病因所致的血浆中正常的可溶性蛋白以不可溶纤维形式在细胞外沉积引起器官功能障碍的疾病。肾淀粉样变（renal amyloidosis）是指淀粉样物质在肾脏沉积导致的肾损害。临床可分为获得性和遗传性，常见的获得性有原发性淀粉样变性、继发性淀粉样变性和透析相关性淀粉样变性。

【病因及流行病学】

迄今为止已发现20余种可导致淀粉样变性的蛋白。淀粉样变纤维的结构组成有两部分：一部分为各类淀粉样变纤维的共有部分，包括血清淀粉样P物质（SAP）、胺聚糖等，另一部分为可导致淀粉样变性的前体蛋白，如免疫球蛋白轻链N端片段（AL蛋白）。本病多见于50岁以上人群，国外报道的住院患者发病率为0.09%左右，国内曾有报道在肾活检患者中发病率为0.16%。本病预后不佳，3年存活率为40%，心、肾衰竭为主要死因。

【病理】

淀粉样蛋白在肾脏各个部位均有沉积，最常见的部位是肾小球。

1. 大体形态　早期肾脏体积增大，外观苍白，肿胀，表面呈颗粒状。

2. 光镜　肾小球基膜增厚，血管腔闭塞，整个肾小球形成无结构的淀粉样蛋白团块，刚果红染色呈砖红色，硫酸钠爱先蓝染色呈绿色。小动脉壁多有淀粉样物质沉积。

3. 免疫荧光　抗AA、抗κ或λ、抗β_2-微球蛋白血清与其相应的淀粉样蛋白反应可呈阳性，具有鉴别淀粉样蛋白类型的意义。

4. 电镜　肾小球系膜区、肾小球基膜、小血管壁和肾间质可见直径8～10nm的细纤维丝、无分支、呈紊乱无规则排列的淀粉样蛋白。

【临床表现】

淀粉样变累及多个系统，临床表现各不相同，见表4-3。

表 4-3 淀粉样蛋白的分类和相关的临床表现

类型	纤维蛋白的前体	与淀粉样蛋白相关的临床综合征
AA	血清淀粉样蛋白 A	继发性淀粉样变
AL	单克隆免疫球蛋白轻链	与浆细胞功能障碍有关的淀粉样变
Aβ_2-微球蛋白	β_2-微球蛋白	血液透析相关的淀粉样变
ATTR	甲状腺转运蛋白	老年性心肌淀粉样变
ATTR	甲状腺转运蛋白变异	家族性多发性淀粉样变（FAP）
Acys	抑胱氨酸蛋白酶蛋白突变	遗传性脑淀粉样伴脑出血
AGel	凝溶胶蛋白突变	家族性多发性淀粉样变（FAP）
AFib	突变的纤维蛋白原 A	α 链常染色体显性系统性淀粉样变肾损害
Aβ	B 蛋白的前体	Alzheimer 病中的脑血管和颅内淀粉样斑块
ALys	溶菌酶突变	常染色体显性系统性淀粉样变肾损害
AApoA-1	ApoA-1	常染色体显性系统性淀粉样变肠损害
AApoA-2	ApoA-2	常染色体显性系统性淀粉样变肾损害

1. 蛋白尿 是肾淀粉样变最常见的临床表现，尿蛋白量从少量到大量不等。低蛋白血症和水肿往往很严重，且对利尿剂反应差，特别是在 AL 淀粉样变中。当淀粉样变沉积局限于肾小管间质或者血管时，尿蛋白量较少，肾小球滤过率（GFR）降低则是主要的临床表现，而当血管受累时，多伴有高血压。

2. 肾外表现 取决于淀粉样物质沉积的部位：心脏受累可致心脏增大，心律失常和心力衰竭；胃肠道受累可出现便秘、腹泻、吸收不良、巨舌、肝脾肿大；皮肤受累则出现瘀点、瘀斑、色素沉着及皮肤增厚等表现；侵及神经系统可致感觉异常、肌力减退、腕管综合征等。长期血液透析患者血 β_2-微球蛋白异常增高，与此类患者的骨、关节并发症密切相关，可表现为淀粉样关节炎、病理性骨折。

【诊断要点】

肾脏病理学检查是诊断的可靠手段，阳性率可达85%以上，但有出血的危险。有高度水肿或腹水的患者不宜行肾活检，可考虑行直肠、牙龈、舌、口腔黏膜等活检。腹部脂肪抽吸行刚果红染色。

临床上出现以下表现的患者需要考虑肾淀粉样变的可能：①中老年尤其是男性患者出现原因不明的肾病综合征；②有明确类风湿性关节炎或慢性感染性疾病，出现蛋白尿；③多发性骨髓瘤患者出现大量蛋白尿；④长期透析患者出现腕管综合征或溶骨损害。

【治疗】

1. 抑制前体蛋白形成　是目前治疗AL型淀粉样变的主要方法。常用的化疗药物有米尔法兰、泼尼松、秋水仙碱。但仍应根据患者的病情选择合适的治疗方案。

2. 抑制原始纤维的形成及聚集　目前已有应用蛋白聚糖（GAGs）的结合物eprodisate用于AA型肾淀粉样变病患者的RCT报道，发现其可延缓病情恶化。

3. 淀粉样物质沉积附加成分的治疗　通过抑制葡萄球菌蛋白A免疫吸附（SPA）与淀粉样纤维结合，促进淀粉样物质清除。CPH-PPC是一种可抑制淀粉样纤维与SPA结合的药物，可在用药数小时内使循环中SPA被清除。

4. 肾脏替代治疗　尿毒症阶段时，可考虑行透析疗法。血液透析5年存活率34%，腹膜透析患者平均存活30个月；肾移植效果不好，多不主张。

【主要护理问题】

1. 体液过多　与低蛋白血症致血浆胶体渗透压下降等有关。

2. 有感染的危险　与皮肤水肿、使用激素等因素有关。

3. 营养失调：低于机体需要量　与大量蛋白丢失、摄入减少及吸收障碍有关。

4. 情绪焦虑　与身体病痛及疾病预后不良有关。

【护理目标】

（1）患者水肿程度减轻或消失。

（2）无感染发生。

（3）患者饮食结构合理，营养状况逐步改善。

（4）患者焦虑减轻，能积极面对疾病。

【护理措施】

1. 体液过多

（1）全身水肿应卧床休息，卧床期间注意肢体适度活动与被动运动，防止血栓形成；水肿消退后，可适当进行力所能及的活动，避免过劳。

（2）皮肤护理：保持皮肤清洁干燥，加强其营养和休息，注意防寒保暖。

（3）饮食护理

1）饮食宜清淡，给予低盐、低脂、高热量、高维生素、适量优质蛋白的食物，避免食用富含饱和脂肪酸的动物脂肪，增加可溶性纤维的食物。注意维生素及微量元素钙等的补充。

2）水肿患者注意限制水、钠的摄入，每日饮水量遵循“量出为入”的原则，即每日饮水量以前一日尿量加500ml作为当日进水量。

3）三餐合理利用食材，科学烹饪，食物做到色香味美，可以满足并尽量保持患者良好的食欲。

4）戒烟、戒酒，避免进食辛辣刺激食物。

5）营养的检测：定期测量血清白蛋白、血红蛋白等指标，评估机体的营养状况。定期门诊评估饮食结构是否合理、热量是否充足。

2. 有感染的危险

（1）保持环境清洁：避免受凉；保持病房整洁，减少探访人员，居家患者避免到人多密集的公共场所，避免发生呼吸道交叉感染。

（2）预防感染指导：指导并协助患者做好身体卫生，养成良好卫生习惯，勤换洗衣物，保持皮肤、口腔、会阴的清洁；注意食品卫生；避免感染发生。

（3）尤其注意避免接触易致过敏的物质。

（4）注意观察病情，监测生命体征，有异常及时处理。

3. 营养失调：低于机体需要量　护理措施详见本章第一节。

4. 情绪焦虑

（1）来自家庭的支持与关怀，能有效地减少患者的焦虑情绪，促进情绪稳定。

（2）教会患者自我放松的方法，鼓励患者说出自身感受，并适时给予关心、理解及引导。

（3）帮助其乐观、积极面对生活、面对疾病，积极鼓励患者培养兴趣爱好，可转移或减轻患者不良情绪。

（4）坚持规律治疗，积极控制症状，尽可能提高各项生化指标达标率，尽可能提高个人生活质量。

（5）注意观察患者精神状态，做好安全防范。

【保健指导】

（1）避免诱因：教育患者避免一切可能诱发本病的

不良因素。

（2）休息与活动：注意休息，避免过劳。

（3）用药指导：观察药物的不良反应，强调按医嘱服药的必要性，不能自行停药或减量。

（4）充分发挥家庭支持系统的作用，指导家属，注意观察患者情绪波动，做好心理支持。

（陈　凤　王　娟）

第四节　脂蛋白肾病及护理

【概述】

脂蛋白肾病（lipoprotein glomerulopathy，LPG）是近年来被新认识的一种肾小球疾病，1989 被正式命名并获得公认。该病的临床表现类似于Ⅲ型高脂蛋白血症，且伴有血浆脂蛋白 E（ApoE）显著升高和肾小球内大量脂蛋白“栓子”的形成。本病为慢性进展性疾病，可走向终末期肾衰竭。

【病因及流行病学】

该病病因尚不明确，目前学者们普遍认为与脂蛋白的代谢紊乱有关，主要包括血浆载脂蛋白 E 的代谢异常和基因变异。血浆载脂蛋白 E 对机体的脂类代谢影响很大，在肝脏等组织摄取 HDLI、VLDL、CM 残粒时起着重要作用。该病患者中存在 ApoE 异构体，使其清除减少，而在肾脏局部沉积。发病年龄为 4 ～ 69 岁不等，男女比例为 2 ∶ 1，大多数患者为散发性，个别表现为家族性发病。

【病理】

1. 光镜　肾小球体积明显增大，毛细血管袢高度扩张，袢腔内充满淡染的、无定形的、不嗜银的“栓子”（脂蛋白“栓子”），为层状、网眼样或“指纹状”外观。肾小球可见系膜区增宽，基质增多，呈现分叶状改变。晚期肾小球则呈现局灶节段或球性硬化。系膜细胞及基质呈轻重不同的节段性增生。

2. 电镜 肾小球毛细血管袢腔内充满低密度的嗜锇样物质（脂蛋白“栓子”），排列成“指纹状”，内含有许多大小不等的颗粒和空泡，红细胞和内皮细胞被挤压至毛细血管袢边。

3. 免疫荧光 油红O染色阳性和苏丹Ⅲ阴性证实袢腔内为脂蛋白“栓子”，特殊免疫荧光染色可发现栓子内有ApoB、ApoE和ApoA沉积。

【临床表现】

脂蛋白肾病病变主要累及肾脏，以肾小球受损为主。其临床表现如下。

1. 蛋白尿和血尿 蛋白尿以中度和重度为主，常常表现为肾病综合征；部分患者可有镜下血尿。

2. 血浆脂蛋白异常 特征性的指标是血清ApoE水平显著升高；大多数患者还伴有血三酰甘油升高。

3. 肾脏体积增大 肾功能进行性减退。

4. 高血压 以轻度和中度为主。

5. 贫血 可存在不同程度的贫血。

【诊断要点】

1. 生化检查 血清ApoE异常升高，可高于正常人的2倍以上。

2. 肾活检 肾小球毛细血管袢内大量脂蛋白“栓子”形成。

【治疗】

目前为止，该病无可靠治疗方案。近年来取得较好治疗效果的方法有降脂和免疫吸附治疗。

1. 降脂治疗　使用降脂药可以减少尿蛋白，减轻高脂血症，且有逆转肾小球病理变化的可能。主要药物有苯扎贝特、非诺贝特、戊四烟酯、普罗布考、二十碳五烯酸乙酯。

2. 免疫吸附治疗　主要包括葡萄球菌蛋白 A 免疫吸附（SPA）和全血脂蛋白直接吸附（DALI）。SPA 首次使用是在 2000 年，患者使用后 ApoE 水平、尿蛋白等明显下降，肾小球内脂蛋白“栓子”明显减少或消失。该治疗对保护肾功能、延缓病情进展、改善预后起着积极的作用。DALI 是一种血脂净化技术，可以通过化学作用直接清除血中的脂蛋白，使局部脂蛋白沉积减少。

尽管如此，脂蛋白肾病治疗仍仅限于个案报道，均缺乏有力的数据支持。脂蛋白肾病致终末期肾脏疾病肾移植亦偶有报道，但移植后脂蛋白肾病均复发。

【主要护理问题】

1. 营养失调：低于机体需要量　与长期蛋白尿致蛋白丢失过多和贫血有关。

2. 活动无耐力　与贫血导致机体组织缺氧有关。

3. 有感染的危险　与蛋白丢失致机体营养不良有关。

【护理目标】

（1）饮食结构合理，营养状况改善。

（2）活动耐力改善或恢复。

（3）无感染发生。

【护理措施】

1. 营养失调：低于机体需要量

（1）饮食护理：给予足够热量、低盐、优质适量蛋白饮食（应根据 24 小时尿蛋白丢失量及内生肌酐清除率来调整蛋白质摄入量，进食标准参见本章第一节）；适当补充维生素和微量元素的补充。

（2）禁食动物脂肪，日常建议使用油菜籽油进行实物烹调，每日摄入总量小于 20ml。

（3）营养监测：记录进食情况，评估饮食结构是否合理，热量是否充足。定期测量血脂、血浆白蛋白、血红蛋白等指标，评估机体的营养状态。

2. 活动无耐力

（1）休息与活动：评估患者活动耐力，根据基础疾病和贫血程度指导其合理休息与活动。轻度贫血无需太多限制，避免过度劳累即可；中度贫血要增加卧床休息时间，可适当活动以不劳累为度；重度贫血要卧床休息。

（2）吸氧：严重贫血者遵医嘱给予鼻塞吸氧，并做好吸氧护理。

3. 有感染的危险

（1）保持环境清洁，温湿度适宜，定期开窗通风和空气消毒。

（2）保持皮肤和黏膜的清洁，防止感染。注意保暖、防止受凉。

（3）定时监测生命体征，观察患者有无感染征象。

（4）加强营养，增强机体抵抗力。

【保健指导】

正确的饮食结构，食物中避免高脂食品、健康的生活方式、适当的体育锻炼能有效保持机体正常的代谢功能，避免肾脏受损发生。

【前沿进展】

解放军肾脏病研究所近年来总结了16例脂蛋白肾病，与Saito等于1999年总结的全世界32例患者相比（其中25例为日本患者），发现中国人脂蛋白肾病患者虽然在年龄分布、男女性别比例及临床表现和病理改变上与国外报道一致，但还存在自己的一些特点：①国外常见家族性发病，亲属中可见蛋白尿，肾功能异常和血浆ApoE水平升高。而国内的研究中仅2例表现为家族性发病，尚未发现大的家系发病；②国外报道脂蛋白肾病可为轻至重度蛋白尿，多表现为肾病综合征，血尿不常见，而国人多存在不同程度的镜下血尿；③国外高脂血症不常见，有时类似Ⅲ型高脂血症，血浆ApoE常为正常值的2倍以上，而国内的研究中所有患者均存在高三酰甘油血症，总胆固醇正常或只是轻度升高，ApoE虽显著增高，但仅5例超过正常值的2倍以上；④此外，国人多存在不同程度的贫血，而且贫血和肾功能、肾小管间质病变无相关性，骨髓中未见大量脂质沉积；⑤多数患者肾脏体积明显增大。

（陈　凤　薛　莲）

第五节　代谢综合征性肾损害及护理

【概述】

代谢综合征（metabolic syndrome，MS）是由遗传基因（胰岛素、胰岛素受体及受体后胰岛素信号传递途径中物质基因突变）和环境不利因素（体力活动减少、营养过度等）综合作用导致机体出现胰岛素抵抗（IR）而诱发。代谢综合征与肾脏疾病的关系密切，微量白蛋白尿（microalbuminuria，MA）是肾脏受损的早期标志物之一。

【病因及流行病学】

由于代谢综合征患者具有高血压、高血糖、高血脂、肥胖等多种代谢紊乱，几项大型流行病学研究显示，这些因素单独或合并存在时均可引起肾损害，甚至肾衰竭，因此对代谢综合征与肾脏疾病的关系更加值得关注。代谢综合征肾损害发病率日益增加，有研究表明，代谢综合征患者中 MA 的发生率为 22.2%（男性）、26.9%（女性），并且随着代谢综合征患者人数的增加，MA 的发生率可增高至 36%。来自第三次美国国家营养健康调查报告的多因素分析显示：代谢综合征显著增加慢性肾脏病（CKD）和微量白蛋白尿（MA）的危险性（经过调整的相对危险比分别为 2.6 和 1.9）；并且随着代谢综合征组分数目的增加，CKD 和 MA 的危险性也相应增加（含有 3、4、5 个组分时，则 CKD 的多变量调整相对危险比分别为 3.38、4.23、5.85；MA 的多变量调整相对危险比分别为 1.62、2.45、3.19）。最近一项流行病学研究表明：代谢综合征患者发生 MA 和 CKD 的危险性分别增加 5.85 倍和 3.1 倍。

【病理】

早期肾脏病理改变为肾小球体积增大、系膜细胞增生、鲍曼囊腔扩大及肾小球转化生长因子 -β 表达增加。代谢综合征可致肾小球高灌注、高滤过状态，从而使肾小球肥大增生，如不给予相应的治疗及干预则可引起肾脏组织结构重塑，最终导致肾脏纤维化及肾功能的进行性丧失。

1. 肥胖相关性肾病　肾脏病理在光镜下表现为两种形态，单纯性肾小球肥大者称为“肥胖相关性肾小球肥大症”（OB-GM）；肾小球肥大及局灶节段性肾小球硬化者，称为“肥胖相关性局灶节段性肾小球硬化症”（OB-FSGS），还有一部分表现为类糖尿病样改变，如轻度、灶性系膜硬化或轻度系膜增生等。

2. 胰岛素抵抗引起的肾损害　病理改变是肾小球毛细血管基膜的增厚，系膜基质增多和肾小球的硬化，典型表现为结节性肾小球硬化和弥漫型肾小球硬化。

3. 高脂血症和肾损害　表现为肾小球脂质的沉积、肾小球硬化和上皮细胞的损伤、系膜细胞增多和细胞外基质的聚集及肾脏间质的损伤。

4. 高血压肾损害　病理改变主要表现为良性肾血管硬化。表现为动脉玻璃样变和动脉肌内膜增厚、管壁－管腔比值增加、顺应性下降、管腔狭窄，引起某些肾单位的缺血性皱缩至硬化、肾单位功能低下、肾小管萎缩及肾间质纤维化、肾小管功能受损。

5. 代谢综合征与尿酸相关性肾损害　尿酸生成增多，尿酸盐析出结晶，沉积于肾小管及间质。

6. 慢性炎症反应所致肾损害　肾小球肥大，高灌注、高滤过、动脉壁炎症，动脉粥样硬化形成，最终导致肾损害。

【临床表现】

代谢综合征由于其包含的多因素，所导致肾损害的机制可能是相互联系的，肾损害的临床表现也是多种多样的。

1. 中心性肥胖导致的肾损害　体重指数（BMI）是诊断肥胖的标准。既往对亚洲人群的肥胖定义为 BMI

23.0 ～ 24.9 为超重，BMI ≥ 25 为肥胖，目前，我国最新研究资料表明 BMI ≥ 28 为肥胖。肥胖是代谢综合征的核心组成成分，可直接导致肾损害，即肥胖相关性肾病（obesity related glomerulopathy，ORG）。ORG 临床起病隐匿，发病年龄较晚，常出现蛋白尿，多为中等量蛋白尿，也可出现肾病范围的蛋白尿，但一般无低蛋白血症。与原发性局灶节段性肾小球硬化（FSGS）相比，较少出现大量蛋白尿和肾病综合征，血浆白蛋白较高，血浆胆固醇较低，水肿的发生较少。部分患者有镜下血尿，可合并高血压、高尿酸、高脂血症及胰岛素抵抗。OB-GM 患者肾小球滤过率（GFR）常增高或正常，OB-FSGS 患者 GFR 常随肾脏病理改变加重而下降，但肾功能损害进展相对缓慢。以往认为 ORG 预后好，较少进展为终末期肾脏疾病（ESRD），但此后有研究显示 OB-FSGS 的 5 年肾存活率为 77%，10 年肾存活率为 51%。ORG 的具体机制尚不明确。总的来说，肥胖可能通过肾脏血流动力学改变、系膜细胞增生和肥大、脂质的沉积及高瘦素血症等机制加重肾损害。

2. 胰岛素抵抗引起的肾损害 临床可表现为蛋白尿、高血压，也可是肾病综合征。

3. 高脂血症和肾损害 血脂升高，血、尿 β_2- 微球蛋白升高，尿白蛋白排泄率（UAER）增加。

4. 高血压肾损害 高血压是肾损害的重要独立危险因素，增加肾脏疾病的发病率及肾衰竭的发生率和致死率。临床上病情进展缓慢，患者常首先出现夜尿多、尿比重低及尿渗透压低等远端肾小管浓缩功能障碍表现，尿改变轻微（轻度蛋白尿、少量镜下血尿及管型尿），而后才逐渐出现肾小球功能损害。

5. 尿酸相关性肾损害引起高尿酸性肾病 表现为间

质性肾炎、肾小管功能受损、慢性痛风性肾病及肾脏尿酸结石。

6. 慢性炎症反应所致肾损害　血中炎症标志物升高，如C反应蛋白（CRP）、细胞因子白细胞介素-6（IL-6）、肿瘤坏死因子-α（TNF-α）、瘦素、转化生长因子-β（TGF-β）等。

【诊断要点】

多个国际学术机构都对MS做出了诊断标准或定义，1999年世界卫生组织对MS所作的定义是糖耐量减退或糖尿病，并伴有另外2项或2项以上的成分，如高血压、高三酰甘油血症和（或）低高密度脂蛋白（HDL）胆固醇血症、中心性肥胖或MA。2005年国际糖尿病联盟（IDF）对代谢综合征的诊断标准：中心性肥胖（定义为欧洲人腰围男性＞94cm，女性＞80cm，中国人、日本人及南亚人有其种族特有的腰围标准），并有以下诸项中的2项：①三酰甘油升高，至少1.7mmol/L（1500mg/L）；高密度脂蛋白—胆固醇降低[男性＜0.9mmol/L（400mg/L），女性＜1.1mmol/L（500mg/L）]；②血压升高，高于130/85mmHg；③空腹高血糖，定义为血糖＞7mmol/L（1260mg/L）或过去诊断过糖尿病或糖耐量受损。以上这些因素单独或合并存在时均可引起肾损害，甚至肾衰竭，因此对代谢综合征与肾脏疾病的关系更加值得关注。

【治疗】

由于肾脏的代偿功能强大，代谢综合征引起的肾损害可能是隐匿性的和慢性迁延性的，临床应予以高度重视。对MS各危险因素及时进行综合干预，监测肾损害的早期指标，可有效减轻及延缓肾损害的发生及发展。

1. 首选基础治疗 改变不良生活方式及饮食结构，控制饮食、加强运动、控制体重，可改善胰岛素抵抗，降低蛋白尿，最终达到预防及改善糖尿病和心血管疾病目标。合理的饮食能显著降低肾小球的高压力、高滤过状态及减轻肾小球肥大。研究显示通过控制饮食能减少代谢综合征的流行程度，改善内皮细胞功能，改善血浆三酰甘油、血糖、血压水平。通过改变生活方式逆转体内胰岛素抵抗状态，积极控制血糖、血压、调节脂代谢紊乱，改善机体代谢紊乱对肾脏也具有积极的保护作用。

2. 综合性治疗

（1）控制体重，强调饮食和运动，必要时辅以减肥药物如奥利司他及盐酸西布曲明等。有研究发现，通过减轻体重可以减缓高血压，减少 MA，减轻肾脏高灌注、高滤过状态。

（2）控制血脂，主要降低 TG 和 LDL-C 水平及升高 HDL-C 的水平，可选用他汀类或贝特类药物治疗，力争使各项血脂指标趋于正常水平。研究表明积极的降脂治疗可以改善肾小球滤过、减少蛋白尿的排出，并可抑制慢性免疫炎症反应。

（3）控制血压，首选血管紧张素转化酶抑制剂（ACEI）及血管紧张素Ⅱ受体拮抗剂（ARB），必要时联合钙通道阻滞剂、受体拮抗剂等其他降压药治疗，目标血压应控制在 140/90mmHg 以下。糖尿病患者目标血压降至 130/80mmHg，若患者尿蛋白大于 1g/24h 时则需降低至 125/75mmHg。ACEI 和 ARB 类药物尚有对肾脏直接的保护作用。

（4）调节糖代谢异常降低胰岛素抵抗是治疗代谢综合征的中心环节，目前常用药物有 ACEI/ARB、PPARγ 激动剂、二甲双胍类降糖药等。

（5）抗炎及抗氧化应激治疗及上调 AMPK 和丙二酰 CoA 的表达也可能是有效的干预手段。

【主要护理问题】

1. 营养失调：高于机体需要量　与机体代谢紊乱有关。

2. 舒适的改变　与疾病导致头晕、头痛等身体不适有关。

3. 疾病相关知识缺乏　与不良生活习惯及饮食结构有关。

【护理目标】

（1）营养状况逐步改善，肥胖者体重下降，体重指数达到或接近正常。

（2）头晕、头痛等不适症状改善或消失，患者自我感觉舒适度提高。

（3）能自觉改变不良生活方式，掌握自我护理知识。

【护理措施】

1. 营养失调

（1）饮食护理

1）评估患者体重增加的原因、时间，每日进食次数和量、进食习惯及饮食结构等情况。

2）制订减肥计划和目标：应向患者及家属介绍饮食治疗的目的和重要性，鼓励患者树立减肥的信心，帮助患者制订科学可行的减肥计划，包括运动、饮食计划，降低体重最适宜的目标为 1 年内降低体重的 7% ～ 10%，持续体重减轻直至体重指数（BMI）＜ 25kg/m^2；以获得理想体重。单纯吸脂术也能达到改善腹型肥胖的目的，但并不能改善胰岛素抵抗和心血管危险因素，并有增加感染及心血管事件的风险，故不提倡。

3）调整饮食结构、改变不良饮食习惯：帮助患者制订饮食方案，进食低盐、低胆固醇、适量优质高蛋白饮食，减少单糖摄入，增加蔬菜、水果、粗粮及高纤维素食物。根据 24 小时尿蛋白丢失情况，酌情给予高生物效价优质蛋白（牛奶、瘦肉、鸡蛋等）饮食 0.6 ～ 1.0g/（kg · d），当 GFR 下降时，应严格限制蛋白质的摄入，并适当配合必需氨基酸治疗；同时限制脂肪摄入，脂肪的摄入应以富含多聚不饱和脂肪酸的食物为主，如橄榄油、菜籽油等植物油脂，避免进食动物内脏、动物油脂等；低蛋白饮食的患者需要注意提供足够的糖类，以免引起负氮平衡，但同时又应控制热量的摄入，以维持血糖正常或接近正常水平，避免进食巧克力、油炸食品等高热量食物，避免睡前进食；还应注意补充钙等微量元素的摄入。

4）要注意避免过度饮食限制致机体发生低血糖、头晕、眩晕、胸闷、恶心、丧失肌肉控制能力、内分泌失调等不良反应。合理的饮食计划既要达到减轻体重，减少蛋白尿的目的，也要保证机体每日营养需要。

5）病情观察：每日加强对体重的监测，定期评估营养状况，根据结果及时修订及改进饮食计划，以取得患者积极配合并自觉落实。

（2）用药护理：遵医嘱用药，对使用减肥药物的患者，用药前应做好知识宣教，用药后加强观察，出现不适反应时及时请示医生进行处理。糖尿病、高血压、高血脂患者应指导患者及家属掌握所服用降糖、降压、降脂药物的作用及不良反应、注意事项，同时加强实验室检查，注意检测血糖、血压、血脂、血尿酸、尿常规动态变化及有无身体不适等状况。出院后按要求定期门诊复诊。

2. 舒适的改变

（1）患者血压高或水肿明显时，应注意卧床休息，妥善给予生活护理，解决生活所需，加强对跌倒、压疮等不良事件的防范。

（2）病情观察：加强生命体征的观察，特别加强对血压、血糖、血脂水平的观察，及时评估患者不适症状、体征、持续时间等，及时请示医生进行处理，并做好相关记录。

（3）及时正确按医嘱用药，加强用药后病情观察及记录，注意防范直立性低血压、低血糖等不良事件的发生。

（4）定期加强实验室检查，监测尿常规、24 小时尿蛋白检测、血糖、血脂、血尿酸等结果。

3. 疾病相关知识缺乏

（1）评估患者现状，对患者进行个体化疾病相关知识宣教，说明减轻体重对肾脏保护的重要性和必要性，使患者树立减肥的信心和恒心，鼓励患者家属也积极参与和指导患者的减肥计划。

（2）对患者及家属加强营养、饮食等知识宣教，嘱其规律生活，适度运动，以逆转体内胰岛素抵抗状态，积极控制血糖、血压，调节脂代谢紊乱，改善机体代谢紊乱有利于对肾脏的保护作用。

（3）合理增加运动量，根据患者的年龄、身体状况及病情状况制订合理可行的运动计划。

（4）增加体力活动应以实用、规律、适度为原则，推荐标准方案为每周至少 5 天，每天至少 30 分钟中等强度运动（如快走）。

（5）患者健康教育应多方式、系统化进行。

（6）指导患者加强对疾病的自我监测，如每日体重监测、血压监测、小便量及外观观察等；并定期门诊随访进行相关血液生化指标、肾损害早期指标的监测等以减轻和延缓肾脏病变的发生及发展。

【保健指导】

（1）改变不良的生活方式，包括戒烟，改变饮食结构是首要的自我保健措施。

（2）适量增加运动以降低体重，改善血糖和血脂代谢紊乱，还可以减缓高血压，减少 MA，减轻肾脏高灌注、高滤过状态。增加体力活动应以实用、规律、适度为原则，推荐标准方案为每周至少 5 天，每天至少 30 分钟中等强度运动（如快走）。

（3）适当的有氧运动还可减轻患者的心理压力，提高患者的自信心和舒适感。

（4）糖尿病患者活动时要随身自备一些糖果，当出现心慌、出冷汗、头晕、四肢无力等低血糖症状时要及时食用，并及时停止运动。

（5）根据患者对活动的耐受情况，不断完善和修订计划，指导患者长期坚持，避免间断运动、体重反弹等情况，以达到减轻体重的目的。要注意避免活动量过大、过度劳累，加重心、肾等器官负担。

【知识拓展】

不良生活方式及饮食习惯是引起国人肥胖的主要原因。目前估计全球人口中超重和肥胖者约有 13 亿。2003 年美国疾病控制中心公布了一组肥胖病患者率数据，显示近 20 年来肥胖病患者增加了 2 倍，约占总人口的 3/5，在欧洲约占 20% 以上。据国际生命科学学会中国肥胖问题工作组（WGOC）估算，我国超重人数为 2 亿～ 3 亿，占总人口的 22.4%。

（陈　凤　李文巧）

第五章　免疫性肾病及护理

免疫性肾病主要包括狼疮性肾炎、过敏性紫癜性肾炎、系统性血管炎肾损害、干燥综合征的肾损害、类风湿性关节炎肾损害等，临床中以狼疮性肾炎、过敏性紫癜性肾炎尤为多见，肾脏受累的严重程度及持续时间是决定该类疾病预后的一个重要指标。

第一节　狼疮性肾炎及护理

【概述】

狼疮性肾炎（lupus nephritis，LN）是自身免疫疾病系统性红斑狼疮（systemic lupus erythematosus，SLE）引起的肾损害，是系统性红斑狼疮最常见的内脏并发症之一。

【病因及流行病学】

目前认为可能与遗传因素（补体缺乏等）、激素（雌激素、泌乳素、雄激素）和环境因素（紫外线、药物、食物、感染）等有关。狼疮性肾炎约占我国终末期肾脏疾病的 1% ～ 3%，好发于育龄女性，也可见于儿童、男性和老人。

【病理】

狼疮性肾炎的病理组织学分为：Ⅰ型系膜轻微病变性、Ⅱ型系膜增生性、Ⅲ型局灶性、Ⅳ型弥漫性、Ⅴ型膜性、Ⅵ型终末期硬化性狼疮性肾炎。

狼疮性肾炎不但不同的病理类型可以重叠，而且其组织病理类型也可随着疾病活动性和治疗效果的变化相互转变。

【诊断要点】

1. 临床表现 除系统性红斑狼疮的临床表现外，蛋白尿和（或）肾病综合征也是常见的表现。还包括高血压、水电解质和酸碱平衡紊乱、高血脂。也可出现明显的远端和近端小管功能异常，如肾小管酸中毒。

2. 辅助检查 ①尿液分析和尿蛋白定量；②血清学指标（抗核抗体、抗 Sm 抗体、抗双链 DNA 抗体和补体水平）；③肾活检；④肾脏超声检查。

【治疗】

狼疮性肾炎治疗的目标是防止复发、保护肾功能，尽可能减少并发症，促进患者的恢复。

1. 免疫抑制治疗 糖皮质激素联合各种细胞毒性药物或其他免疫抑制剂。

2. 针对相关表现和并发症的支持治疗 严格控制高血压和高脂血症。

【主要护理问题】

1. 皮肤完整性受损 与疾病所致的血管炎性反应等因素有关。

2. 体液过多 与低蛋白血症致血浆胶体渗透压下降等有关。

3. 营养失调：低于机体需要量 与大量蛋白尿、蛋白摄入减少及吸收障碍有关。

4. 有感染的危险 与自身免疫反应、长期使用激素等因素有关。

5. 焦虑 与病情反复发作、迁延不愈有关。

6. 潜在并发症 高血压、高血脂等。

【护理目标】

（1）患者能自觉避免各种加重皮肤损伤的因素，局部皮肤受损情况改善、逐渐愈合。

（2）患者水肿程度减轻或消失。

（3）患者能正常进食，营养状况逐步改善。

（4）无感染发生。

（5）患者能接受患病事实，从生理上、心理上舒适感有所增加。

（6）避免并发症的发生，或并发症发生后得到及时治疗与处理。

【护理措施】

1. 皮肤护理

（1）保持皮肤清洁干燥，忌用碱性肥皂，避免化妆品或化学物品，防止对局部皮肤刺激引起过敏。

（2）有皮疹、红斑或光敏感者，外出时应采取遮阳措施，忌日光浴。

（3）保持口腔清洁，预防感染。避免进食辛辣刺激食物，口腔细菌性感染可用 1 ∶ 5000 呋喃西林液漱口，真菌感染可用 1% ～ 4% 碳酸氢钠液漱口。

2. 休息与活动 急性期的活动期和（或）有严重水肿的患者应卧床休息，减少能量消耗，增加肾血流量和尿量。保护器官功能，预防并发症。下肢水肿明显者，卧床休息时可抬高下肢，以促进静脉血回流。缓解期或病情稳定后，患者可起床活动，但应避免劳累。

3. 营养

（1）饮食护理：给予低盐、正常量优质蛋白的食物，但当肾功能不全时，适当调整蛋白质的摄入量。水肿患者限制水分摄入，少食富含饱和脂肪酸的动物脂肪，尽量选择富含不饱和脂肪酸的植物油，增加可溶性纤维的食物。注意维生素及微量元素的补充。忌食芹菜、无花果、烟熏食品、蘑菇和辛辣食物，戒烟，禁饮咖啡。避免暴饮暴食。

（2）营养的监测：评估饮食结构是否合理、热量是否充足。定期测量血清白蛋白、血红蛋白等指标，评估机体的营养状况。

4. 预防感染

（1）保持环境清洁：保持病房整洁，减少探访人次。

（2）预防感染指导：协助患者加强皮肤护理，加强其营养和休息，注意防寒保暖。

（3）病情观察：观察生命体征，尤其是体温变化；监测体重，观察水肿消退情况；观察有无咳嗽、尿路感染、肺部干 / 湿啰音等感染征象。监测血清电解质、血肌酐、血尿素氮的变化。

5. 心理护理

（1）向患者及家属介绍本病的相关知识，及时正确有效的治疗，可使病情逐渐缓解，过正常的生活。鼓励患者说出自身感受，劝导其家属给予关心、理解及心理支持。鼓励患者树立战胜疾病的信心。

（2）教会患者自我放松的方法。

（3）观察患者精神状态，做好安全防范。

6. 健康宣教

（1）避免诱因：教育患者避免一切可能诱发本病的因素。

（2）休息与活动：在疾病缓解期可逐步增加活动，注意劳逸结合，避免过度劳累。

（3）药物指导：在狼疮性肾炎的治疗中免疫抑制剂是重要角色，用药期间应观察药物的不良反应，定时监测血压、血糖的变化及肝肾功能和血液药物浓度等；强调按医嘱服药的必要性，不能自行停药或减量。

1）糖皮质激素：口服激素应饭后服用，以减少对胃黏膜的刺激。长期用药者应注意补充钙剂和维生素 D，预防骨质疏松。注意个人卫生，指导患者做好口腔、皮肤、会阴部的清洁卫生。对大剂量冲击治疗的患者，应实行保护性隔离，防止继发感染。

2）环磷酰胺：常见的不良反应有出血性膀胱炎、骨髓抑制、消化道症状、肝功能损害和脱发等。静脉使用这类药物时，应严格观察局部血管的情况，避免药物渗出等并发症的发生。若有药液渗出应更换穿刺血管，并局部 50% 硫酸镁湿敷。用药时应注意观察尿液的颜色，嘱患者适量饮水，以达到自然冲洗膀胱的作用。对用药引起的脱发应给予患者正确的解释与指导。

3）环孢素 A、他克莫司：服药期间应定期监测血药浓度、肝肾功能的变化；尽可能减少肝肾毒性、高血压、高尿酸血症、高血钾、多毛及牙龈增生等不良反应的发生。

4）中药：如雷公藤制剂，注意其对血液系统、胃肠道、生殖系统等的不良反应。此药对儿童、未婚女性和希望生育的夫妇应当慎用。

5）其他：避免使用诱发 SLE 的药物，如氯丙嗪、异烟肼、普鲁卡因胺、青霉素、甲基多巴等。

（4）自我检测：若原有的症状、关节痛、发热、乏力等重新出现应及早就诊并进行必要的检查；若有活动应及时采取措施，及早进行治疗。定期门诊随访。

【并发症的处理】

（1）加强饮食护理，给予低盐、低脂饮食，限制水、钠摄入。

（2）监测血压的变化，给予降压药物相关指导。

【特别关注】

（1）患者的皮肤护理。

（2）饮食护理。

（3）用药护理。

【前沿进展】

近年来，一些新的免疫抑制剂如霉酚酸酯（MMF）、环孢素 A（CsA）、来氟米特（leflunomide）、利妥昔单克隆抗体（rituximab）等被用于治疗狼疮性肾炎，并取得了鼓舞人心的效果。由于新型药物临床研究的样本较小，缺乏有力的循证支持，临床应用并不广泛，在用药期间特别要注意药物不良反应（如来氟米特主要的不良反应是感染、脱发，而带状疱疹是最常见的感染情况）的观察及处理。

【知识拓展】

环磷酰胺的不良反应及用药注意事项

由于目前缺乏足够的其他免疫抑制剂治疗狼疮性肾炎的临床试验，且考虑到药物的可获得性和成本，环磷酰胺被推荐为首选的免疫抑制剂。

环磷酰胺具有骨髓抑制、脱发、胃肠道反应、出血性膀胱炎、肝功能损害、性腺功能抑制、抗感染能力降低、诱发肿瘤等不良反应。在使用环磷酰胺时应充分水化，保持充足水量，以减少其出血性膀胱炎的不良反应。

同时应定期监测血常规和肝功能，以便及时发现问题，及时处理，甚至停药。在首次环磷酰胺冲击后，每周监测白细胞 1 次，每 2 周监测肝功能 1 次；疾病控制稳定后，可每月监测 1 次。每次静脉滴注环磷酰胺前应查肝功能和血白细胞，如白细胞低于 $3\times10^9/L$ 则暂停用药，待白细胞回升后再继续用药。在停止环磷酰胺冲击治疗后，要注意观察疾病的活动指标，一旦有活动表现，可给予再次冲击。

（郭晓璐　温　怡）

第二节　过敏性紫癜性肾炎及护理

【概述】

过敏性紫癜是一种系统性小血管炎，多为抗中性粒细胞胞质抗体（antineutrophil cytoplasmic antibody，ANCA）阴性。其主要表现为皮肤瘀点或紫癜，伴有腹痛、血便、关节痛、血尿及血管神经性水肿和荨麻疹等过敏表现。而肾受累为免疫复合物性肾小球肾炎，与皮肤、胃肠道、关节受累的程度无关。

【病因及流行病学】

病因不明，可能与感染、食物、药物过敏、寒冷刺激、花粉、尘埃、昆虫咬伤、疫苗接种等有关。过敏性紫癜性肾炎好发于 10 岁以下儿童，大龄儿童或成人肾脏受累较为严重，该病多发于冬季，男女比例为（1.4 ～ 2 ∶ 1）。大多数患者呈良性、自限性过程，也有反复发作或迁延数月、数年者。一般认为儿童较成年患者预后好，近年来发病率趋势有所上升。

【病理】

1. 光镜检查 典型的肾小球病变局灶节段性或弥漫性系膜增生性肾小球肾炎，并伴不同程度的新月体形成。

2. 电镜检查 见系膜细胞增生、基质增加，系膜区内皮细胞下不规则电子致密物沉积。

3. 免疫荧光 可见IgA在系膜区和毛细血管袢沉积。

国际儿童肾脏病病理研究会将该病病理分为Ⅰ型微小病变、Ⅱ型单纯系膜增生、Ⅲ型系膜增生伴小于50%新月体形成、Ⅳ型系膜增生伴50%～70%新月体形成、Ⅴ型系膜增生伴大于75%新月体形成、Ⅵ型膜增生性肾炎。

【诊断要点】

1. 临床表现

（1）肾外表现

1）皮疹：多发于四肢、臀部和下腹部。典型表现为略高于皮肤表面的出血性斑点，可成批出现，也可融合成片，皮肤活检为白细胞破碎性分布，免疫荧光检查可见血管壁上有IgA及补体C3沉积。

2）关节症状：多发于膝、踝、肘及腕关节。既可为关节肿胀、疼痛、压痛和功能障碍，又表现为关节积液。关节症状一般在数月内消失，无后遗症或关节畸形。

3）胃肠道症状：25%～90%的患者存在胃肠道受累，表现为腹部绞痛，多位于脐周、下腹或全腹，可伴恶心、呕吐、腹泻、黑便和便鲜血，内镜检查可见胃肠道黏膜紫癜样病变。

（2）肾脏表现：是病情最严重的一种临床类型，为肾小球毛细血管袢受累所致，包括血尿、蛋白尿、管型尿、少尿、水肿、高血压及肾功能损害。

（3）其他少数患者还可因病变累及眼部、脑及脑膜血管，出现视神经萎缩、虹膜炎、视网膜出血或水肿等。

2. 辅助检查　①实验室检查，尿液分析、血清学指标、血生化；②肾活检；③皮肤活检。

【治疗】

1. 一般治疗　去除诱因、对症处理、积极控制感染。

2. 药物治疗　激素、免疫抑制剂、抗组胺类药物、丙种球蛋白、血浆置换、肾移植等。

【主要护理问题】

1. 有损伤的危险：出血　与血管壁的通透性和脆性增加有关。

2. 舒适的改变：疼痛　与局部过敏性血管炎性病变有关。

3. 体液过多　与低蛋白血症致血浆胶体渗透压下降等有关。

4. 有感染的危险　与自身免疫反应、长期使用激素等因素有关。

5. 潜在并发症　慢性肾小球肾炎、肾病综合征、慢性肾衰竭。

6. 知识缺乏　缺乏疾病的健康知识。

【护理目标】

（1）避免出血的发生。

（2）疼痛减轻或消失。

（3）水肿减轻或消失。

（4）感染不发生。

（5）患者健康意识增加，能做到病情的自我监测。

【护理措施】

1. 避免诱因 避免接触与本病发病有关的药物或食物。

2. 休息

（1）发作期患者应增加卧床休息，避免过早或过多的行走性活动。

（2）疼痛者协助采取舒适卧位，关节肿痛者要注意局部关节制动与保暖。

3. 饮食指导 除了避免过敏性食物的摄取外，还应保证机体所必需的营养物质和热量的供给，补充丰富的维生素。宜进食清淡、少刺激、易消化的食物，少量多餐。若有消化道出血，应避免过热饮食，必要时禁食。

4. 病情观察 密切观察病情的进展与变化，皮肤紫癜的分布有无增多或消退。注意评估疼痛的部位、性质、严重程度、持续时间及伴随症状。观察水肿、尿量、尿色的变化及粪便的性质与颜色等。

5. 感染的预防

（1）保持环境清洁：保持病室及床单位整洁，减少探视人次，每日进行空气消毒，以防交叉感染。

（2）预防感染指导：协助患者加强皮肤护理，穿宽松棉质衣服，避免使用碱性肥皂；加强其营养和休息；注意防寒保暖，预防上呼吸道感染，注意无菌操作。

（3）监测生命体征，尤其体温、血压的变化；观察有无咳嗽、肺部干 / 湿啰音等感染征象，如有异常及时报告医生。

6. 健康宣教

（1）疾病知识教育：向患者及家属介绍疾病的性质、原因、临床表现及治疗的主要方法。解释引发疾病的有关因素及避免再次接触的重要性。

（2）注意休息、营养与运动，增强体质，预防呼吸道感染，养成良好的个人卫生习惯，避免接触与发病有关的药物或食物，避免疾病的复发。

（3）用药指导：严格观察用药后的不良反应；强调按医嘱服药的必要性，按时、按量服药，不能自行停药或减量；定期监测血压、血糖、肝肾功能及尿量、尿色的变化等。

（4）自我监测病情：教会患者对出血情况及其伴随症状体征的自我监测，一旦病情加重或复发，及时就医。

（5）重视随访：患者应当尽量避免接触可疑的过敏原（如进食鱼、虾、花粉，接触油漆，使用某些药物），避免感染（呼吸道、肠道）。虽然大多数患者预后良好，但部分病程迁延，少数可发展至慢性肾功能不全，应当注意随访观察，并按规定的疗程服药，不要因尿检好转而停药。

7. 心理护理　因病程治疗时间较长，家属及患者容易产生悲观、失望、焦虑情绪，应多与家属及患者沟通，消除其不良心理影响因素，减轻心理负担，保持乐观情绪，积极配合治疗。

【并发症的处理】

1. 休息发作期　应卧床休息，减少体力消耗，保护器官功能，预防并发症的发生。

2. 营养支持　肾功能不全者应给予低盐、优质低蛋白饮食，限制水、钠摄入。必要时遵医嘱给予减免补充足够营养。

3. 病情监测　定时测量生命体征、体重，观察水肿的程度、尿量、尿色、尿液检查结果的变化，监测血清电解质、血肌酐、血尿素氮的改变。关注患者的自觉症状。

【前沿进展】

关于过敏性紫癜性肾炎的预后，本病多数预后良好。一般病程 2 周左右。40% 的患者有反复发作的可能，研究发现平均蛋白尿量与肾功能损害程度相平行，可作为该病预后不良的标志。Kawasaki 等通过对 114 例过敏性紫癜性肾炎患者随访发现，具有正常尿或仅有轻微尿异常患者，其发生肾病综合征、低XⅢ因子血症、高血压、新月体、急性恶化和肾衰竭的概率大大低于已有活动性肾炎和肾衰竭的患者。

【特别关注】

（1）避免诱因。
（2）用药的指导。
（3）病情监测。

【知识拓展】

过敏性紫癜定义的由来

Heberden 在 1801 年首先报道了一个男孩患有紫癜伴血尿。Schönlein 于 1837 年发现紫癜性皮疹与关节疼痛之间有关联。Henoch 于 1868 年、1895 年分别报道了紫癜在胃肠道和肾脏的表现。Osler 也于 1895 年肯定了肾脏表现在过敏性紫癜的重要性。1899 年 Henoch 将出血性肾小球肾炎加入综合征，由此完成了过敏性紫癜的经典定义。

（周　芹　曾常凤）

第六章　泌尿系统感染及护理

【概述】

泌尿系统感染又称尿路感染，是指致病微生物在尿中繁殖并侵犯泌尿系统的任何部位，包括肾脏、输尿管、膀胱、尿道及前列腺，可分为上尿路感染和下尿路感染。上尿路感染主要是肾盂肾炎、局灶性细菌性肾炎、肾脓肿及肾周围脓肿。下尿路感染主要是膀胱炎、尿道炎及前列腺炎。

【病因及流行病学】

本病为细菌直接引起的感染性肾脏病变，致病菌以大肠杆菌多见，约占 70% 以上，其次依次是变形杆菌、克雷白杆菌、产气杆菌、沙雷杆菌、产碱杆菌、粪链球菌、绿脓杆菌和葡萄球菌，偶有厌氧菌、真菌、病毒和原虫感染。

本病为临床常见的感染性疾病，发病率为 1% ～ 2%，其中主要为女性，男女之比约为 1 ： 10。在学龄期儿童中，女性发病率为 1%，而男性发病率为 0.03%，每增加 10 岁，女性发病率增加 1%。育龄期妇女发病率为 5% ～ 6%。妊娠期菌尿的患病率为 4% ～ 10%，其中 20% 在妊娠晚期发展为急性肾盂肾炎。65 岁以上女性的发病率约为 10%。50 岁以后男性发病率约为 7%。

老年人因免疫功能衰退，尿路黏膜抗菌防御机制降低，加之普遍存在肾动脉硬化、前列腺增生等因素，致使尿路感染的发病率仅次于呼吸道感染，在老年人中居第二位。

【病理】

急性膀胱炎的病理改变是黏膜充血、潮红，上皮细胞肿胀，黏膜下组织充血、水肿和白细胞浸润。较重者有点状和片状充血，并可出现黏膜溃疡。

急性肾盂肾炎可侵犯单侧或双侧肾，肾盂肾盏黏膜充血、水肿，表面有脓性分泌物，黏膜下可有细小的脓肿，于一个或几个肾乳头可见大小不一、尖端指向肾乳头、基底伸向肾皮质的楔形炎症病灶。病灶内肾小管管腔中有脓性分泌物，肾小管上皮细胞肿胀、坏死、脱落。间质内有白细胞浸润和小脓肿形成,炎症剧烈时可有广泛性出血。较大的炎症病灶愈合后可留下瘢痕。肾小球一般无形态改变。合并有尿路梗阻者，炎症范围常很广泛。

【发病机制】

1. 感染途径

（1）上行感染是最常见途径：绝大多数尿路感染是由上行感染引起的。正常情况下，尿道口及其周围是有细菌寄生的，但一般不引起感染。当机体抵抗力下降或尿道黏膜有轻微损伤时，或者细菌的毒力大，黏附尿道黏膜和上行的能力强，容易侵袭膀胱和肾脏，造成感染。由于女性尿道口靠近肛门，且女性尿道远较男性为短而宽，女婴的尿道口常被粪便污染，故更易致病。

（2）血行感染途径较少见：细菌从身体内的感染灶（如扁桃体炎、鼻窦炎、龋齿或皮肤感染等）侵入血流，到达肾脏，先在肾皮质引起多发性小脓疡，然后，沿肾小管向下扩散至肾乳头和肾盏、肾盂黏膜，但炎症亦可从肾乳头部有轻微损伤的乳头集合管（如尿中的结晶损伤）开始，然后向上向下扩散。血行感染途径较为少见，不及10%。血行感染比较多见于新生儿，或金黄色葡萄球菌败血症患者的血行性肾感染。

（3）淋巴感染：下腹部和盆腔器官的淋巴管与肾周围的淋巴管有多数交通支，升结肠与右肾之间也有淋巴管沟通。当盆腔器官炎症、阑尾炎和结肠炎时，细菌也可从淋巴道感染肾脏。这种感染途径更为少见，甚至于这种感染途径是否存在，目前也有争论。

（4）直接感染：外伤或邻近肾脏的器官有感染时，细菌可直接侵入肾脏引起感染，但是，这种情况临床上是十分罕见的。

2. 易感因素

（1）尿流不畅和尿路梗阻。

（2）膀胱输尿管反流及其他尿路畸形和结构异常。

（3）机体免疫功能低下。

（4）合并糖尿病等基础疾病及抗菌药物的广泛应用。

（5）女性月经期、妊娠期、绝经期因内分泌等因素改变而易发病。

（6）其他因素：尿道内或尿道口周围的炎症病变，如妇科炎症、前列腺炎，导尿、尿管留置时间、插管次数、尿路器械检查及住院时间等也有关。

【诊断要点】

1. 临床表现

（1）膀胱炎患者的症状通常局限在泌尿道，主要症状如下。

1）排尿时有烧灼感、疼痛、尿频、尿急和会阴部及耻骨上疼痛感。

2）血尿：尤其是排尿终末段。

3）其他症状：尿液混浊、全身不适、寒战、发热（不超过 38.5℃）、恶心、呕吐及腰痛等现象。

（2）急性肾盂肾炎患者的主要临床表现。

1）全身感染症状：多起病急，常伴有寒战、高热，体温可达 39 ～ 40℃，全身不适、疲乏无力、食欲缺乏、恶心、呕吐，甚至腹胀、腹痛或腹泻。

2）肾脏和尿路的局部表现：常有尿频、尿急、尿痛等尿路刺激症状。大多伴腰痛或肾区不适，肾区有压痛或叩击痛，腹部上、中输尿管点和耻骨上膀胱区有压痛。

3）尿液的变化：尿液混浊，可见脓尿或血尿。

（3）慢性肾盂肾炎：慢性肾盂肾炎是细菌感染肾脏引起的慢性炎症，病变主要侵犯肾间质和肾盂、肾盏组织。由于炎症的持续进行或反复发生导致肾间质、肾盂、肾盏的损害，形成瘢痕，以至肾发生萎缩和出现功能障碍。平时患者可能仅有腰酸和（或）低热，可没有明显的尿路感染的尿痛、尿频和尿急症状，其主要表现是夜尿增多及尿中有少量白细胞和蛋白等。患者有长期或反复发作的尿路感染病史，在晚期可出现尿毒症。

（4）无症状细菌尿：又称隐匿型尿路感染，即患者有真性细菌尿但无尿路感染症状，其发生随年龄增长而增加，超过 60 岁的妇女发生率可达 10% ～ 12%。此外，孕妇中约 7% 有无症状细菌尿，其中部分以后会发生急性肾盂肾炎。

（5）老年患者临床表现：症状不典型，多数并发细菌尿的老年人无尿路刺激征，病情较为严重老年人一旦发生尿路感染，多为肾盂肾炎，且并发菌血症、败血症的危重倾向较其他年龄组高。

（6）尿路感染并发症

1）肾乳头坏死：常发生于严重的肾盂肾炎伴有糖尿病或尿路梗阻时，可出现败血症、急性肾衰竭等，表现为高热、剧烈腰痛、血尿，可有坏死组织脱落从尿中排出，发生肾绞痛。

2）肾周围脓肿：常由严重的肾盂肾炎直接扩散而来，患者多有尿路梗阻等易感因素。患者原有临床表现加重，出现明显的单侧腰痛，向健侧弯腰时疼痛加剧。宜强抗感染治疗，必要时脓肿切开引流。

2. 辅助检查 ①尿常规和尿细胞计数；②血常规；③尿细菌学检查，尿涂片和尿培养；④影像学检查，X线静脉肾盂造影检查（IVP）和B超检查确定有无结石、梗阻等。

【治疗】

1. 抗炎治疗 因根据病原菌分布及耐药性分析检测结果，临床合理使用并调整抗菌药物，以减少新耐药菌的形成，降低医院感染的发生。

2. 碱化尿液 口服碳酸氢钠片，增强抗菌药物的疗效，同时减轻尿路刺激症状。

3. 去除诱因 如治疗结石、阴道炎、前列腺炎。

【主要护理问题】

1. 排尿异常 与膀胱壁出现炎症后尿道及膀胱三角区受到刺激而发生尿频、尿急、尿痛有关。

2. 体温过高 与急性肾盂肾炎发作有关。

3. 焦虑 与此病易复发、患者常需接受长期药物治疗，同时患者因害怕慢性炎症导致肾脏问题有关。

4. 知识缺乏 缺乏疾病发生发展治疗等相关知识。

5. 潜在并发症 肾乳头坏死、肾周脓肿等。

【护理目标】

（1）患者的尿路刺激症状缓解或消失。

（2）患者的体温得到控制，体温恢复正常。

（3）患者焦虑程度减轻。

（4）患者能掌握自我护理的知识和技能，培养良好的生活方式和行为习惯，避免尿路和会阴部感染。

【护理措施】

1. 一般护理

（1）环境与休息：保持环境清洁、安静、光线柔和，维持病室适合的温度和湿度，患者能充分休息。急性期患者应卧床休息，症状减轻后再下床活动。患者心情尽量放松，因过分紧张可加重尿频。指导患者从事感兴趣的活动，如听音乐、看小说、看电视、聊天等分散患者对自身不适的注意力，减轻患者焦虑，缓解尿路刺激征。各项治疗、护理操作宜集中进行，尽量少的干扰患者休息。

（2）饮食护理：患者宜进食清淡、易消化、营养丰富的食物，避免辛辣等刺激性食物。在无禁忌的情况下，指导患者尽量多饮水，每天2500ml以上，勤排尿，以达到冲洗尿路的作用。注意饮用水不能由茶水、饮料、咖啡等替代。若有消化道症状明显者可静脉补液。做好口腔护理。

（3）皮肤黏膜的护理：发热患者出汗后要及时更换衣物和床单。内衣裤应选择吸汗且透气性好的棉质材料，应宽松，要勤更换，保持会阴部的清洁。教会患者正确清洁会阴部的方法，女患者月经期应增加外阴清洁的次数，并采用淋浴的方式，以减少肠道细菌对尿路的感染机会。

（4）密切观察病情：监测体温的变化并做好记录，如高热持续不退或体温进一步升高，且出现腰痛加剧等，应考虑是否出现肾周脓肿、肾乳头坏死等并发症，应及时通知医生处理。

（5）发热护理：高热患者可采取冰敷、乙醇擦浴等物理降温措施，并注意观察和记录物理降温的效果。

（6）疼痛护理：指导患者进行膀胱区热敷或按摩，以缓解疼痛。肾区疼痛者因卧床休息，采用屈曲位，减少站立时间，避免加重疼痛。对高热、头痛及腰痛患者可遵医嘱给予退热镇痛剂。

（7）增强体质，提高机体防御能力：加强体育锻炼，增强体质，是预防发生泌尿系统感染的重要方面。在发热、尿检异常的急性期，应卧床休息。恢复期参加适度的体力活动，活动方式可因人而异，但不能过度疲劳，如散步、慢跑、打太极拳等运动，以增强体质。

（8）积极治疗和消除各种诱因：男性尿路感染往往是由尿路梗阻所致，最常见的原因是前列腺炎、前列腺增生，应积极治疗。糖尿病患者应积极控制血糖。

（9）严格掌握尿路器械检查的指征，尽量避免不必要的导尿等操作。若必须留置导尿管（如老年人尿失禁），需严格执行无菌技术，操作手法、力度和角度及操作时间都要严格把握，以免机械性损伤尿道黏膜。保持集尿系统的密闭性，减少分离尿管与尿袋接头的频率，妥善固定导尿管及集尿袋，保持引流通畅，避免扭曲受压；及时评估留置导尿的必要性，在不需要的时候尽早去除留置的导尿管。

（10）老年患者的护理：监测生命体征，观察小便性状，倾听患者主诉，防止病情加重；同时做好老年患者的生活照护，尽可能满足患者需求。

2. 心理护理

（1）护理人员在与患者接触和进行语言与非语言的

情感交流中，取得患者的信任，鼓励患者表达内心感受。向患者解释病因及预后，减轻患者的紧张、焦虑等不良心理反应。

（2）告知患者情绪与症状之间的关系，教会患者自我放松的方法，以减轻焦虑对生理的影响。

（3）对于慢性患者焦虑严重者，可适当应用抗焦虑药物或进行心理咨询，采取倾诉或暗示疗法减轻患者的焦虑。鼓励患者家属和朋友给予患者关心和支持。

3. 用药护理 使用抗菌药物前，正确留取尿培养并及时送检，进行药敏实验。遵医嘱使用抗生素，口服用药患者应按时、按量、按疗程服药，切勿随意停药，才能达到彻底治疗的目的。向患者解释用药目的及药物的作用、用法、疗程、注意事项，注意观察药物疗效和可能出现的不良反应。①磺胺类药物：口服期间要多饮水，同时服用碳酸氢钠等药物可增强疗效、减少磺胺结晶的形成；②呋喃妥因：可引起恶心、呕吐、食欲缺乏等症状，宜饭后服用，长期服用可并发末梢神经炎，出现肢端麻木、反射减退等。同服维生素 C 酸化尿液可增强其疗效；③氟哌酸、环丙沙星：可引起皮肤瘙痒，轻度恶心、呕吐等消化道反应；④氨基糖苷类抗生素：对肾脏和听神经有一定的毒性作用，可引起耳鸣、听力下降，甚至耳聋及过敏反应等。

4. 尿细菌学检查的护理 向患者解释检查的目的、意义和方法，做尿细菌定量培养时，应取清晨第一次（尿液停留膀胱 6 ～ 8 小时以上）的清洁、新鲜中段尿液送检。应注意：①在应用抗菌药之前或停用抗菌药 5 天之后留取尿标本，留取标本前避免大量喝水；②留取标本时要严格无菌操作，先充分清洁外阴、男性包皮，消毒尿道口，再用无菌试管留取中段尿后及时送检（在 1 小时内送做细菌培养或冷藏保存）；③尿标本中勿混入消毒药液，女性患者留尿时注意勿混入白带。

5. 健康教育

（1）知识宣教：为患者讲解疾病知识，使其了解疾病的病因、发病机制、主要表现及治疗方法。寻找慢性复发的病因，去除发病因素。对反复尿路感染者可遵医嘱口服抗菌药，预防复发。

（2）养成良好的生活及卫生习惯：在无禁忌的情况下，即使无泌尿系统感染，平时也需要注意多饮水、勤排尿，这是最实用而有效的预防方法；忌憋尿，每次排尿尽量排空膀胱，以达到冲洗尿路，减少细菌在尿路的停留时间；必要时 2 ～ 3 小时排尿一次；注意个人清洁卫生，尤其注意保持会阴部及肛周皮肤的清洁，应用温开水清洗外阴，尽量不要长期使用消毒剂冲洗外阴；排便后最好冲洗外阴，应从前向后冲洗或擦拭；已婚女性注意房事清洁，事后排尿以冲洗尿道。女婴勤换尿布，女性忌盆浴，尤其是月经、妊娠、产褥期更要注意。睡前及性生活后也应注意排尿。

（3）避免劳累：坚持适当的体育锻炼，以提高机体抵抗力。

（4）有膀胱 - 输尿管返流的患者，要养成“二次排尿”的习惯，即每一次排尿后数分钟再排尿一次。

（5）及时治疗局部炎症：如女性尿道旁腺炎、阴道炎、男性前列腺炎等。若炎症反复发作与性生活有关，要避免不洁性交，注意性生活后即排尿和清洁外阴，并口服抗菌药物或高锰酸钾坐浴预防尿路感染的发生。

（6）疗效判断：正规用药后 24 小时症状即可有好转，若经 48 小时治疗仍无效，应换药或联合用药。症状消失后再用药 3 ～ 5 天。2 ～ 3 周内每周行血常规和尿细菌学检查各 1 次；于停用抗菌药物1周和 1 个月分别复查 1 次，2 项均正常方可认为临床痊愈。

（7）定期门诊复查，不适时应及时就诊；育龄期妇女在急性期治愈后 1 年内避免妊娠。

【特别关注】

（1）尿细菌学检查的护理。

（2）用药指导。

（3）健康宣教。

【前沿进展】

尿路感染是临床常见感染性疾病。尿路感染因尿频、尿急、尿痛让人们感到痛苦，反复的尿路感染常可导致肾脏萎缩及肾小盏变形，发展为慢性肾盂肾炎甚至慢性肾功能不全。治疗应清除病原菌，缓解症状，保护肾脏，防治感染再发，治疗应根据不同类型制订不同方案。应结合患者临床特征，适当运用各种诊断技术，尽可能快速、准确、经济的做出诊断来指导治疗。护理人员应充分发挥健康教育者的角色，帮助患者寻找并去除病因，指导患者积极配合完成检查、治疗，预防尿路感染再发。

【知识拓展】

在正常生理情况下，尿道口附近可有少量细菌生长，尿道的远端可有少量葡萄球菌和类白喉杆菌，而泌尿系统的其他部分应是无菌的。泌尿系统感染一直是院内感染的一个重要类型，医护人员的手是交叉感染的传播媒介，应重视医护人员手的清洁和消毒，认真洗手是对患者和医务人员双向保护的有效手段，是控制医院感染的一项重要措施。

新婚女性防止蜜月性膀胱炎的发生，做到房事前洗手、洗净外生殖器，房事后女方排尿 1 次，使尿道细菌随尿液排出。性生活后多饮开水，也可作为预防措施之一。

（江 维 张 华）

第七章 肾衰竭及护理

肾衰竭是指肾脏功能部分或全部丧失的病理状态。按其病理和发病缓急程度的不同分为急性和慢性两种。急性肾衰竭是由于多种病因导致肾缺血及肾中毒，使两肾在短时间内丧失排泄功能；而慢性肾衰竭是由各种病因所致的慢性肾脏病发展至晚期而出现的一组临床症状组成的综合征。由于其病因和病理的不同，在临床治疗、护理和疾病的转归上也不同，在本章中将分别进行阐述。

第一节 急性肾衰竭及护理

【概述】

急性肾衰竭（acute renal failure，ARF）是由各种原因使肾小球滤过率在数天或数周内迅速下降达正常值 50% 以下，血尿素氮及血肌酐迅速上升（血肌酐每日上升 5mg/L 或 44.2μmol/L）引起电解质及酸碱平衡失调和急性尿毒症症状，或在慢性肾衰竭的基础上出现内生肌酐清除率较基础值急剧下降 15%。早期诊断、及时治疗是决定预后的关键，否则可致死。其死亡率为 49% ～ 71%，其中 75% 是死于感染，其次死于呼吸或心脏并发症。急性肾衰竭分为肾前性、肾实质性和肾后性三种类型。

【病因及流行病学】

1. 肾前性急性肾衰竭 占急性肾衰竭的 30% ～ 60%。肾脏本身无器质性病变，由导致有效循环血量减少、心排血量减少及肾血管收缩等肾前因素引起的肾血灌注量减少，肾小管滤过率降低，肾小管重吸收水、钠增加，引起尿量减少、钠排出减少、血尿素氮和肌酐升高。

（1）有效循环血容量不足：血管内血容量减少，出血、细胞外液的消耗（呕吐、腹泻、利尿剂、失钠性肾炎、烧伤），细胞外液容量分离（烧伤、挤压伤、腹膜炎、胰腺炎）。

（2）心排血量减少：心功能不全（心肌梗死、缺血、心肌病、高血压、瓣膜疾病、肺心病、心律失常）、心包填塞。

（3）肾血管病：肾动脉或肾静脉栓塞及动脉粥样硬化斑块形成。

（4）严重肾血管收缩：血管紧张素转化酶抑制剂、非甾体抗炎药及前列腺素抑制剂的使用；败血症，肝肾综合征，应激状态（全麻，手术）。

2. 肾性急性肾衰竭 占急性肾衰竭的 20% ～ 40%。由各种肾实质病或肾前性因素未及时去除所致。

（1）肾小管疾病：急性肾小管坏死（最常见）、肾缺血、肾中毒（药物、食物、造影剂重金属、蚊毒及中草药等），异型输血后的色素肾病等。

（2）肾小球疾病

1）原发性肾小球疾病：如急性肾小球肾炎、急进性肾小球肾炎和 IgA 肾病。

2）继发性肾小球疾病：如狼疮性肾炎、紫癜性肾炎和小血管炎或结节性多动脉炎等。

（3）肾间质疾病：肾盂肾炎、浸润性病（淋巴瘤白血病或肉瘤）、高尿酸和高钙代谢性毒物、重金属顺铂、药物过敏和自身免疫性疾病（SLE 或混合性结缔组织病）。

（4）肾血管性病

1）微血管病：如动脉粥样硬化栓塞性病（胆固醇斑块微血栓），血栓性血小板减少性紫癜、溶血性尿毒症综合征或产后急性肾衰竭（妊娠子痫和胎盘早剥）。

2）大血管病：肾动脉闭塞、严重腹主动脉病（动脉瘤）。

（5）慢性肾脏病基础上的急性肾衰竭：在诱因的作用下使原有慢性肾脏病的病情急剧恶化，肾功能急骤减退引起的急性肾衰竭。

3. 肾后性急性肾衰竭 占急性肾衰竭的1%～10%。各种原因导致肾盂和输尿管、膀胱、尿道梗阻，肾实质受压引起肾功能急剧下降。常见于尿路结石、前列腺肥大或前列腺癌、恶性肿瘤、腹膜后纤维化、骨盆肿块。

急性肾衰竭流行病学呈高龄化趋势发展，老年的急性肾衰竭发病率逐年上升，以梗阻因素为主；肾前性急性肾衰竭常因认识不足而被忽略；虽然肾小管间质病变仍是肾实质性急性肾衰竭的主要原因，其中以药物因素占首位。

【病理】

目前尚无一种学说能圆满解释急性肾衰竭的发病机制。

1. 反漏及阻塞学说 各种原因导致肾小管损伤后，肾小管液反漏入间质造成肾间质水肿。坏死的肾小管上皮细胞脱落入管腔，与管腔内液中的蛋白质形成的管型阻塞了肾小管，组织水肿加剧，最终使肾小球有效滤过压降低、肾小管间质缺血，引起少尿。

2. 肾小管上皮细胞代谢障碍学说 急性肾小管坏死发生过程中，肾小管上皮细胞代谢发生障碍，表现如下。

（1）ATP 含量明显下降。

（2）线粒体肿胀、能量代谢失常。

（3）细胞内酸中毒，最终导致细胞骨架结构破坏和细胞坏死。

3. 肾血流动力学变化 肾缺血和肾毒素的作用使血管活性物质释放引起肾血流动力学变化，导致肾血流灌注量减少，肾小球滤过率下降致急性肾衰竭发生。此外，肾缺血后肾血流再通时，细胞内钙超负荷和氧自由基的作用下可见细胞的损伤继续加重。肾小管受损使其管液中钠氢的浓度因重吸收减少而升高，通过肾素血管紧张素的作用使入球小动脉收缩、肾血流减慢、肾小球滤过率降低。

4. 非少尿型急性肾小管坏死的发病机制 损伤的肾单位不同一性及肾单位的液体动力变化不同，引起非少尿型急性肾小管坏死。在同一肾单位，肾小球与肾小管受损的程度不一致，也是引起非少尿型肾小管坏死的原因之一。

【诊断要点】

在排除慢性肾衰竭后根据病史、体征，特别是患者的尿量突然减少、肾功能的急剧变化，结合临床变化、病因及其他实验室检查诊断。

【治疗】

1. 少尿期治疗

（1）限制水分和电解质。

（2）维持营养供给热量。

（3）预防和治疗高血钾。

（4）纠正酸中毒。

（5）严格控制感染。

（6）停用肾毒性药物及影响肾血流量的药物。

（7）血液净化，血液透析，腹膜透析，超滤。

2. 多尿期的治疗　原则是保持水、电解质平衡，增进营养，增加蛋白质的补充，增强体质，预防治疗感染，注意合并症的发生。

【主要护理问题】

1. 体液过多　与肾小球滤过率降低、摄入过多有关。

2. 营养失调：低于机体需要量　与患者食欲缺乏、蛋白质摄入限制、原发疾病及透析的影响有关。

3. 焦虑/恐惧　与患者对疾病的恐惧、担心预后有关。

4. 潜在并发症　高血钾、代谢性酸中毒、急性肺水肿、出血。

5. 有感染的危险　与机体抵抗力降低、外伤及侵入性操作有关。

【护理目标】

（1）维持患者正常液体量、皮下水肿消退、尿量增加。

（2）患者营养状况得到改善或维持。

（3）患者焦虑/恐惧程度减轻，配合治疗及护理。

（4）患者未发生相关并发症，或并发症发生后能得到及时治疗与处理。

（5）患者在抵抗力有所提高，未发生感染并发症。

【护理措施】

1. 体液过多

（1）指导患者绝对卧床休息，可减少代谢产物生成。并适当抬高患者水肿的肢体，可减轻局部水肿。

（2）准确记录24小时尿量，并观察尿的颜色，指导患者正确留取尿标本。

（3）严格控制液体入量，每天以前一天的尿量加500ml为宜。发热患者在体重不增加的情况下可适当增加液体入量。

（4）遵医嘱使用利尿剂，并观察治疗效果及不良反应。

2. 饮食指导

（1）提供足够的蛋白质、热量，以减少内源性蛋白分解，促使伤口愈合，减少感染等并发症。非透析者，热量35kcal/（kg·d），蛋白质0.6g/（kg·d）；不能口服者，胃肠外补液以50%葡萄糖补充热量，每日200～300g必需氨基酸；营养不良、透析者，蛋白质1.0～1.2g/（kg·d），热量50kcal/kg，胃肠外营养氨基酸1.0～1.2g/（kg·d）（EAA+NEAA）。

（2）脂肪及维生素和微量营养素的供给：脂肪占总热卡量的30%～40%，由于急性肾衰竭时，脂蛋白脂酶和肝脏三酰甘油脂酶活性降低，脂肪代谢减慢，所以，应注意高脂血症的发生。

急性肾衰竭时应注意补充水溶性维生素、维生素E、硒及叶酸、维生素B_1、维生素B_3和其他抗氧化剂，因肾衰竭体内维生素A水平较高，不需补充维生素A。同时应限制钠盐摄入，根据病情限制高钾食物的摄入。

3. 心理护理

（1）介绍急性肾衰竭的病因、治疗及预后，提高患者对疾病的认识，减少顾虑。

（2）鼓励患者表达自身感受，保持积极乐观的心态，增强对疾病治疗和生活的信心，提高生活质量。

（3）指导患者家属及亲友多陪护患者，给予患者最大的心理支持。

4. 透析的护理 具体参见第二篇“肾脏替代治疗及护理”。

5. 病情观察及护理

（1）动态监测生命体征变化，危重患者应安置床旁心电监护，详细观察并倾听患者的表现及主诉，及早发现有无心力衰竭、呼吸衰竭、肺水肿及消化道出血的发生。

（2）遵医嘱记录每日出入量，尤其是尿量的变化，及时为医生的治疗提供有效数据。

（3）遵医嘱监测血清电解质的变化，观察有无高血钾、低血钙的征象，以便及时处理。

（4）观察利尿剂、扩血管药、抗感染药物的使用效果及不良反应。

6. 健康指导

（1）预防急性肾衰竭的再发生，避免使用肾毒性药物；避免导致肾血流灌注不足的因素（脱水、失血、休克）。积极预防各类感染及食物中毒，避免工业毒物的接触。

（2）少尿期严格限制水、钠、钾的摄入，合理饮食，保证机体代谢需要。

（3）注意个人卫生、避免受凉。适当锻炼，增强体质。恢复期应尽量避免妊娠、手术、外伤等可能导致肾功能受损加重的因素。

（4）加强患者的自我监测及管理意识，要求患者每日测量尿量、定期随访。

【并发症的处理及护理】

并发症的处理及护理见表 7-1。

表 7-1　并发症的处理与护理

常见并发症	临床表现	处理
急性左心衰竭（肺水肿）	呼吸急促，烦躁不安，不能平卧，咳嗽，出冷汗，甚至咳粉红色泡沫样痰。双肺满布湿啰音，脉搏增快	备齐急救药品及物品 协助患者端坐位，双腿下垂于床沿，以减少静脉回心血量 50% 乙醇湿化，高流量给氧 建立静脉通路，按医嘱正确使用扩血管剂，利尿剂 吸痰，保持呼吸道通畅 严格控制输液量和速度，有条件者可监测中心静脉压
高钾血症	恶心、呕吐，手麻，心率变缓，心电图改变：QRS 波群变宽，T 波高尖，PR 间期延长	静脉给予钙剂（10% 葡萄糖酸钙 10 ～ 20ml 静脉滴注或推注） 补钠（5% 碳酸氢钠 200 ～ 250ml） 高渗糖水加胰岛素静脉滴注 严重高血钾（血钾≥ 6.5mmol/L）者血液透析
代谢性酸中毒	疲倦、嗜睡、恶心、呕吐、呼吸深长、心肌收缩无力、血压下降和昏迷	用 5% 碳酸氢钠 250ml 静脉滴注 透析：顽固性酸中毒或二氧化碳结合力＜ 13mmol/L、pH ＜ 7.25 可立即透析
贫血	面色苍白，乏力，懒言，活动后有心累、气促不适	轻度的贫血（80 ～ 100g/L ）可不予以处理，中、重度贫血以输血为主
出血	柏油样便，血便 皮肤、牙龈、口鼻出血 血液透析穿刺处敷料渗血	监测记录血压、脉搏，并观察大便颜色，遵医嘱予以药物止血 应急棉球、纱布指压止血，必要时油纱填塞 指压肢体动脉止血，加压包扎止血

续表

常见并发症	临床表现	处理
感染	有外伤的创面，可出现局部红肿，有分泌物	对感染灶进行清疮、引流和清除
	持续发热，咳嗽，咳痰	及时应用抗菌药物（如二代或三代头孢、各种合成青霉素、大环内酯或氟喹诺酮类）

【预防】

（1）去除和及早治疗诱发因素，包括扩充血容量，纠正水、电解质紊乱及酸碱失衡，恢复肾脏微循环功能。

（2）尽量避免使用和接触对肾脏有害的药物或毒物。

（3）及时治疗前列腺增生、尿路结石等梗阻因素，防止进一步肾损害。

（4）注意饮食生活习惯，加强身体锻炼，提高机体防御能力。

【特别关注】

（1）患者病情不同时期的饮食指导。

（2）病情观察及护理。

（3）并发症的处理及护理。

【知识拓展】

造影剂肾病的危险因素分析

造影剂肾病（CIN）是经过放射学造影后发生的急性肾功能损害。

1. 临床表现　典型的临床表现为急性血肌酐（Scr）升高，轻者可无任何症状。Scr 升高多于造影后 24 ～ 48 小时，3 ～ 5 日达高峰，表现为蛋白尿、血尿、管型尿、酶尿，尿浓缩功能下降，第 7 ～ 10 日尿量和 Scr 恢复至基础水平。其中 30% 的病例可表现出少尿，严重的可出现无尿。少尿多为一过性，有的可持续数天，甚至需要透析治疗。不可逆肾衰竭较少见，主要见于年迈、原有肾脏病患者，可呈慢性肾衰竭。

2. 危险因素　几乎所有接受血管内注射造影剂的患者均会出现轻度一过性肾小球滤过率（GFR）降低，但是否发生具有临床意义的急性肾衰竭则取决于患者是否存在某些特定危险因素。同 CIN 发展有关的基础危险因素包括：①慢性肾功能不全者 CIN 的发生率与造影前肾功能损害程度正相关；②糖尿病肾病伴肾功能不全或糖尿病合并肾功能减退者，CIN 发病率较纯肾功能不全患者更高；③大剂量造影剂投入是一个重要的危险因素。Manske 等发现其他危险因素包括有效循环血容量降低（如脱水、肾病综合征、肝硬化等）、近期用过非甾体抗炎药等肾毒性药物。还有报道指出，如高血压、心功能不全、周围血管病、高龄、肝功能异常、吸烟及高脂血症等亦被认为是 CIN 的重要危险因素，需要注意的是高龄伴有肾功能不全患者的 ACEI 用药史也是一个重要危险因素。另外，代谢性疾病可能是一个潜在的危险因素，而多发性骨髓瘤是否为危险因素还存在争议。除危险因素的性质之外，危险因素的数目也同样与 CIN 的发病率密切相关。同时存在 4 种危险因素者，注射造影剂后 CIN 发生率高达 100%，相对于造影剂种类来说，危险因素对 CIN 的病理进程有更为重要的影响。

（温　月　王　宇）

第二节　挤压综合征合并急性肾衰竭的护理

【概述】

挤压综合征（crus syndrome，CS）合并肾衰竭（renal failure，RF）是一种外科严重创伤及内科急症都包含的重危病症，其病情具有复杂、严重、并发症多，病死率高等特点。治疗此类病症的关键除了积极纠正肾衰竭导致的机体水电解质、酸碱平衡失衡等现象，还要结合患者的病情特点实施有效护理。

【病因】

挤压综合征合并急性肾衰竭的病因复杂，病理生理机制主要有创伤后肌肉缺血坏死和肾缺血两个中心环节。肾缺血的主要机制：①低血容量休克；②外伤直接导致的肾脏挫裂伤；③肌红蛋白的作用；④血管痉挛的作用；⑤缺血再灌注损伤；⑥炎症介质的作用；⑦毒性代谢产物的作用；⑧感染；⑨药物等因素。

【治疗】

具体参见第七章第一节。

【主要护理问题】

1. 体液过多　与肾小球滤过率降低、摄入过多有关。

2. 营养失调：低于机体需要量　与患者食欲缺乏、蛋白质摄入限制、原发疾病及透析的影响有关。

3. 有感染的危险　与机体创口，抵抗力降低、外伤及侵入性操作有关。

4. 皮肤黏膜完整性受损　与机体创伤有关。

5. 疼痛　与机体创伤有关。

【护理目标】

（1）维持患者正常液体量、皮下水肿消退、尿量增加。

（2）患者营养状况得到改善或维持。

（3）患者未发生感染相关并发症，或并发症发生后能得到及时治疗与处理。

（4）患者创面有逐步愈合或改善。

（5）患者疼痛减轻或消失。

【护理措施】

1.2.3. 护理措施　具体参见第七章第一节。

4. 透析的护理　具体参见第二篇“肾脏替代治疗及护理”。

5. 创面感染的观察及护理

（1）在诊疗和护理上应严格按照医院感染管理的相关规定和标准预防的措施进行护理，每次换药时应严格无菌操作，换药过程中应观察局部创口有无红肿、分泌物等感染迹象，对感染的创面应加强换药，清除感染灶。

（2）每日用紫外线灯或臭氧消毒机空气消毒病室 2 次，并保证室内空气流通，对创面较多或疑似严重感染的患者应安排在隔离病房，以减少和杜绝院内交叉感染的发生。

（3）根据患者的创面性质进行局部处理和用药，对一般的外伤应常规给予生理盐水清洗后艾力克消毒包扎；对较深的创面应给予双氧水清创后消毒包扎；必要时请外科会诊后对症处理。

6. 皮肤黏膜完整性受损的护理

（1）做好患者的基础护理，保持床单、被服的清洁干燥、平整，让患者感到舒适，尽力恢复患者美观的形象。

（2）保持患者伤口敷料的清洁干燥，换药时严格无菌技术操作。

（3）加强营养，增加机体抵抗力，促进创口的恢复。

（4）重视心理护理，减少不良情绪的影响，尽可能满足患者的需求。

7. 疼痛护理

（1）保证患者舒适体位，并适当抬高患者肿胀的肢体，可减轻局部水肿。

（2）配合医生进行创口局部或全身的抗感染治疗，以促进创口的愈合，减少疼痛的发生。

（3）必要时遵医嘱给予止痛药物。

（温　月　王　宇）

第三节　蜂蜇伤合并急性肾衰竭的护理

【概述】

春夏季节时常有蜂蜇伤发生，特别是在山区或农村。少数蜂蜇伤后可引起蜇伤处红、肿、痛等，大量群蜂蜇伤后除了局部皮肤组织的损害以外，还会引起发热、头痛、恶心、心悸、休克等全身症状，易并发全身多器官衰竭，危及生命，其中急性肾衰竭是严重并发症之一。

【病因及流行病学】

蜂毒是蜂蜇伤的主要致病因素，蜂毒的主要成分是水分、多肽类、酶类、组胺等。蜂毒引起急性肾衰竭的主要发病机制：①毒素的直接作用；②血管活性胺可引起外周血管扩张，微循环淤血，有效血容量减少，血压下降至肾缺血，由肾前性急性肾衰竭发展为肾性急性肾衰竭；③溶血毒素和磷脂酶A都能破坏红细胞发生溶血，引起血红蛋白尿、血管内凝血及纤维蛋白溶解；④横纹肌坏死溶解引起肌球蛋白尿。

【治疗】

主要治疗：局部蜂蛰伤治疗、抗过敏治疗、抗凝治疗、抗感染治疗、对症支持治疗、透析治疗。

而治疗蜂蛰伤合并急性肾衰竭有多种透析方式，如连续性静脉-静脉血液过滤（continuous veno-venous hemofiltration，CVVH）、间歇性血液透析、腹膜透析等，首选CVVH，并配合辅助治疗，这一方法已广泛应用于临床。

【主要护理问题】

1. 体液过多　与肾小球滤过率降低、水钠潴留有关。

2. 营养失调：低于机体需要量　与患者食欲缺乏、蛋白质摄入限制、原发疾病及透析的影响有关。

3. 排便异常　与尿量减少、溶血反应引起血红蛋白尿有关。

4. 皮肤黏膜完整性受损　与机体创伤有关。

5. 疼痛　与机体创伤有关。

【护理目标】

（1）维持患者正常液体量，皮下水肿消退，尿量增加。

（2）患者营养状况得到改善或维持。

（3）小便颜色恢复正常。

（4）患者伤口逐步愈合或改善。

（5）患者疼痛减轻或消失。

【护理措施】

1.2.3. 护理措施 具体参见第七章第一节。

4. 透析的护理 具体参见第二篇“肾脏替代治疗及护理”。

5. 伤口的观察及护理

（1）观察蜂蜇伤部位皮肤的颜色，有无水疱、渗液，保持床单位的清洁干燥，协助患者着宽松棉质衣服，以减少对伤口的摩擦。

（2）对全身出现水疱的患者，护理时注意动作轻柔，定时翻身，防止皮肤破溃。

（3）定时对伤口进行局部消毒处理，严格无菌操作。

（4）遵医嘱对蜂蜇伤处以抗生素或激素软膏外用。

（5）对疑难、复杂的伤口，可以在伤口专家会诊后，使用水胶体敷料或其他促皮肤生长因子。

6. 疼痛护理

（1）观察患者疼痛的程度，及时向医生汇报，必要时遵医嘱使用止痛药。

（2）协助患者取舒适的体位，可用 33% 的硫酸镁溶液或 5% ～ 10% 的碳酸氢钠溶液持续冷湿敷患处，可减轻疼痛；若局部红肿疼痛明显时，可在蜇伤近端或周围皮下注射 2% 普鲁卡因封闭治疗。

7. 健康宣教 春、夏季在郊外应避免招惹蜂群，应做好自身的防护，如穿长衣、长裤、佩戴帽子。若遇蜂群，不要追赶、驱打蜂群，注意保护头面部；若不慎被蜂蜇伤，不方便立即就医时，可自行先做简单的处理，用针挑掉伤口毒刺，不要抓挠、挤压伤口；若为蜜蜂蜇伤，可用肥皂水冲洗伤口；若为黄蜂蛰伤，局部可用食醋冲洗，然后尽快当地就医，不要拖延。

（李　菁　朱雪丽）

第四节　蛇咬伤合并急性肾衰竭的护理

【概述】

夏、秋季人们在野外工作、务农、玩耍时易被蛇咬伤。普通的无毒蛇咬伤后只会在局部皮肤留下伤口，一般无不良后果。若被毒蛇咬伤，除了严重的局部炎性反应、组织坏死等，还可造成患者出现发热、头晕、呕吐、呼吸困难、心律失常、昏迷等全身中毒反应，严重时引起心肾衰竭，危及患者的生命。

【病因及流行病学】

蛇毒是毒蛇分泌出来的一种含有多种酶类的毒性蛋白质、多肽物质，分为血液循环毒素、神经毒素、混合毒素和细胞毒素。由于不同类型的蛇引起的中毒症状不同，中毒成分也不同，但其发病机制主要有以下几种：①神经毒，此种物质为多肽类，能够选择性的损害中枢神经系统，抑制呼吸中枢，同时也能损伤运动中枢，导致骨骼肌无法兴奋收缩，出现慢性麻痹；②心脏毒，能够使细胞膜不可逆性除极化，让细胞的结构改变，从而无法发挥正常功能，会使心肌坏死，临床表现为休克、心力衰竭等；③血液毒，通过促进纤维蛋白原转化为纤维蛋白，使凝血酶原转化为凝血酶，引发凝血障碍，继而出现出血。蛇咬伤后并发急性肾衰竭主要是由于大量溶血而引起血红蛋白尿，横纹肌大量坏死，产生的肌红蛋白堵塞肾小管后引起少尿、无尿，导致急性肾衰竭。

我国蛇类有 160 余种，通常分布在南方的森林、山区等，其中毒蛇约有 50 余种，有剧毒、危害剧大的有 10 种。估计每年被毒蛇咬伤的人数在 30 万以上，死亡率约为 10%。

【治疗】

详见第七章第一节。

【主要护理问题】

1. 体液过多 与肾小球滤过率降低、水钠潴留有关。

2. 营养失调：低于机体需要量 与患者食欲缺乏、蛋白质摄入限制、原发疾病及透析的影响有关。

3. 排便改变 与尿量减少、小便颜色改变有关。

4. 皮肤黏膜完整性受损 与机体创伤有关。

5. 舒适的改变 与蛇咬伤引起的疼痛有关。

6. 有感染的危险 与机体抵抗力降低、机体创伤有关。

【护理目标】

（1）维持患者正常液体量，皮下水肿消退，尿量增加。

（2）患者营养状况得到改善或维持。

（3）小便颜色恢复正常。

（4）患者伤口逐步愈合或改善。

（5）患者疼痛减轻或消失。

（6）患者未发生感染相关并发症，或并发症发生后能得到及时治疗与处理。

【护理措施】

1. 2. 3. 护理措施 具体参见第七章第一节。

4. 透析的护理 具体参见第二篇“肾脏替代治疗及护理”。

5. 伤口的观察及护理

（1）在诊疗和护理上应严格按照医院感染管理的相关规定和标准预防的措施进行护理，每次换药时应严格无菌操作。

（2）观察患肢肿胀范围、渗血渗液情况、皮肤温度、皮肤颜色，肿胀患肢给予抬高制动。

（3）遵医嘱对伤口进行局部换药及清创处理，必要时请外科会诊。

6. 疼痛护理

（1）协助患者采取舒适体位，可用33%的硫酸镁溶液湿敷及抬高患肢以减轻水肿。

（2）必要时遵医嘱给予止痛药物。

7. 严密观察患者的生命体征　定期监测血常规情况，注意有无伤口及全身感染的征象，遵医嘱进行抗感染治疗。

8. 健康宣教　被毒蛇咬伤后不要惊慌，尽量减少运动，就地休息，患肢制动，在伤口以上近心端处结扎，每隔15～20分钟应放松1～2分钟，有条件的可用冷水或肥皂水冲洗伤口，同时在伤口上做多个“十”字切开以便排毒，然后尽快送医处理。

我国毒蛇种类较多，分布较广，应对多蛇地区及易发生蛇咬伤的人群进行相应的知识宣传，如蛇的生活习性、蛇咬伤后的急救处理、如何防止蛇咬伤等，避免蛇咬伤及其严重后果的发生。

（李　菁　朱雪丽）

第五节　慢性肾衰竭及护理

【概述】

慢性肾衰竭（chronic renal failure，CRF）是慢性肾功

能不全的严重阶段，为各种慢性肾脏病持续发展导致的肾功能缓慢进行性减退，主要表现为代谢产物潴留，水、电解质、酸碱平衡失调和全身各系统症状，又称尿毒症。按肾小球滤过功能降低的进程，可分为四个阶段：①肾功能不全代偿期：GFR（以内生肌酐清除率表示）80～50ml/min，血肌酐（Scr）133～177μmol/L；②肾功能不全失代偿期：GFR 50～20ml/min，血肌酐（Scr）186～442μmol/L，患者可有轻度贫血、乏力、食欲缺乏、夜尿增多等；③肾衰竭期：GFR 20～10ml/min，血肌酐（Scr）451～707μmol/L，患者出现严重贫血及水、电解质、酸碱平衡紊乱；④肾衰竭终末期（ESRF）：又称为尿毒症期。GFR＜10ml/min，血肌酐（Scr）＞707μmol/L，患者出现明显恶心、呕吐、厌食等尿毒症症状及神经系统症状。

【病因及流行病学】

各种原发及继发性肾脏疾病最终都有可能破坏肾的正常结构和功能而进入慢性肾衰竭。常见病因包括：①原发性肾脏疾病，如慢性肾小球肾炎和肾小管间质性肾炎等；②代谢异常导致的肾损害，如糖尿病肾病、痛风性肾病；③血管性病变所致肾损害，如原发性高血压肾病；④全身系统性疾病，如狼疮性肾炎；⑤遗传性肾病，如多囊肾；⑥梗阻性肾病；⑦感染性肾病，如慢性肾盂肾炎等。

慢性肾衰竭在全球的发生率总体上呈增长趋势，并且经济发达地区的发病率高于经济相对落后的地区。在美国，年发病率约为3.36/万；英国约为1/万，欧洲其他国家和地区约为1.35/万；非洲的发病率很低；中国的大城市中发生率和英国相近。据美国健康基金委员会的资料显示，慢性肾衰竭的流行趋势在不同年龄人群中有较大差异，其中老年人群中的病死率最高；男性发病率比女性高。

【病理】

慢性肾衰竭的病理生理过程尚未完全明了，一般认为与以下因素密切相关：①肾小球毛细血管血压增高；②系统性高血压；③肾脏局部细胞因子和血管紧张素系统活性的改变；④肾小球内凝血；⑤肾小管高代谢；⑥血脂增高。

【诊断要点】

1. 临床表现 肾衰竭早期（肾功能不全代偿期）除血肌酐升高外无临床症状，仅有基础疾病表现。当病情发展到肾衰竭失代偿期时出现各个器官系统功能失调、各种代谢紊乱，从而出现尿毒症的各种临床表现，见表7-2。

表7-2 尿毒症的各种临床表现

系统症状	尿毒症的各种临床表现
心血管系统症状	高血压、心肌梗死、心包炎、充血性心力衰竭和心律失常等
消化系统症状	食欲缺乏、恶心、呕吐、上腹饱胀、腹胀、腹泻等，可发生消化道出血、肝功能异常
血液系统表现	贫血、出血倾向、白细胞异常等
呼吸系统症状	支气管炎、肺炎、胸膜炎，甚至胸腔积液等
神经、肌肉系统症状	早期常有疲乏、失眠、头昏、头痛、注意力不集中等症状，严重者可出现精神失常、谵妄、幻觉、昏迷 晚期患者有周围神经病变，出现肢体麻木、感觉异常，深腱反射迟钝或消失、肌无力等
肾性骨病	骨痛、行走不便和自发性骨折
皮肤症状	皮肤瘙痒、面色萎黄、轻度水肿等
水、电解质和酸碱平衡失调	高钠或低钠血症、高钾或低钾血症、高磷血症和低钙血症、高镁血症、铝含量过高、代谢性酸中毒、脱水和水潴留等
其他症状	内分泌失调、免疫功能下降、高尿酸血症、脂代谢异常等

2. 实验室及其他辅助检查

（1）血常规：血红细胞数量下降，血红蛋白水平明显降低。

（2）尿液检查：尿渗透压下降，尿比重低，尿沉渣中可发现红细胞、白细胞、颗粒管型、蜡样管型等。

（3）肾功能检查：内生肌酐清除率降低、血肌酐升高、血尿素氮升高。

（4）血生化检查：血清钙降低、血磷升高、血钾和血钠可高可低。多数患者可出现血清白蛋白降低，严重者有代谢性酸中毒。

（5）B 超或 X 线片检查：肾实质损害、肾脏体积缩小。

【治疗】

1. 治疗基础疾病和加重肾衰竭的因素　治疗尿路梗阻、停用肾毒性药物、治疗心力衰竭。

2. 延缓慢性肾衰竭的发展饮食治疗　补充必需氨基酸；控制系统性高血压及肾小球内高压。

3. 纠正水、电解质及酸碱平衡紊乱　维持水、钠平衡；防治高钾血症；控制代谢性酸中毒；调整钙、磷代谢。

4. 控制感染。

5. 对症处理　消除恶心、呕吐；控制高血压；纠正心力衰竭、心律失常及心包炎、心肌病；改善肾性骨病。

6. 替代治疗　血液透析，腹膜透析，肾移植（见第二篇“肾脏替代治疗及护理”）。

【主要护理问题】

1. 营养失调：低于机体需要量　与长期蛋白质摄入限制，贫血、血浆蛋白水平降低，消化、吸收功能紊乱，水、电解质失衡等因素有关。

2. 绝望/无望感　与预知疾病预后不良、生活与工作状态变化及长期的经济负担有关。

3. 活动无耐力　与多系统功能受损造成的肺部感染、肺水肿、心力衰竭、贫血、肌无力等有关。

4. 有感染的危险　与营养不良导致的肌体免疫功能降低、白细胞功能降低、透析等有关。

5. 潜在并发症：水、电解质、酸碱平衡失调及高血压、贫血　与肾单位功能降低、透析不充分、饮食控制不严格等有关。

【护理目标】

（1）患者身体营养状况有所改善，抵抗能力增强。

（2）情绪稳定，积极面对治疗、生活及工作。

（3）能保证自主活动能力，自身能进行生活照料。

（4）不经常发生感染或能够及时控制感染。

（5）达到水平衡状态，无水肿、高血压及心力衰竭发生。

【护理措施】

1. 饮食护理

（1）合理蛋白质摄入：非透析及早期血液透析的患者给予优质低蛋白饮食，腹膜透析、充分透析阶段的血液透析患者给予优质高（或适量）蛋白质饮食。

（2）限制水、钠摄入，保持平衡。

（3）合理调节食物中的钙、磷、钾，保持电解质平衡。

（4）增强患者食欲，保证食物的充分摄入。

（5）监测营养状况的改善：定期对患者的营养状况

进行评估，监测患者的体重、血肌酐、血尿素氮、血清清蛋白及血红蛋白水平。

2. 心理护理 慢性肾衰竭患者的预后不佳，治疗费用较昂贵，患者和家属都承受很大的心理压力，容易出现抑郁、焦虑、恐惧、绝望等情绪反应。护理人员应细心观察，及时了解患者和家属的情绪变化，对不良情绪给予积极、及时的心理疏导。争取家属参与患者的护理，给予患者情感支持，使患者保持稳定、积极的情绪状态。

3. 活动指导

（1）评估患者的活动能力：评估患者的活动水平、活动量及活动方式，评估患者活动时有无头晕、头痛、心慌、胸痛、呼吸困难、血压改变及疲劳感。

（2）指导患者休息和活动：慢性肾衰竭患者应避免劳累。透析患者在活动颈部、下肢时要特别注意各种血液透析导管，避免因暴力或活动时动作过大而脱落。衣着尽量选择宽松、胸前扣纽扣的衣服，避免套头衫或T恤。

（3）积极纠正患者的贫血，控制血压及改善营养，增加患者的活动耐受力。

4. 预防感染

（1）定时测量生命体征及其他感染征象，发现异常及时处理；病室定期通风并做空气消毒；注意防寒保暖，避免与呼吸道感染者接触。

（2）准确留取各种标本如痰液、尿液、血液等及时送检。

（3）保护皮肤、黏膜的完整性。

（4）注意保护腹膜透析出口处、静脉置管处及内瘘穿刺处，导管敷料保持干燥，避免污染；疑有感染时应及时处理，必要时及时通知医生拔管。

5. 常用药物及注意事项　见表 7-3。

表 7-3　常用药物及注意事项

常用药物	注意事项
促红细胞生成素	重组人促红细胞生成素注射液治疗肾性贫血，可皮下注射或静脉注射，观察是否出现头痛、高血压、癫痫发作等
铁剂	多糖铁复合物治疗肾性贫血，最好空腹服用（吸收好），必要时可以和维生素 C 一起服用加强吸收
	蔗糖铁和右旋糖酐铁静脉注射时，注意静脉铁过敏、加重感染等的不良反应
	初次使用静脉铁剂治疗时，输注 60 分钟内应对患者进行监护，配备复苏设备和药物，由受过专业培训的医护人员对其严重不良反应进行评估
	患者有全身活动性感染时，禁用静脉铁剂治疗
必需氨基酸	口服复方 α- 酮酸片，宜在用餐期间服用，整片吞服
	静脉输入必需氨基酸时，切勿混入其他的非营养制剂，注意输液速度和观察穿刺部位的皮肤
药用碳片	不宜与维生素、抗生素、洋地黄、生物碱类、乳酶生及其他消化酶等药物合用，临床上需与其他药物间隔时间服用，避免减轻其他药物的药效

6. 健康宣教

（1）疾病知识宣教。

（2）饮食指导。

（3）活动和体育锻炼。

（4）保护透析通路和透析导管。

（5）定期随访和复查。

【并发症的护理】

1. 水、电解质、酸碱平衡失调的护理　参见第七章第一节。

2. 高血压的护理

（1）住院期间，护理人员教会患者或家属正确测量血压的方法及注意事项。

（2）护理人员指导患者矫正不良的生活方式，措施有减轻体重、适量酒精摄入、限盐、高纤维和低脂饮食、适量运动、注意心理调节等。

（3）护理人员对口服利尿剂和降压药物等进行指导，不能擅自停药、减量或多服，注意观察不良反应。

3. 慢性贫血的护理

（1）慢性贫血患者应卧床休息，指导患者坐起、下床等体位变化时动作宜缓慢，以免出现头晕、继而发生跌倒或坠床。

（2）积极纠正患者的慢性贫血，遵医嘱用重组人促红细胞生成素注射液，观察用药后反应，定期复查血红蛋白、红细胞比容、网织红细胞计数、铁储备和铁利用指标等。

（3）慢性贫血患者治疗时，在病情允许的情况下应尽量避免输注红细胞，减少输血反应的风险。

【预防】

1. 保护残余肾功能　积极预防和控制感染、合理使用抗生素、避免使用肾毒性药物，防止透析中低血压反应的发生，使用生物相容性好的透析膜，选择合理的透析方案等。

2. 加强随访和健康教育，避免和消除诱因　使患者了解疾病知识、遵从医嘱合理用药，积极预防感染、高血压、出血等诱发因素。

3. 合理的饮食　低蛋白、低磷饮食原则，合理补充必需氨基酸、维生素，同时保证热量供给，防止营养不良发生。

4. 积极控制高血压　尽量选择对肾损害小的降压药控制高血压。

5. 纠正脂质代谢紊乱　合理调节脂肪摄入量并以不饱和脂肪酸为主，必要时可服用他汀类降脂药。

【特别关注】

（1）肾功能指标的追踪。

（2）水、盐控制和蛋白质摄入情况。

（3）并发症的预防和护理。

【前沿进展】

1. 尿毒症毒素研究新进展　从 1840 年 Pinrry 和 Heritier 提出“尿毒症”一词以来，肾脏病学家对尿毒症毒素的研究就一直未停止过。经过多年研究，目前已知尿毒症患者体内有 200 多种物质的水平比正常人高，其中一些物质具有毒性作用，并且对小分子物质如尿素、肌酐、尿酸、胍类、酚类及中分子物质甲状旁腺激素（PTH）的毒性作用已经较为肯定。这些具有毒性作用的物质在体内积聚，是引起尿毒症症状、代谢紊乱和多个系统功能失调的主要原因之一。近几年相关学者在有关大、中分子尿毒症毒素的研究方面也有了新的进展，有些毒素蛋白如粒细胞抑制蛋白Ⅰ（GIP -Ⅰ）、粒细胞抑制蛋白Ⅱ（GIP-Ⅱ）、趋化抑制蛋白（CIP）等已被分离出来，通过体内、外实验对其性质及毒性有了进一步的认识，将可能对尿毒症的治疗提供新的依据和模式。

2. 无力型骨病（adynamic bone disease，ABD）**的研究进展**　ABD 在终末期肾脏疾病中发病率较高，在透析患者中发病率可达 15% ～ 60%（据 Cohen-Solan 的报道，平均在 30% 以上），并有上升趋势。ABD 表现为骨生成速率低，矿化延迟，骨表面破骨细胞、成骨细胞均减少。以前研究认为其主要病因为铝中毒，由于铝在骨骼中沉着，在矿化前沿阻碍新骨的形成。新近研究发现，有很多非铝因素均可导致 ABD，其共同的特征是血 PTH 水平较其他类型肾性骨病低，常见的有糖尿病、高血糖和胰岛素缺陷抑制 PTH 的分泌。糖尿病时 PTH 对低钙的刺激反应低下；活性维生素 D 制剂的应用，使甲状旁腺受到抑制，循环 PTH 水平降低；含钙制剂及高钙透析，血钙增高抑制 PTH 分泌；老年患者，PTH 受刺激后，肥大增生能力受阻等。

【知识拓展】

腹水回输

腹水征是临床常见的一种并发症，按其形成的原因基本分为渗出性和漏出性两大类。腹水的治疗因原因不同，方法也有差异，其中放腹水应该是减轻各种原因所致腹水征的一种有效方法，尤其是对某些特发性腹水，经过放腹水治疗后可以自然缓解。同时顽固性腹水与少尿有时也是互为因果的，大量腹水可以压迫肾静脉，使肾小球滤过率（GFR）下降。如果解除腹水的压迫，可以使尿量增加，肾功能恢复。

漏出性腹水内含有大量的蛋白，频繁放腹水会导致蛋白丢失，使血浆渗透压进一步降低；另外，由于放大量的腹水，使血容量减少、血压降低，对原发病不利。经过无菌操作抽出腹水并浓缩后回输，既可以增加血浆蛋白浓度、提高血浆渗透压，又能防止由于放腹水导致的血浆容量不足，是一举两得之策。

腹水回输有两种方法，一是体外间断浓缩回输；二是体外连续循环浓缩回输。回输途径既可经腹腔回输，也可经静脉回输，具体包括腹水环注（直接或浓缩后经腹腔回输）、自体腹水直接静脉回输及腹水经过超滤、透析或浓缩后静脉回输和腹水回输同时加血液滤过等方法。现国内已有很多医院开展腹水回输工作，多采用经腹腔途径回输。

（刘　敏　谭如英　王　晖）

第二篇 肾脏替代治疗及护理

第八章 概　　述

终末期肾脏疾病（end stage renal disease，ESRD）是慢性肾脏病（chronic kidney disease，CKD）发展的最终结局，患者此时的肾脏功能处于完全失代偿阶段，当达到透析指征时应当选择适宜的肾脏替代治疗方式，如血液透析、腹膜透析或者肾移植。根据卫生部2011年数据显示，我国已有血液透析患者26万，腹膜透析患者2万，与2001年相比，血液透析和腹透患者的年复合增速分别为23.8%和15.1%。随着我国人口老龄化社会的到来，高血压和糖尿病等导致的慢性肾脏病的发病率和患病率持续攀升，终末期肾脏疾病患者的肾脏替代治疗需求还将不断增加。

【肾脏替代治疗方式的分类】

1. 血液透析（hemodialysis，HD）　简称血液透析，是指将患者的血液引流至体外循环装置后，通过具有弥散、对流及吸附功能的人工装置（如透析器、血液滤过器）模拟肾脏的部分功能，排除血液中毒素、代谢产物及多余水分的过程。血液透析是最常用的血液净化方法之一。

随着血液净化技术的不断改进和发展，其应用范围逐渐增大，治疗方式不断增多。目前，血液滤过（hemofiltration，

HF）、血液透析滤过（hemodiafiltration，HDF）、血液灌流（hemoperfusion，HP）、免疫吸附（immunoadsorption，IA）、血浆置换（plasma exchange，PE）、连续性血液净化（continuous blood purification，CBP）等血液净化新技术都已广泛地应用于临床。

随着连续性血液净化技术在临床的广泛应用，血液净化治疗领域已突破了肾脏替代治疗的范畴。连续性血液净化技术因其良好的清除效应、液体平衡及营养补充等支持治疗功能已被越来越多地应用于多器官功能的支持治疗中。

2. 腹膜透析（peritoneal dialysis，PD） 简称腹透，是终末期肾脏疾病替代治疗的有效方法之一。腹膜透析利用腹膜这一天然的半透膜作为透析膜，其治疗时将适量腹膜透析液注入腹膜腔并停留一段时间，借助腹膜上毛细血管内血浆及腹膜腔内的透析液中和渗透压梯度的溶质浓度梯度，进行溶质和水分的转运，以达到清除体内代谢废物与水分，纠正水、电解质紊乱和代谢性酸中毒的治疗目的。常见的腹膜透析方式包括间歇性腹膜透析（IPD）、持续不卧床腹膜透析（CAPD）、持续循环腹膜透析（CCPD）、夜间间歇性腹膜透析（NIPD）等。

虽然腹膜炎、导管堵塞与移位等并发症在一定程度上制约了腹膜透析的临床应用，但该技术更接近于人体正常的生理过程，可保持稳定的血流动力学状态，有利于患者残余肾功能的保护。此外，腹膜透析可由患者居家自我治疗，可使其免去医院、家庭间的常年奔波和减少对家人的拖累，更利于患者回归家庭和社会，维持良好的生活质量。

3. 肾移植 是指将健康者的肾脏移植给患有肾脏病变并丧失肾脏功能的患者。肾移植是终末期肾脏疾病主要的治疗手段之一，与其他器官移植技术比较，具有开展较早、技术较成熟，临床疗效较好的特点。根据供肾来源的不同，肾移植分为自体肾移植、同种肾移植和异种肾移植三类。当患者双侧的肾脏功能丧失时，肾移植是最理想的治疗方法，但由于肾源短缺，我国接受肾移植的终末期肾脏疾病患者不足 1%。

【肾脏替代治疗方式的选择】

由于肾源不足限制了肾移植的开展，透析治疗已成为终末期肾脏疾病患者肾脏替代治疗的主要手段。肾小球滤过率（GFR）是决定透析治疗方式的主要参照指标。一般而言，GFR ＜ 15ml/min 时先行腹膜透析，有利于保护患者的残余肾功能。当腹膜透析不能充分清除小分子物质时可转换成血液透析或联合透析。有条件进行肾移植的患者，其移植肾功能出现衰竭前应选择合适的透析方式继续肾脏替代治疗。多数终末期肾脏疾病患者需要在维持性透析治疗的状态下等待肾移植的机会。在临床实践工作中，医生需要根据临床指征对终末期肾脏疾病的患者制定一体化的肾脏替代治疗方案（图 8-1）。

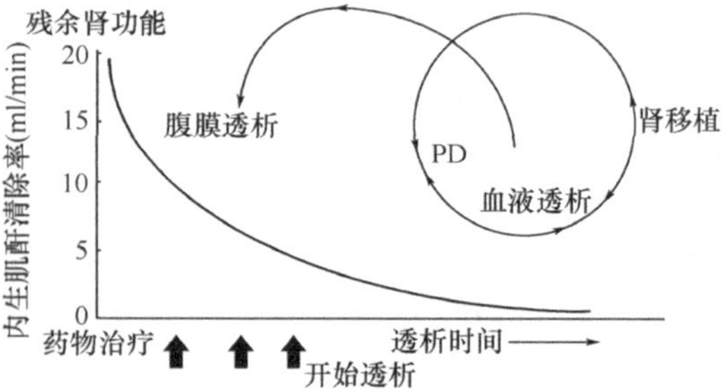

图 8-1　一体化的终末期肾脏疾病治疗方案

（文艳秋　曹晓翼　陈　林）

第九章　血液透析技术及护理

【概述】

血液透析主要通过弥散、对流、吸附、超滤的原理在体外清除血液中异常的毒素或毒物，以达到清除体内代谢废物、排出多余水分和纠正水、电解质、酸碱平衡的目的。血液透析是慢性肾衰竭患者赖以生存的重要肾脏替代治疗手段之一（图 9-1）。

早在 19 世纪，苏格兰化学家 Thomas Graham 就发现了晶体物质可以通过半透膜弥散的现象，并首次提出了“透析”的概念。1913 年，美国的 John Abel 等用火棉胶制成了管状透析器，并使用水蛭素作为抗凝剂，成功地进行了动物实验。1928 年 Haas 首次将透析技术应用于人类。1955 年，美国人工器官协会宣布人工肾正式应用于临床。此后，随着透析设备的不断发展和完善，血液净化技术进入了快速发展时期（图 9-1）。

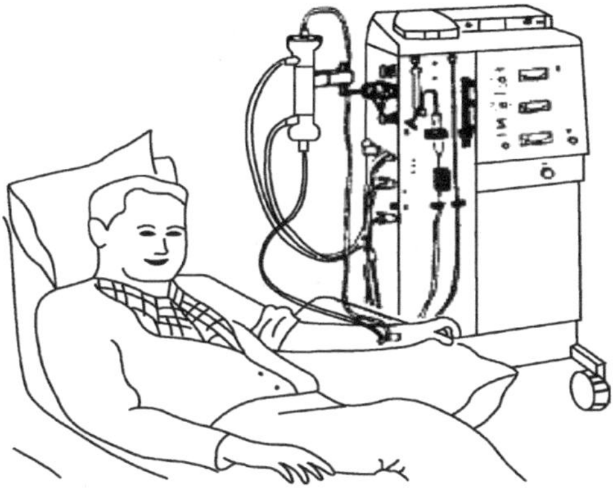

图 9-1　血液透析的治疗示意图

【原理】

血液透析是将患者的血液引入体外循环，根据Gibbs-Donnon膜平衡原理，使半透膜两侧溶液中的溶质及水分通过膜孔进行交换，再将净化后的血液回输人体，以达到清除代谢废物、毒物，维持水、电解质及酸碱平衡的目的。血液透析治疗的基本原理有弥散、对流、吸附及超滤等（图9-2）。

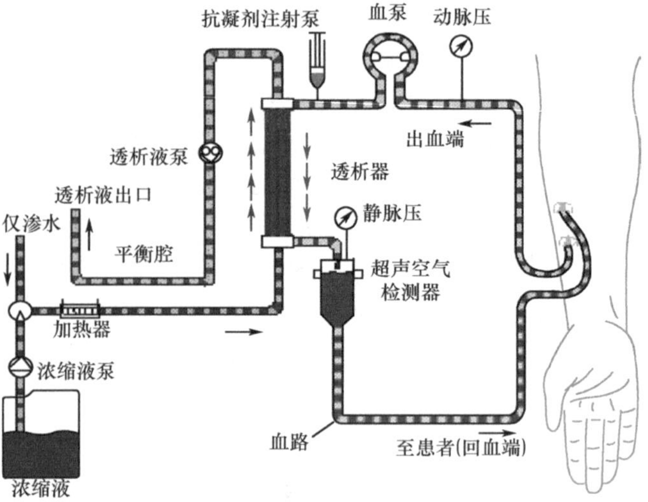

图9-2

1. 弥散　溶质依靠浓度梯度从高浓度一侧向低浓度一侧的转运称为弥散。透析膜的厚度一般为10～20μm，膜孔直径平均为30×10^{-10}m，分子质量在2000Da以下的中小分子物质（如尿素氮、肌酐、钠、钾等）可以自由通过半透膜，而分子质量在5000Da以上的大分子物质（如致热源、细菌、病毒）不能通过半透膜。弥散是血液透析进行溶质交换的主要机制，溶质的弥散运动能源来自溶质的分子或微粒自身的不规则运动（布朗运动），并遵循物理学上的 Fick 定律。溶质的弥散量主要取决于溶质浓度梯度、分子质量大小、透析膜的有效弥散面积、透析膜阻力及血液和透析液流速。

2. 对流　水分从血液侧向透析液侧或滤液侧移动的同时携带水分中的溶质通过透析膜，即为对流。溶质和溶剂一起移动，是摩擦力作用的结果，不受溶质分子质量和其浓度梯度差的影响，跨膜的动力是膜两侧的静水压差，即所谓溶质牵引作用。对流是血液滤过清除溶质的主要机制。

3. 吸附　通过正负电荷的相互作用或范德华力、透析膜表面的亲水性基团选择性地吸附血液中某些异常升高的蛋白质、毒物及药物，从而达到治疗的目的，称为吸附。血液透析对与蛋白结合物质的清除一方面取决于血浆中该化合物游离部分所占的比例；另一方面取决于蛋白结合部分解析的快慢程度。目前，一些高分子合成透析膜具有一定的吸附功能，但是透析膜吸附蛋白质后可能使溶质的清除率降低。

4. 超滤　液体在压力差作用下从血液侧通过半透膜向透析液侧的移动，称为超滤。血液透析治疗对水分的清除主要依靠超滤作用。跨膜压为超滤的动力，由静水压和渗透压组成。

（1）静水压超滤：透析器血液侧与透析液侧之间的静水压差（AP）决定超滤的速度。透析器中的半透膜对水的通透性高，但变动范围很大，它取决于膜厚度和孔径大小，并可用超滤系数（Kuf）来表示。Kuf 定义为每 mmHg 压力梯度下平均每小时通过膜转运的液体毫升数，单位为 ml/（h · mmHg）。

（2）渗透超滤：当两种溶液被半透膜隔开，溶液中溶质的颗粒数不等时，分子向溶质颗粒数多的一侧流动，在水分子流动的同时也带着溶质通过半透膜。水分子移动后将使膜两侧的溶质浓度相等，渗透超滤也停止，因此这种超滤是暂时性的。

【适应证】

1. 急性肾衰竭

（1）无尿或少尿 48 小时以上，伴有明显的水潴留、心力衰竭、急性肺水肿时。

（2）用药物难以控制的高钾血症，$K^+ \geqslant 6.0mmol/L$。

（3）严重的代谢性酸中毒，$pH \leqslant 7.25$，CO_2 结合力（CO_2CP）$\leqslant 15mmol/L$。

（4）有明显的尿毒症临床表现和并发症。

2. 慢性肾衰竭

（1）尿素氮＞ 28.6mmol/L，血肌酐＞ 707.2μmol/L 或内生肌酐清除率＜ 10ml/min（糖尿病肾病＜ 15ml/min）。

（2）有明显的尿毒症临床表现和并发症，非透析治疗方法无效者。

（3）高钾血症，$K^+ \geqslant 6.0mmol/L$。

（4）严重的代谢性酸中毒，$pH \leqslant 7.25$，CO_2 结合力（CO_2CP）$\leqslant 15mmol/L$。

（5）有明显的水钠潴留、心力衰竭、急性肺水肿时。

3. 急性药物或毒物中毒

4. 其他 如免疫相关性疾病、肝硬化顽固性腹水、高热等。

【禁忌证】

血液透析无绝对禁忌证，但下列情况应慎用。

（1）药物难以纠正的严重休克或低血压。

（2）精神障碍不能配合治疗。

（3）严重心肌病变或心律失常不能耐受血液透析治疗。

（4）严重活动性出血或感染。

（5）恶性肿瘤晚期或极度衰竭。

【方法】

1. 设备与装置

（1）血液透析器：是一个基于微电脑技术的复杂的机电一体化设备，主要由血循环控制系统、透析液供给控制系统、超滤控制系统三大功能部分构成，保证透析治疗有效和安全的进行。其中血循环控制系统包括血泵、肝素泵、动静脉压监测和空气监测等；透析液供给系统包括温度控制系统、配液系统、除气系统、电导率监测系统等；超滤控制系统包括超滤监测和漏血监测。新一代血液透析器增加了患者监测系统，包括患者体温、血压、血容量及心电图等监测指标。

（2）透析器：是血液透析治疗时实现溶质交换和水分清除的场所，其特性与透析效率、血液透析即刻并发症及长期并发症等密切相关。透析器主要由透析膜和支撑结构组成。根据支撑结构膜的形状及相互配置关系，将透析器分为平板型、蟠管型和空心纤维型，其中空心纤维型透析器是目前临床使用最多的一类透析器。根据透析膜的材料将透析器分为纤维素膜、纤维素替代膜、合成膜，由于合成膜的转运系数、超率系数高，生物相容性好，目前临床使用广泛。根据透析器的超滤系数又可将透析器分为低通透析器与高通透析器，一般认为高通量透析器 Kuf ≥ 20ml/（h · mmHg），尿素清除率

＞ 100ml/L。透析器性能评价标准主要有清除率、超滤系数、生物相容性及预充容量、残余血量、顺应性、血流阻力、破膜率等。

（3）透析液：是一类含有多种离子和非离子物质的溶液，具有一定的渗透压，其成分与人体内环境成分相似，通过血液透析器与患者血液进行溶质弥散、渗透和超滤作用，最终达到治疗目的。目前广泛使用的是碳酸氢盐透析液，基本成分见表 9-1。

表 9-1 碳酸氢盐透析液成分及浓度

成分	浓度（mmol/L）
钠	135 ～ 145
钾	0 ～ 4
钙	1.25 ～ 1.75
镁	0.5 ～ 0.75
氯	100 ～ 115
醋酸根	2 ～ 4
碳酸氢根	30 ～ 40
葡萄糖	0 ～ 5.5
pH	7.1 ～ 7.3
二氧化碳分压（mmHg）	40 ～ 110

（4）水处理系统：水处理的目的是除去自来水中的杂质及各种离子，将透析用水对人体和设备的损害降到最低程度。一套完整的水处理系统一般包含前处理系统、反渗透装置（去离子装置）和后处理系统三部分。透析用水必须定期检测并达到中华人民共和国医药业标准《血液透析和相关治疗用水》（YY0572-2005）的

要求。

2. 血管通路　临时或短期血液透析的患者可以选用临时性中心静脉置管作为血管通路，维持性血液透析的患者应选用永久性或半永久性血管通路（详见第十一章“血液透析血管通路的护理”）。

3. 透析处方

（1）透析时间与频率：诱导透析期内为避免透析失衡综合征发生，首次透析时间一般为 2 ～ 3 小时，以后逐渐延长至 4 ～ 5 小时。开始透析的第 1 周可适当增加透析频率，并根据患者情况逐步过渡到维持性透析方案，每周总治疗时间不应少于 10 小时。

（2）血流量：首次透析血流量不应过快，以 150 ～ 200 ml/min 为宜。以后根据患者情况逐渐调整血流速度到 200 ～ 300ml/min。

（3）抗凝剂的使用：治疗前根据患者凝血状态进行抗凝药物的选择，并结合患者情况个体化调整剂量。血液透析常用抗凝药物有普通肝素、低分子量肝素、阿加曲班、枸橼酸等。常用抗凝方式主要有全身肝素化法、体外肝素化法、小剂量肝素化法、无肝素法（详见第十二章“血液透析抗凝技术的应用及护理”）。

（4）透析器膜面积的选择：一般选用面积为 1.2 ～ $1.5m^2$ 的透析器。为减少透析失衡综合征发生，诱导透析时应选择相对小面积透析器。

（5）透析液流速：一般设定为 500ml/min，如果诱导透析过程中有严重的透析失衡表现，可适当调低透析液流速；采用高通量透析时，可提高透析液流速至 800ml/min。

（6）超滤量：根据患者的容量状态、残余肾功能及心肺功能等情况确定超滤量。每次透析超滤总量原则上不超过干体重的 5%。

【主要护理问题】

1. 焦虑 / 恐惧 与不了解血液透析原理、对治疗安全性缺乏认识及环境陌生有关。

2. 体液过多 与肾小球滤过率下降引起的水、钠潴留有关。

3. 营养失调：低于机体需要量 与摄入不足、血液透析导致营养物质丢失有关。

4. 潜在并发症 出血、感染等。

【护理目标】

（1）患者能熟悉治疗环境、了解血液透析基本知识，消除恐惧或降低恐惧程度，主动接受并积极配合治疗。

（2）患者了解体液过多的原因及其不良反应，避免体液过多过快的增加。

（3）患者了解导致营养不良的因素，营养状况得到改善或维持。

（4）未发生相关并发症，或并发症能得到及时有效的治疗与处理。

【护理措施】

1. 治疗前

（1）心理护理：向患者解释血液透析治疗的必要性、基本原理与注意事项，消除患者的焦虑 / 恐惧心理，取得其配合；鼓励患者家属和朋友给予患者关心和支持。

（2）治疗前充分评估患者病情，了解体重及血压的变化情况，为准确设置的超滤量提供依据；了解患者是否有出血倾向，以便及时调整抗凝处方；认真评估血管通路的情况，了解内瘘有无闭塞、静脉置管有无感染及阻塞等。

2. 治疗中

（1）严格执行查对制度及无菌操作原则。

（2）治疗过程中密切观察生命体征与病情变化，及时处理各类报警与机器故障，保证治疗的安全。

3. 治疗结束

（1）交代透析间期的注意事项。

（2）预防交叉感染：患者使用的床单、被套、枕套等物品应当一人一用一更换；每次透析结束，应对透析器、透析单元内的物品表面及地面进行消毒。

4. 健康宣教

（1）饮食：透析患者营养不良的发病率各家报道虽有不同，但都显示其高发性，营养状况直接影响透析患者的生活质量和生存率，应引起血液净化医务人员的重视。维持性血液透析患者的饮食原则是高热量、优质蛋白、高钙低磷、低盐低钾低脂饮食，注意控制水分摄入，并补充适量水溶性维生素。在实施饮食护理时应在遵循血液透析患者饮食原则的基础上给予个体化的饮食指导，见表 9-2。

表 9-2　维持性血液透析患者饮食原则

项目	进食原则	注意事项
热量	125.6 ～ 146.5kJ/kg（30 ～ 35kcal/kg）	如患者极度消瘦或过度肥胖时总热量应适当增减
蛋白质	每周透析 2 次的患者：1.0 ～ 1.2g/（kg·d） 每周透析 3 次的患者：1.2 ～ 1.5g/（kg·d）	优质蛋白质的摄入应占 50% ～ 70%

续表

项目	进食原则	注意事项
脂肪	40 ～ 60g/d	以植物油为主
钠	3 ～ 5g/d	严重高血压、明显水肿或血钠较高者，钠入量限制在 2g/d 以内
钾	2 ～ 2.5g/d	根据尿量、血清钾而定
钙	1500mg/d	
磷	600 ～ 1200mg/d	
水分	前一日尿量 +500ml	2 次透析间期体重增长以不超过干体重的 3% ～ 5% 为宜
维生素	每次血液透析时水溶性维生素严重丢失，应注意补充	

（2）血管通路：是血液透析患者治疗的基础，是患者的“生命线”。护士应在手术前后给予正确指导，使患者了解血管通路的重要性，掌握正确的自我护理知识，以更好地维护血管通路的功能，见表 9-3。

表 9-3　血管通路健康教育内容

项目	健康教育内容
中心静脉留置导管术前	告知手术目的、重要性及手术注意事项 清洁局部皮肤
中心静脉留置导管术后	保持局部清洁干燥，避免抓挠导管局部皮肤，预防感染发生 如有体温异常及置管处局部红、肿、热、痛等症状应立即告知医务人员，及时处理 避免剧烈活动，防止牵拉，以免导管移位、滑脱。一旦导管滑出，应局部压迫止血，并通知医务人员进行处理 中心静脉留置导管是患者透析专用血管通路，一般不作其他用途，如输液、输血、抽血等
动静脉内瘘术前	告知手术目的与重要性 保护非惯用侧手臂：避免动、静脉穿刺，避免破损，并保持皮肤清洁，防止术后感染

续表

项目	健康教育内容
动静脉内瘘术后	内瘘成熟一般需要 6 ～ 8 周，最好 12 周以后使用 若术侧手臂肿胀，可适当抬高，以促进静脉回流，减轻肿胀 进行促进内瘘成熟的锻炼：术后 24 小时可做手指运动；术后 3 天即可进行握拳运动；拆线后进行内瘘的强化锻炼：用止血带或手压住内瘘手臂近心端，术肢反复交替进行握拳松拳或挤压握力球锻炼，每日 3 ～ 4 次，每次 5 ～ 10 分钟 每天检查内瘘是否通畅，并避免可能导致内瘘闭塞的因素，如避免在内瘘侧肢体测量血压、抽血、输液等；内瘘侧手臂不可负重物及佩戴过紧饰物；透析结束后，避免因压迫时间过久造成的内瘘管闭塞（止住血后应在最短的时间内解除压迫） 预防内瘘感染 如果出现内瘘疼痛、出血、感染及震颤消失，应立即到医院诊治

（3）药物：多数血液透析患者均伴有多器官功能障碍，常需要长期服用多种药物。为提高血液透析患者用药的依从性并减少药物相关不良反应的发生，护士应告知患者每一种药物的作用、不良反应与注意事项，并指导患者合理、按时、科学地应用各种药物，见表 9-4。

表 9-4　常用药物的健康教育内容

药物	健康教育内容
降压药	患者必须在专业医师指导下调整用药方案，不可随意减少或停止用药 为防止透析中发生低血压，上午透析者早晨可停服一次降压药；下午透析者中午停服一次降压药（个别患者在停药后发生血压上升，则不必停药）

续表

药物	健康教育内容
促红细胞生成素（EPO）	EPO 皮下注射给药时半衰期平均为 13 ～ 28 小时，静脉给药的半衰期为 4 ～ 12 小时，推荐皮下注射 使用 EPO 的同时，要进行充分的血液透析、保证充足的营养、合理补充铁剂和维生素，控制并发症的发生以有效纠正贫血 高血压是应用 EPO 最常见的并发症，需注意监测血压变化
钙制剂	不同的服药方式有不同的作用。空腹服用，由于胃内的酸度较高，钙制剂崩解更为完全、迅速，有利于吸收补钙。餐中服药，分解后的钙离子与食物中的磷结合，形成不能吸收的物质而随粪便排出体外，因此这种服药方法用于降低血磷
胰岛素	患者应遵医嘱注射胰岛素，并定期检测血糖。对于透析过程中易发生低血糖的患者，可建议患者血液透析治疗前停止注射胰岛素 1 次，并备好糖块、糕点等，以备透析发生低血糖时食用

（4）休息与运动锻炼：合理的休息与运动锻炼可以提高维持性透析患者的生活质量，有利于患者回归社会。相关研究证实，运动疗法对于透析患者的身体功能和心理状况都会产生有益的影响。患者在运动时应按照科学性、针对性、循序渐进和个体化的原则，根据专业人员建议并结合自身情况，进行一些力所能及的运动，如散步、打太极拳、慢跑步及简单的器械运动等，运动中若感到不适，应立即终止。

【并发症的处理及护理】

1. 血液透析即刻并发症 是指透析过程中或在透析结束时发生的与透析治疗本身相关的并发症，包括症状性低血压、失衡综合征、首次使用综合征、肌肉痉挛、心律失常、空气栓塞、溶血等。血液透析即刻并发症一般发生较快，若处理不及时可能危及患者生命，在透析过程中应加强观察，紧急处理，见表 9-5。

表 9-5　即刻并发症的处理及护理

常见并发症	临床表现	处理
症状性低血压	早期可表现为头晕、打哈欠、便意感、后背酸痛等；典型症状包括恶心、呕吐、冷汗、肌肉痉挛；严重者出现呼吸困难、脉搏细弱、一过性意识丧失甚至昏迷	取平卧位，抬高双下肢，同时减慢血泵流速，给予氧气吸入；调低或停止超滤，补充生理盐水 100 ～ 200ml；必要时可给予高渗溶液。若经上述处理仍不好转，则需应用升压药物治疗，并停止血液透析
失衡综合征	轻者可表现为头痛、恶心、呕吐及躁动，重者出现抽搐、意识障碍、昏迷，甚至死亡	轻者给予吸氧，减慢血流速度、缩短透析治疗时间，静脉注射高渗溶液，必要时给予镇静剂。若经上述处理仍无缓解，则应立即终止透析，并采取必要的抢救措施
首次使用综合征	A 型反应：常于透析开始后 5min 内发生，轻者可表现为皮肤瘙痒、荨麻疹、咳嗽、喷嚏、流涕、腹部痉挛等，严重者出现呼吸困难、休克，甚至死亡	A 型反应：立即停止透析，丢弃管路中血液，并积极对症处理，如吸氧、给予抗组胺药、激素或肾上腺素药物治疗，若出现呼吸循环障碍，立即给予心脏呼吸支持治疗
	B 型反应：常于透析开始后 30 ～ 60min 出现，其发作程度常较轻，多表现为胸痛和背痛，少数伴有不同程度的恶心、皮肤瘙痒和难以表达的不适感	B 型反应：多数症状并不严重，给予吸氧及对症处理即可，一般不需要终止透析

续表

常见并发症	临床表现	处理
肌肉痉挛	多见于足部、腓肠肌、手指，少数表现为以腹部肌肉痉挛。一般疼痛剧烈，可持续数分钟	减慢血流量、降低超滤速度，快速输入生理盐水 100 ～ 200ml，使用高渗葡萄糖溶液或 10% 氯化钠、甘露醇溶液等可缓解症状。对痉挛肌肉进行外力挤压按摩也有一定疗效
心律失常	可出现各种类型的心律失常，以心房扑动、心房颤动最为常见	根据不同病因和心律失常类型给予相应处理（应用抗心律失常药物时需考虑肾衰竭导致的药物蓄积）
空气栓塞	若一次性快速进入 5ml 以上空气时，可发生明显的气体栓塞症状，表现为血压迅速下降、发绀、抽搐、昏迷，甚至因呼吸、心搏骤停而死亡	立即终止透析，取头低足高、左侧卧位。必要时给予心肺支持，包括吸纯氧、采用气管插管。有条件者可予右心房或右心室穿刺抽气
溶血	患者常感胸部紧压感、腰背痛，可伴有寒战、发热、呼吸困难、血红蛋白尿，严重者出现高钾血症，红细胞比容下降，静脉回路血液呈紫红色或淡红色	终止透析，丢弃管路中血液。给予患者吸入高浓度氧，必要时可输血。严密监测血钾，避免发生高钾血症。在纠正溶血原因后，严重高钾血症者可重新开始透析治疗

2. 血液透析远期并发症　一般在维持性透析治疗数月或数年以后发生，如心血管并发症、肾性骨病等。远期并发症是影响维持性透析患者生活质量与生存时间的主要因素，需加强预防，见表 9-6。

表 9-6　远期并发症的预防

常见并发症	原因	防治措施
高血压	水钠潴留、肾素血管紧张素系统活性增高、交感神经系统兴奋性上升等	限制水、钠摄入，保持干体重 合理使用降压药 对难治性高血压，应积极寻找原因对症治疗，必要时改为血液滤过或腹膜透析
左心功能不全	高血压、水钠潴留、贫血、酸中毒、电解质紊乱、动静脉内瘘、动脉粥样硬化、尿毒症毒素蓄积、营养不良等	充分透析脱水，保持干体重 积极纠正贫血、控制血压及进行营养治疗
心包炎	透析不充分导致尿毒症毒素蓄积、水钠潴留、营养不良、反复感染、凝血机制障碍、免疫异常等	早期心包炎加强透析可有效治疗；部分迟发性心包炎患者需改为腹膜透析；缩窄性心包炎应尽早进行心包剥离及部分心包切除术
肾性骨病	钙磷代谢紊乱、活性维生素 D_3 缺乏及酸中毒等可引起继发性甲状旁腺功能亢进（2-HPT），而 2-HPT 导致破骨细胞增多、骨胶原纤维合成减少、骨矿化障碍等，引起肾性骨病发生	补钙、降低血磷、应用活性维生素 D_3、纠正酸中毒、行甲状旁腺次全切除术等

【特别关注】

（1）治疗前的护理评估。

（2）血液透析并发症的观察及处理。

（3）医院内感染的预防。

【前沿进展】

1. 透析器的改进 透析器的改进包括纤维流动性、分布密度与曲线设计，以提高小分子溶质的清除率；加强内超滤的设计，以增加中分子物质的清除率，如O环滤器或双滤器串联设备；应用纳米技术改变透析器膜孔的几何性质，以提高超滤率及中、大分子的清除率，如Fresenius FX系列滤器、纳米氧化铝膜。

2. 透析器的改进 透析装置的改进在于联机监测功能的发展及便携式装置的研制。前者包括血流量监测、血容量监测、温度监测、联机尿素清除指数监测等，这些技术使得透析的剂量、容量控制更为精确、安全。便携式透析血液透析装置的优势在于可使透析摆脱对医院的依赖，使患者获得更多的自由，适用于特定环境如地震灾难，其核心技术是采用吸附技术联线再生及循环使用透析液。

3. 新的透析方式的提出 血液透析新方式包括递增透析和足量透析。透析新模式包括每日血液透析与杂合式肾脏替代治疗。每日血液透析包括每日日间短时透析与每日夜间长时透析，有利于克服常规透析造成的体内溶质与容量状态非生理性剧烈波动，有助于改善患者的贫血和高血压状态，提高患者的生活质量。杂合式肾脏替代治疗指一组采用持续、低效、延长时间的日间血液透析或血液透析滤过治疗方式，包括每日持续低效透析、每日持续低效透析滤过等，使用普通透析器，透析时间6～12小时，兼有间歇性血液透析和持续性肾脏替代治疗的优点，如血流动力学及溶质清除好，对设备与专业技术要求低、治疗费用低、护理量少。

【知识拓展】

尿毒症毒素

研究发现，尿毒症患者体液中约有 200 多种代谢产物，或毒性物质的浓度比正常增高，其中很多可引起尿毒症症状，故称之为尿毒症毒素。引起尿毒症的毒性物质很多，到目前为止还不完全明确。随着人们实践的不断深入，以往的尿毒症毒素中有些已不再作为尿毒症毒素看待，同时也有一些新的尿毒症毒素被人们所认识。

尿毒症毒素种类繁多，其主要来源有：①正常代谢产物在体内蓄积而产生毒性作用，如尿素、胍、多胺等；②外源性毒物未经机体解毒、排泄而引起毒性作用，如铝的潴留等；③毒性物质经机体代谢分解，产生新的毒性物质；④正常生理活性物质浓度持续升高，如血浆 PTH 含量升高等。

尿毒症毒素的分类有多种方法。传统的分类方法是根据尿毒症毒素分子质量的大小来分类，据此可将尿毒症毒素分为小分子物质（分子质量＜ 500Da）、中分子物质（分子质量 500 ～ 5000Da）和大分子物质（分子质量＞ 5000Da）。另外，根据毒素的性质不同，又可将其分为矿物质、氮代谢产物、多肽类、蛋白质类、脂质类等。近些年来，更多的学者采用欧洲尿毒症毒素工作组提出的分类方法，即根据尿毒症毒素分子的理化特性和分子质量的大小来分类：①低分子水溶性化合物，其分子质量＜ 500Da，代表物质有尿素、肌酐等，容易被透析所清除；②中分子化合物，其分子质量＞ 500Da，代表物质有 β_2- 微球蛋白（β_2-MG）和瘦素（leptin），这些物质仅能被高通量透析器或腹膜透析清除；③蛋白质结合类化合物，其代表物有酚类和吲哚类，大多数只能通过吸附作用清除。

（陈林　曹晓翼　温怡）

第十章　特殊血液净化技术的应用与护理

随着血液净化设备的不断完善及透析技术的不断发展，在普通血液透析技术的基础上衍生出很多其他的特殊血液净化技术，使血液净化的治疗领域得到了拓展，不仅应用于急、慢性肾衰竭患者的治疗，还用于众多危重症患者的救治。特殊血液净化技术是指除普通血液透析及腹膜透析以外的血液净化治疗技术，包括血液滤过、血液透析滤过、血液灌流、免疫吸附、血浆置换、连续性血液净化等。以下介绍几种能在血液透析中心开展的特殊血液净化技术及护理方法，关于需要特殊设施、人力配置及管理方法的连续性血液净化技术的应用及护理将在连续性血液净化治疗及护理篇详述。

第一节　血液透析滤过技术及护理

【概述】

血液透析滤过（hemodiafiltration，HDF）是血液透析（HD）和血液滤过（HF）的结合，兼具有两者的优点。理论上，在单位时间内比单独的 HD 或 HF 治疗清除更多的中小分子物质，因此普遍认为 HDF 是目前较好的透析治疗方法。现已广泛应用于维持性透析患者的常规血液净化治疗。

【原理】

血液透析滤过采用高通量的透析器，增加超滤、溶质的对流转运进行溶质的清除。在血液透析滤过过程中，血液中小分子物质弥散的效率取决于膜面积的大小及膜两侧的液体动力学，中分子物质对流的速率则取决于膜的通透性、滤过率及溶质的筛选系数。与单纯的血液透析和血液滤过相比，进行血液透析滤过时，血流动力学稳定，较少发生低血压，单位时间内清除效率更高。

【适应证】

1. 维持性血液透析患者　建议维持性血液透析患者每月接受 1 ～ 2 次的血液透析滤过治疗。

2. 顽固性高血压　有研究表明，血液透析滤过可以清除血液中的某些加压物质。

3. 容量性心力衰竭　血液透析滤过可以清除过多的水分，减轻心脏负担；等渗脱水，保持血压稳定。

4. 其他　顽固性皮肤瘙痒、神经病变、高磷血症、腹水等。

【禁忌证】

无绝对禁忌证，但下列情况应慎用。

颅内出血或颅内压增高。

药物难以纠正的严重休克。

严重心肌病变并有难治性心力衰竭。

活动性出血。

精神障碍不能配合血液透析治疗。

【方法】

1. 患者的准备　①向患者讲解进行该治疗的目的，

取得患者的配合；②签署治疗同意书；③如果滤器需要复用，应签署滤器复用知情同意书，④简单讲解治疗过程及治疗过程中的注意事项。

2. 护士的准备 护士应穿戴整齐，洗手、戴上手套。

3. 血液透析滤过器 选用具有高超滤系数的高通量透析器。选用的高通量透析器应具有以下特点：①理化性质高度稳定；②生物相容性好，无毒性，无抗原性，无补体激活，无致热源；③不易吸附蛋白质，以免形成覆盖膜，影响滤过率；④对水分具有高通过性、高滤过率，kuf 为 20 ～ 55ml/（h · mmHg），如 F60、F80、17R、14S 等。

4. 血液透析滤过机 与血液透析器除有相同监护装置外，另有置换液泵和液体平衡装置。利用机器语言提示完成机器特别是滤过装置的准备，根据医嘱准确设置各项参数。

5. 在线生产的超纯透析液（on-line 置换液） 在线生成置换液的方法是指由反渗水和浓缩液（或粉末）通过透析器的比例泵配制生成的透析液，大部分进入血液滤过器膜外完成透析功能，少部分流经机器内置的聚砜膜、双聚合膜或聚酰胺膜细菌滤过器，经过 1 ～ 2 次滤过，形成无菌置换液后由置换液管路输入血液中。

6. 专用置换液输入管路 不同的血液透析滤过机配置有与之配套的置换液输入管路。

7. 血管通路 血液透析滤过的血管通路与血液透析相同，可以使用动、静脉内瘘或中心静脉留置导管。为了达到理想的治疗效果，血流量要求较血液透析高，一般应＞ 250ml/min。

8. 置换液补充方法

（1）前稀释法：是指置换液于滤过器前的动脉端输入。该方法的特点是血液在进入滤过器前已被稀释，不易在滤过膜上形成覆盖物，可延长滤过器的使用寿命，置换液量一般可采用后稀释法的2～3倍，为30～50L/4h，缺点是清除率低，需用的置换液量大，成本相应高（图10-1）。

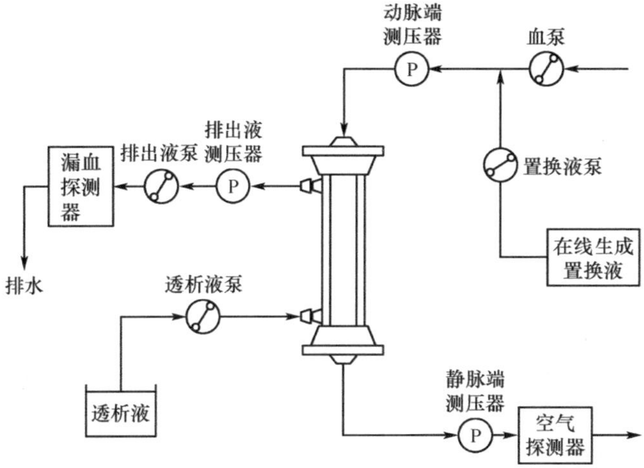

图10-1　前稀释法

（2）后稀释法：是指置换液于滤过器后静脉端输入，此方法清除率高，置换液用量小，是稳定期的维持性血液透析患者最常用的置换液补充方式。其特点是清除率高，可减少置换液用量，输入量小于或等于血流量的30%，为15～25L/4h，缺点是血液流进滤过器时水分大量被超滤，会因血液浓缩在滤过器上形成覆盖物导致滤过器凝血的可能性增加（图10-2）。

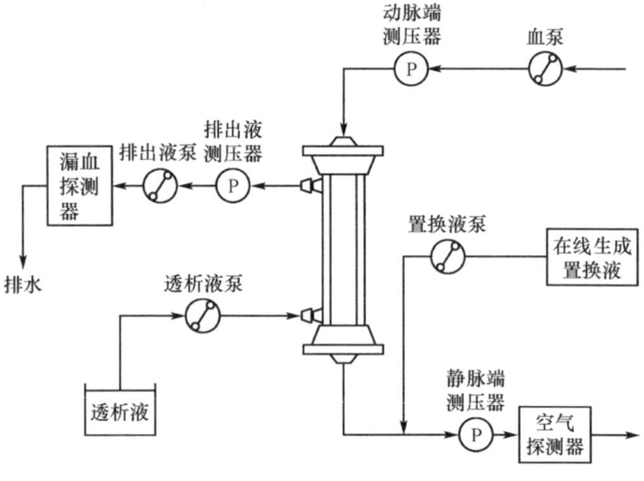

图 10-2 后稀释法

9. 抗凝方法 血液透析滤过的抗凝剂可用普通肝素或低分子量肝素，用量可参照普通血液透析方法。如果用前稀释，抗凝剂用量可相对减少；如果用后稀释，置换液量大，超滤率增加，血液浓缩加重，抗凝剂应相应增加。

【主要护理问题】

1. 知识缺乏 与缺乏相关知识信息有关。

2. 潜在并发症 出血、低血压、置换液污染所致败血症、内毒素休克等。

【护理目标】

（1）使患者了解相关医学知识，积极配合治疗。

（2）提高患者的生存质量，让患者回归社会。

（3）减少并发症的发生，延长患者的寿命。

【护理措施】

（1）向患者讲解进行该治疗的目的，取得患者的配合；签署同意书。

（2）评估患者的病情、通路情况。

（3）评估机器性能及所需物质。

（4）严格执行三查七对，确保治疗的准确实施。

（5）在治疗过程中严密观察患者的生命体征并记录，观察通路情况、机器运转，注重患者的自诉，及时处理不良反应和机器报警。

【并发症的处理及护理】

血液透析滤过可能发生与普通血液透析相同的并发症如低血压、出血、破膜漏血、凝血、空气栓塞，另外置换液被污染时，可能出现败血症、内毒素休克，具体内容见表 10-1。

表 10-1　并发症的处理及护理

常见并发症	临床表现	处理
低血压	早期患者出现打哈欠、头昏、出汗、便意、表情淡漠，严重时血压下降或测不出，甚至昏迷	取平卧位 / 头低足高位，同时减慢血泵流速，给予氧气吸入；调低或停止超滤，补充生理盐水 100 ～ 200ml，或高渗溶液 20 ～ 40ml；若经上述处理仍不好转，则需应用升压药物治疗，停止血液透析
出、凝血	与使用抗凝剂有关。表现为患者的牙龈、皮肤、黏膜出血，或消化道出血；凝血是外循环颜色加深、阻力增加	治疗前正确评估患者，适量使用抗凝剂；如果外循环凝血，应及时更换后治疗或停止治疗，并与患者、家属做好沟通，以取得配合

续表

常见并发症	临床表现	处理
败血症、休克	寒颤、发热，血培养阳性，严重时血压下降、出汗、表情淡漠，甚至意识不清	停止治疗，抗休克，抗炎
空气栓塞	患者突然惊叫、呼吸困难、咳嗽、胸部发紧、发绀，严重者昏迷，甚至死亡	立即关闭静脉夹、停血泵，置患者头低足高左侧卧位，吸纯氧或高压氧，静脉注射地塞米松减轻脑水肿，注射肝素或低分子右旋糖酐改善微循环
缺失综合征	贫血、低蛋白血症、皮肤干燥瘙痒等	补充优质蛋白质、微量元素、可溶性的维生素
反超滤	机器出现跨膜压为负压报警，严重时病员出现肺水肿症状（病员心慌、气紧、呼吸困难、咳粉红色痰液）	随时观察机器的运转情况，特别是跨膜压，及时发现问题及时处理；如果病员出现肺水肿症状，停止HDF治疗，改为血液透析，增加超滤量或改为单纯超滤，吸氧、半卧位（按肺水肿处理流程处理）

【特别关注】

1. 患者的健康教育 ①向患者讲解进行该治疗的目的，以取得患者的配合；②签署治疗同意书；③如果滤器需要复用，应签署滤器复用知情同意书，④指导患者进行血管通路的自身维护。

2. 治疗前评估 包括：①了解治疗间期的体重及血压的变化情况，准确地评估干体重，为设置适当的超滤量提供依据；②评估患者降压药的使用情况，嘱患者治疗前停服降压药，以免导致低血压，影响治疗；③了解是否有出血倾向，为及时调整相应的抗凝处方提供依据；④了解血管通路情况，内瘘有无闭塞，静脉置管有无感染及阻塞等。

3. 水平衡及饮食护理　血液透析滤过在清除毒素和代谢产物的同时还会丢失大量营养物质，应指导患者增加蛋白质[蛋白质以优质蛋白为主，摄入量达到1.2～1.5g/（kg·d）]、维生素、微量元素及矿物质的摄入。水平衡的要求同普通血液透析。

4. 预防院内感染的发生

（1）保证在线置换液的使用安全：①定期更换外置的置换液细菌滤过器，严格按照厂家规定的使用寿命，一般使用100～150次，或连续使用600～900小时后应立即更换；②现用现配碳酸氢盐浓缩液（B液），建议有条件的透析中心使用干粉筒，利用机器自动稀释碳酸氢盐液，减少或避免细菌繁殖。

（2）透析器的消毒处理：每次透析结束，按照产品要求对透析器表面及内部进行消毒。

（3）反渗水质量保证：每月进行反渗水细菌培养、每3个月进行一次内毒素检测。

【前沿进展】

透析膜的结构、性能与效果密切相关。当前的研究主要是通过共价、接枝、聚合等方法改进膜材料的结构，调节膜表面的微观不均匀性，改善膜表面的亲水性，减少透析膜对凝血及氧化应激的影响，从而提高膜的透析充分性和生物相容性，减少并发症的发生。若将聚砜膜主链与乙烯乙二醇的侧链接枝形成PSf-g-PEG；将2-甲基丙烯酰氧乙基磷酸胆碱-丁基异丁烯酸固化在醋酸纤维素膜上，可生成CA/PMB30、CA/PMB80和CA/PMB30-80透析膜等。

【知识拓展】

1978年Leber等首先提出综合血液透析与血液滤过的

优点，即血液透析滤过技术。目前，血液透析滤过技术逐渐渗透于多学科、多领域，如皮肤科顽固性湿疹，神经科重症肌无力、重症肝炎等。随着膜技术进展及与其他血液净化技术的联合应用，血液透析滤过的应用前景将更为广泛。

（陈海燕　严雪萍　郑浩天）

第二节　血浆置换技术及护理

【概述】

血浆置换（plasma exchange，PE）是一种清除血浆中的自身抗体、免疫复合物、炎症介质、毒物等大分子物质的技术血液净化疗法。自 1914 年 Abel 等首次开展血浆置换疗法以来不断改进，该技术现在已被广泛应用于临床。

【原理】

血浆置换利用体外循环治疗原理将患者的血液经离心法或膜分离法分离成血浆和细胞成分后，弃去含自身抗体、免疫复合物、高黏稠物质、与蛋白结合的毒素等的患者血浆，迅速清除疾病相关因子、过多的异常血浆成分，然后将细胞成分及补充的新鲜血浆或血浆替代品回输入体内，增强网状内皮细胞功能及补充机体所需物质的一种体外血液净化疗法。血浆置换只能清除血液中的致病因子，降低其在血液中的浓度，不能阻止致病因子的产生，不能产生根治性的治疗效果，所以只能作为辅助治疗。

【适应证】

各种原因引起的中毒，血液系统疾病如冷球蛋白血症、血小板减少症、新生儿溶血、多发性骨髓瘤、甲型血友病，免疫性疾病重症肌无力、急进性肾小球肾炎、系统性红斑狼疮、类风湿性关节炎，代谢性疾病如纯合子家族性高胆固醇血症、高黏滞综合征，肾移植等。

【方法】

目前有两种血浆分离技术：离心式血浆分离和膜式血浆分离。临床上血液净化治疗常采用膜式血浆分离，而作为血液疾病的治疗采用离心式血浆分离技术。

（一）膜式血浆分离法

膜式血浆分离法也称血浆滤过法。

1. 一次膜分离法　也称为单滤过，是临床较常用的方法。治疗时用血浆分离器一次性分离血细胞与血浆，将分离出来的血浆成分全部除去，再置换与除去量相等量的新鲜冷冻血浆或白蛋白溶液。一次膜分离法可补充正常因子的血浆，排除含有致病物质的血浆成分。但是存在因使用他人的血浆而有被感染的可能性。采用该方法时必须选用新鲜血浆或白蛋白溶液（图 10-3）。

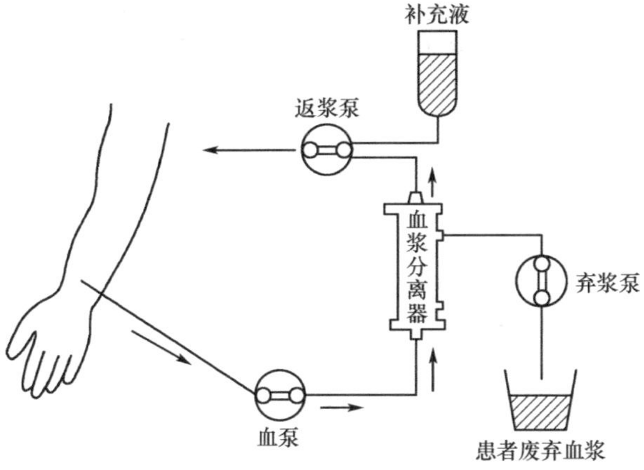

图 10-3　一次膜分离法示意图

2. 二次膜分离法 又称双重滤过血浆置换。先用血浆分离器分离出血细胞和血浆，再将分离出的血浆引入膜孔径较小的血浆成分分离器，使高分子免疫球蛋白被滞留而除去，以白蛋白为主的有用物质则随血细胞一起回输入体内（图 10-4）。

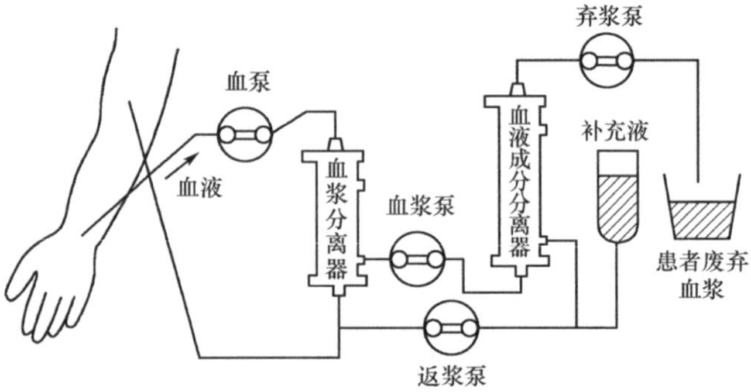

图 10-4 二次膜分离法示意图

（二）离心式血浆分离法

把血液抽到特制的离心槽内，在离心力作用下，各种成分由于密度不同而采用不同的离心速度，实现血浆与血细胞的分离。用于红细胞增多症、白血病、血栓性疾病的治疗。

（三）设备与物资

1. 普通血液透析器、床旁透析器（CRRT 机）。

2. 血浆分离器 常用膜式血浆分离器，是一种高分子聚合物制成的空心纤维型分离膜。血浆通过孔径为 0.2 ～ 0.6μm 的膜，从全血中滤出，一般能除去分子质量为 300 万～ 400 万 Da 的物质，血球成分不能滤过。

3. 血管通路管、其他的配套医用耗材

4. 置换液 临床常用的置换液包括晶体液和胶体液

两种。

（1）晶体液：包括林格液、生理盐水、葡萄糖生理盐水。

（2）胶体液：包括血浆代用品（中、低分子右旋糖酐，羟乙基淀粉）和血浆制品（新鲜冷冻血浆和4%～5%白蛋白）。

（3）使用置换液的原则：置换液补充时先使用晶体再补充胶体，晶体液的补充一般为丢失血浆的1/3～1/2，为500～1000ml。某些疾病存在低蛋白血症时，置换液主要是白蛋白或其他胶体溶液；等量置换、出入速度相同、渗透压相同、维持电解质平衡；适当补充免疫球蛋白和凝血因子；减少病毒污染，注意置换液的无毒性、在体内不蓄积。

（四）置换治疗

血浆置换时必须选择后稀释法，而且是等量置换。一般治疗的间隔时间为1～2天，连续5～7次为一疗程，每小时置换血浆量1000～2000ml，单次置换剂量以患者血浆血浆容量的1～1.5倍为宜，不建议超过2倍，血流速度80～150ml/min，血浆流速15～35ml/min。患者血浆容量可以按照以下公式进行计算和估计。

1. 根据患者的性别　红细胞比容和体重可以用以下公式计算。

血浆容量 =（1- 红细胞比容）×[b+（c× 体重）]

其中，血浆容量的单位为ml，体重的单位为kg。b值：男性为1530，女性为864。c值：男性为41，女性为47.2。

2. 血浆容量的估计　可根据下述公式计算。

血浆容量 =0.065× 体重 ×（1- 血细胞比容）

其中，体重的单位为kg。

（五）抗凝方法

用肝素、低分子量肝素或枸橼酸钠作为抗凝剂，据患者病情而定。若为无明显出血倾向的患者推荐首次剂量为 40 ～ 60U/kg，维持剂量为 1000U/h，因普通肝素的个体差异较大，需根据患者病情灵活掌握。低分子量肝素推荐为 60 ～ 80U/kg。几乎所有的离心式血浆分离技术均采用枸橼酸钠抗凝，枸橼酸钠抗凝时要防止钙离子水平降低。

（六）血管通路

通常采用临时性血管通路，如颈内静脉置管、股静脉置管。

【主要护理问题】

1. 知识缺乏　与缺乏相关知识有关。

2. 舒适的改变　与治疗需限制患者活动有关。

3. 潜在并发症　过敏反应、出血、感染、低血压等。

【护理目标】

（1）使患者了解相关医学知识，积极配合治疗。

（2）减少并发症的发生。

【护理措施】

（1）向患者及家属讲解相关的医学护理知识，使患者主动接受并积极配合治疗。

（2）治疗环境、物资的准备。

（3）严格三查七对，特别是血型的查对，严防差错的发生。

（4）严密观察病情变化、机器运转，如有异常，及时处理并认真如实记录。

（5）严格执行无菌操作原则，预防院内感染发生。

（6）及时发现处理并发症。

【并发症的处理及护理】

血浆置换治疗相关的并发症主要与置换液有关。此外抗凝方法的不同也可能导致不同的并发症。因此该治疗的护理关键是并发症的预防，见表 10-2。

表 10-2　并发症的处理及护理

并发症	临床表现	处理
过敏反应	输注的新鲜冷冻血浆中含有各种凝血因子、补体和白蛋白，导致机体发生过敏反应；严重时出现喉头水肿、过敏性休克	治疗前应询问患者有无过敏史，严格执行三查七对，核对血型。可给予地塞米松 5 ~ 10mg 或 10% 葡萄糖酸钙 20ml 静脉注射预防；输注血浆时速度不宜过快，根据患者情况，决定置换液量的速度。在输注血浆时，密切观察患者发生寒战、高热、皮疹、低血压、喉头水肿等过敏反应症状，及时通知医师做相应处理，严重时应及时停止治疗，并做好相应记录
出血	表现为多个部位出血如皮肤、黏膜、牙龈、消化道出血	治疗前常规检测患者的凝血功能，根据医嘱决定抗凝剂种类、剂量、或无肝素治疗 由熟练的护士操作，避免反复多次穿刺损伤局部皮肤血管 治疗中严密观察皮肤黏膜及其他部位有无出血，若高危出血患者，治疗结束时可用鱼精蛋白中和肝素，以防出血

续表

并发症	临床表现	处理
低血压	主要原因：原发疾病存在低血压，建立体外循环后更明显；冷冻血浆、白蛋白等制品过敏，透析膜生物不相容反应；或设置超滤速度过快，而补充血浆、白蛋白制剂速度太慢；或补充晶体液过多；或治疗时使用降压药物。表现为血压下降或休克	治疗中保持血浆交换平衡及血容量相对稳定；一般体外循环的血流量应控制在100ml/min左右，血浆流速为20～40ml/min 白蛋白较低时，应尽量补充胶体溶液 治疗过程中每30分钟测一次血压；若血压下降，加快输液速度，减慢血浆出量，延长血浆置换时间，严重时使用血管活性药物或停止治疗
低钙血症	口周麻木、腿麻、肌肉痉挛、恶心、呕吐，甚至昏迷	静脉注射10%葡萄糖酸钙10ml或氯化钙10～20ml（注射时间不低于15分钟）
感染	寒颤、发热，血培养阳性或肝炎标志物检查阳性	严格掌握输入血浆的适应证，严格无菌操作，配置置换液时需认真核对、检查、消毒，现配现用；对于有明显感染可能的患者可使用大剂量免疫球蛋白；对于需要大量新鲜冷冻血浆治疗的患者，可以注射乙肝疫苗来预防乙型肝炎病毒感染

【特别关注】

（1）向患者说明该治疗方法的目的及简要步骤、在治疗过程中的注意事项，签署同意书。

（2）积极告知医护人员在治疗过程中的不适。

（3）血管通路的护理。

【前沿进展】

血浆置换联合 HDF、CRRT、HP 等技术进行杂交组合式透析，可用于多种疾病（吉兰－巴雷综合征、免疫性疾病、重型肝炎等）的治疗，且能提高其疗效。

【知识拓展】

（1）目前双重血浆置换更适合多种疾病（如吉兰－巴雷综合征、免疫性疾病、肝炎等）的治疗。它将患者血浆中相对分子质量远远大于白蛋白的致病因子，如免疫球蛋白、免疫复合物、脂蛋白等丢弃，将含有大量白蛋白的血浆成分回输至体内，利于多次血液置换的患者。

（2）血液置换的适用范围更广，如风湿免疫性疾病、消化系统疾病、血液系统疾病、器官移植、代谢性疾病、药物中毒。

（陈海燕　朱亚林）

第三节　免疫吸附技术及护理

【概述】

免疫吸附（immunoadsorption）是利用吸附材料，从血液中特异地或选择性地吸附并除去与免疫有关的病因物质的治疗方法，主要用于传统药物或手术方法难以奏效的自身免疫性疾病的治疗及器官移植。临床常用的免疫吸附剂主要包括生物亲和型吸附剂和物理化学亲和型吸附剂。吸附剂具有高度选择性和特异性；在血浆中无毒和不溶解；不激活补体及凝血系统，不致敏；极少配基离解脱落；能再生；稳定性好，便于储存和消毒；成本不应太高的特性。

【原理】

分离后的血浆或全血流经固定有抗原或抗体的吸附柱时，抗原和抗体结合后被吸附柱吸附而达到清除致病抗原或抗体的效果。

【适应证】

主要用于治疗重症系统性红斑狼疮、免疫性血小板减少、纯合子型家族性高胆固醇血症、洋地黄中毒、血管炎、特发性肾病综合征、血友病、高脂血症、类风湿性关节炎、器官移植等。

【方法】

（一）免疫吸附的方法

1. 血浆灌流吸附

（1）设备与设施：CRRT 机，血浆分离器和免疫吸附装置。

（2）血管通路的建立：多采用临时性血管通路。

（3）操作程序：①分离血浆，血浆泵速一般为 15 ～ 35 ml/min，血流泵速 100 ～ 150ml；②吸附治疗，血浆通过吸附柱后与细胞成分汇合，再回输入体内；③吸附柱再生，即当一个吸附柱用于吸附时，另一个柱进行再生。机器自动将两个吸附柱的工作状态切换，以达到预定的血浆循环量和排出的免疫球蛋白量。再生方法是以 pH 2.2 的洗脱液冲洗吸附柱，使吸附的免疫球蛋白被解离，然后再被缓冲液冲进废液中，恢复吸附柱为 pH 7.0。

2. 全血液灌流流吸附

（1）设备与设施：一次性吸附柱，普通血液透析器（无需透析液）或血液灌流机。

（2）操作程序：①连接管路，按常规血液透析方法将血管通路管与吸附柱相连安装于机器上；②预冲，用 1000 ～ 2000ml 生理盐水预冲，预冲完毕，与相连患者，以血泵速度 100 ～ 150ml 进行治疗。

（二）严格按医嘱实施治疗

（1）操作时由 1 ～ 2 名有经验的护士担任，护士应熟悉吸附治疗的操作规程、步骤，操作时动作熟练、稳健，进行相关健康教育，消除患者紧张情绪，使患者能积极配合治疗，协助患者取舒适卧位。

（2）根据医嘱使用抗凝剂。

（3）治疗过程中，勤巡视，注意观察患者神志、生命体征的变化，必要时给予患者保暖措施。

（4）观察有无低钙血症、低血压、过敏及其他不适，及时通知医生处理。

（5）密切观察血管通路有无异常，机器运转是否正常，及时处理机器报警。并嘱患者如有不适应及时告知医护人员。

（6）及时做好治疗、护理记录。

（7）进行血浆灌流吸附过程中，随时检测吸附柱，使用缓冲液冲洗后应用 pH 试纸测试排出液体的 pH，以保持液体呈中性为宜，以确保患者的安全。

（8）结束时留取血液标本复查抗体，观察治疗效果。

【主要护理问题】

1. 知识缺乏　与缺乏相关知识信息有关。

2. 舒适的改变　与治疗时需保持一定的卧姿有关。

3. 潜在并发症　感染、过敏反应、低血钙反应等。

【护理目标】

（1）让患者获得相关的医学知识，主动接受并积极配合治疗。

（2）减少并发症的发生。

【护理措施】

（1）向患者讲解该治疗的目的、简要操作步骤，签署治疗同意书。

（2）在治疗过程中，严密观察病情，30 ～ 60 分钟测量生命体征 1 次，做好记录，经常询问患者有无异常不适，及时发现和处理并发症。

（3）关心体贴患者，满足患者的需要，做好生活护理，使患者顺利完成治疗。

【并发症的处理及护理】

并发症的处理及护理见表 10-3。

表 10-3　并发症的处理及护理

常见并发症	临床表现	处理
一般症状	发热、寒战、关节痛、恶心、呕吐、过敏反应	对症处理，及时做好治疗、护理记录，严重时停止治疗
低血钙反应	肌肉痉挛、抽搐	术前给予葡萄糖酸钙

【特别关注】

（1）术前应全面熟悉患者病史、体检资料，做好相关检查（出血时间、凝血时间、APTT、免疫全套、抗体、血电解质）。向患者说明治疗的目的并签署治疗同意书，简要介绍治疗机制和操作过程；并关心、体贴患者，了解他们的心理变化。做股静脉、锁骨下静脉或中心静脉置管并予以保留，并告知患者的注意事项。

（2）免疫吸附治疗结束后应严密观察 30 分钟后再

送回病房，并要求与病房护士交接班，交代注意事项及术中所发生的不良反应。

【前沿进展】

随着生物科学的进展，新型免疫吸附剂不断出现，如 DNA 吸附柱、抗人 IgA 抗体、蛋白 A 等吸附材料，去除致病性抗体较完全，回输给患者的是自身的血浆，无需补充外援性血浆和置换液，有效防止了传染病的传播，减少了并发症的发生。

【知识拓展】

免疫吸附技术联合 HD、HDF，可适合于多种疾病的治疗。近年来对免疫吸附剂的载体结构、活化方法及耦联技术对吸附剂的生物学活性的专一性、稳定性做了进一步的研究。

（陈海燕　李亚娟）

第四节　血液灌流技术及护理

【概述】

血液灌流（hemo perfusion，HP）的确切含义是血液吸附，是将患者的血液从体内引到体外循环系统内，通过灌流器中吸附剂非特异性吸附毒物、药物、代谢产物，达到清除这些物质的一种血液净化治疗方法或手段。在临床上被广泛地应用于化学毒物的解毒、尿毒症或肝性脑病的解毒等治疗。近年来，由于其对体内中、大分子物质非特异性的清除能力，与普通血液透析的联合治疗也被逐渐应用。

【原理】

血液灌流过程中，借助体外循环和血液灌流器（吸附装置），将溶解在血中的毒物、药物、代谢产物吸附到由活性炭或树脂等物质制成的灌流器内，而达到清除血液中有毒物质的效果。血液灌流的吸附作用主要分为物理、化学、免疫及其他特殊吸附等。物理吸附一般无选择性，吸附速度随温度升高而降低。化学吸附依靠键合力，具有选择性，被吸附物质的分子在吸附剂固体表面不能自由移动，一般吸附速度随温度升高而升高。免疫吸附主要依靠抗原抗体的绝对或相对特异性，吸附能力取决于亲和力、吸附容量及溶液理化性状。

【适应证】

（1）治疗急性药物和毒物中毒。

（2）治疗尿毒症，尤其是顽固性皮肤瘙痒、难治性高血压。

（3）治疗重症肝炎，尤其是爆发性肝衰竭导致的肝性脑病、高胆红素血症。

（4）脓毒血症或系统性炎症综合征。

（5）银屑病或自身免疫性疾病。

（6）其他疾病，如精神分裂症、甲状腺危象、肿瘤化疗等。

【禁忌证】

血液灌流无绝对禁忌证，相对禁忌证为血小板减少症、白细胞减少症、凝血功能障碍及相对材料过敏者。

【血液灌流器设备】

（一）血液灌流机

专用血液灌流机内有加温装置，可根据需要设定温度。若应用血液透析器进行血液灌流治疗时，不使用透析系统，在静脉血管通路中需附加加温装置或在40℃水浴中以补偿血液温度的丧失。若血液透析与血液灌流联合应用时，灌流器应置于透析器前，利于血液透析透析加温，不需要附加加温装置。

（二）血液灌流器

血液灌流主要包括活性炭和树脂两大类。

1. 活性炭　是非常疏松多孔的物质，包括植物、果壳、木材、石油等，经蒸馏、炭化、酸洗及高温、高压等处理后变得疏松多孔。其吸附力的大小取决于它自身的表面积及孔径的大小。活性炭是一种非特异性的广谱吸附剂，能吸附多种化合物，特别是极难溶于水的化合物，对肌酐、尿酸和巴比妥类药物具有良好的吸附性能。活性炭的吸附速度快、吸附容量高，但吸附选择性低，机械强度差。由于活性炭颗粒表面与血液直接接触会引起血液有形成分如白细胞机血小板破坏、炭微粒脱落，可能引起器官血管微栓塞，故临床应用受到一定限制。

2. 树脂　是一类高分子网状结构的吸附材料，分吸附树脂和离子交换树脂。离子交换树脂主要通过静电亲和达到选择性吸附毒物的作用，因对血液电解质有一定影响，因此在血液灌流中很少应用。用的较多的是吸附树脂，吸附树脂可人为地调节孔径与表面积，以达到良好的吸附效果，并可通过改变体系的亲水及疏水平衡条件，而改变吸附情况，引起吸附增加和解吸。近年来出现了一种新型的碳化树脂，在结构和功能上兼具活性炭和吸附树脂的特点，由于其良好的组织相容性，毋用包膜即可直接使用。碳化树脂对某些脂溶性和水溶性有毒物质都有良好的吸附性能。

【方法】

（一）血液灌流相关技术

1. 血管通路 药物中毒等短时性血液灌流者以临时性血管通路为主，长期维持性血液灌流者宜采用永久性血管通路。

2. 血液灌流吸附剂的选择 血液灌流吸附剂必须满足：①与人体血液接触后不发生中毒及过敏反应；②在血液灌流治疗中无任何化学及物理变化发生；③不发生微粒脱落，无变形发生；④具有良好的生物相容性。常用的灌流吸附剂包括广谱吸附剂活性炭、离子交换树脂和吸附树脂，临床应根据需求进行选择。

3. 抗凝剂 因为吸附剂表面较粗糙、表面积大，能吸附一部分肝素，而且患者的原发病不同，个体差异大。因此，抗凝剂用量与普通血液透析有所差异。首剂肝素按0.5～1mg/kg体重计算，维持量为10～15mg/h。伴出血或高危出血者，亦可采用低分子肝素抗凝，一般选择60～80U/kg，推荐在治疗前20～30min静脉注射，无需追加剂量。

4. 操作方法 ①操作前检查：灌流器使用前应检查包装是否有破损、是否在灭菌有效期内。②灌流器预冲：将灌流器的静脉端朝上，动脉端向下垂直固定在支架上，旋开灌流器两端的端帽排出灌流器内的保存液，使血液回路的动脉管充满预冲液后，连接灌流器的动脉端，然后连接静脉管路。用2000ml低浓度的肝素生理盐水（每500ml生理盐水加10mg肝素）冲洗管路及血液灌流器，血泵速度为不大于100ml/min。冲洗时，需用手轻拍及转动灌流器以排除气泡。然后用高浓度的肝素生理盐水（生理盐水500ml加肝素100mg）以低于50ml/min的流速缓慢预冲（或进行闭式循环15～20分钟），并排尽管路、灌流器中的空气，使灌流器达到充分肝素化，使动静脉壶内液面稍微高些，多预留一些捕气的余地。最后使用生理盐水 500ml 将管路及血液灌流器内含肝素的盐水冲洗干净即可准备上机。③治疗开始程序：将患者的血管通路动脉端与灌流器装置的动脉端管路相连接，然后开动血泵，血流量为 50 ～ 100ml/min，当血液到达静脉壶时与患者血管通路静脉端相连接。若血压、脉搏和心率平稳，可逐步增加至 100 ～ 200ml/min。流速不宜过快，因为流速越快吸附率越低，但流速太慢又会导致凝血。④治疗结束程序：结束时将灌流器倒转，动脉端朝上，静脉端朝下，血液流速减慢至 80ml/min，用生理盐水或空气回血（图 10-5）。

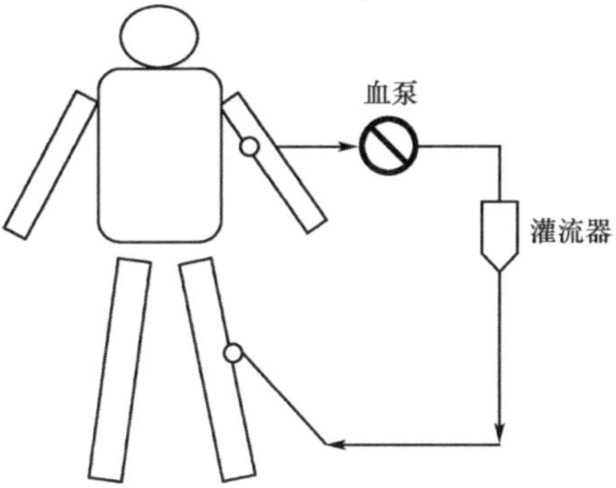

图 10-5　简易血液灌流示意图

5. 血液灌流联合血液透析技术应用　是将血液透析对小分子清除效果优势与血液灌流吸附剂的多孔、吸附容量大、吸附速率快、对中分子物质清除强的优势相结合，以显著清除尿毒症在体内的大、中、小分子物质，达到缓解尿毒症一般症状、改善患者睡眠、皮肤瘙痒、提高食欲的目的。技术要点包括：①血液灌流器应置于透析器前，前者应用吸附原理，将中、大分子物质清除，随后血液进入透析装置，达到清除小分子物质的目的；②灌流器按常规进行预冲后，将灌流器的动脉端与血管通路的动脉端连接，灌流器的静脉端与透析器的动脉端连接，形成一个有双重作用的体外循环；③应用注意事项，灌流器应用 2 小时后拆除、继续血液透析，抗凝剂的剂量较单纯血液灌流或血液透析时要大，由于体外循环血量的增加，要注意防止低血压的发生（图 10-6）。

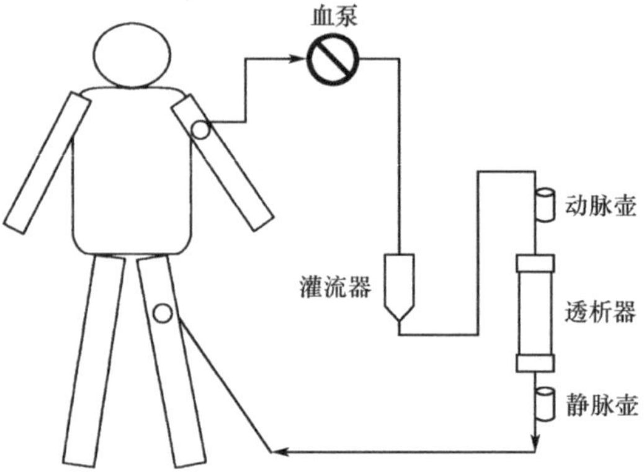

图 10-6　血液灌流与血液透析联合应用示意图

（二）血液灌流的治疗剂量及血液流速

血液灌流器吸附毒性物质后不能再吸附，一般认为灌流时间 2 ～ 3 小时即饱和，血浆清除率显著降低。有实验证明 2 小时后许多被吸附的物质开始解吸，尤其是有些吸附能力不强的树脂更是如此。因此，若需要继续血液灌流治疗，2 小时后应更换灌流器，但第一次灌流时间不能超过 6 小时。有些患者由于药物或毒物为高脂溶性而在脂肪组织中蓄积，或者洗胃不彻底、消化道仍有吸收，常常在灌流后一段时间，药物或毒物的血浓度又可回升，导致再次昏迷。可在十几小时后或第 2 天重复血液灌流治疗，一般经过 2 ～ 3 次治疗后药物或毒物中毒可以获得明显疗效。

血液灌流的血液流速一般在 150 ～ 200ml/min。流速越快，吸附率越低，达到吸附平衡的时间越长；反之，流速越慢，吸附率越高，达到吸附平衡的时间越短。国外一般血流速度在 150 ～ 200ml/min。血流速度太慢，凝血机会相对增加，应适当提高肝素剂量。

【主要护理问题】

1. 活动受限 与治疗时体位受限有关。

2. 有暴力行为的危险 针对自己。

3. 潜在并发症 出血、低血压、感染等。

【护理目标】

（1）清除毒物。

（2）做好心理护理，使自杀患者树立良好的人生观。

（3）预防并发症的发生或并发症能得到及时有效的处理。

【护理措施】

（1）向患者及家属说明该治疗的必要性和简要的治疗步骤，取得配合，并签署相关的同意书。

（2）准备好相关的用物，严格无菌操作。

（3）治疗过程中密切观察患者的生命体征、通路情况及机器运转情况，如有异常及时处理。

（4）对于自杀患者，应专人守护，做好心理护理，防止再次自杀。

【并发症的处理及护理】

并发症的处理及护理见表 10-4。

表 10-4　并发症的处理及护理

常见并发症	临床表现	处理
低血压	患者感头昏，出汗、心慌，严重时表情淡漠，甚至意识不清	取平卧位，抬高双下肢，给予氧气吸入，补充生理盐水 100 ～ 200ml；如经上述处理仍不好转，则需应用升压药物治疗
生物不相容性	治疗 0.5 ～ 1 小时出现寒战、发热、胸闷、呼吸困难、白细胞或血小板一过性下降（可低至灌流前的 30% ～ 40%）	一般不需要中止灌流治疗，可适量静脉推注地塞米松、吸氧等处理；如果经过上述处理症状不缓解并严重影响生命体征者应及时中止灌流治疗
出、凝血功能紊乱	肝素用量过大，可导致出血，表现为患者的皮肤、黏膜出血，严重者消化道、尿道出血；肝素用量过小、血流慢时，可导致灌流器、血管通路管凝血，表现为体外循环血液颜色加深、静脉压升高	严密观察，及时调整抗凝剂使用量，避免灌流器凝血而贻误抢救时机，避免出血加重患者病情
空气栓塞	表现为突发呼吸困难、胸闷气短、咳嗽，严重者表现为发绀、血压下降，甚至昏迷	一旦空气栓塞诊断成立，必须立即停止灌流治疗，采取头低左侧卧位吸入高浓度氧气，必要时可静脉应用地塞米松，严重者及时进行高压氧治疗
吸附颗粒栓塞	治疗开始后患者出现进行性呼吸困难、胸闷、血压下降等，应考虑是否存在吸附颗粒栓塞	在进行灌流治疗过程中一旦出现吸附颗粒栓塞现象，必须停止治疗，给予吸氧或高压氧治疗，同时配合相应的对症处理

【特别关注】

（1）向患者及家属讲明该治疗的目的，以取得配合，签署治疗同意书。

（2）血管通路的护理：向患者及家属讲明血管通路的重要性，使其能学会自我护理，维持血管通路的通畅以保证血液灌流治疗的顺利进行。

（3）对于自杀的患者，治疗时需要专人守护，以防止患者在治疗过程中有再次自杀的行为。及时进行心理疏导，使患者情绪稳定，树立良好的人生观。

（4）灌流的反跳现象监测：对于中毒的患者，一次血液灌流治疗后由于药物或毒物在外周循环内浓度下降，患者意识可能转清楚，但多数镇静催眠药或有机磷等毒物为高度脂溶性，在体内分布容量大，加上有些患者洗胃不彻底，消化道仍有吸收，在灌流后几小时或 1 日后，外周组织（尤其是脂肪组织）中药物或毒物再次释放入血，血浓度再次增高可导致患者再次昏迷；故对危重患者应严密观察，监测血药浓度，必要时留置导管，以备再次灌流使用。若有反跳，应继续灌流或多次灌流，消除到不威胁生命的程度为止。

【前沿进展】

近半个多世纪以来，血液灌流技术已取得了极大的改善，不但很好地解决了最初困扰人们的生物相容性问题，而且在吸附剂及包裹材料上的研究也有很大的进展。在临床上，血液灌流已被广泛应用于药物中毒、尿毒症、肝性脑病、高胆红素血症及各种免疫性疾病的治疗。研制具有高度选择性和特异性的吸附柱将是今后发展的一个潮流。碳化树脂（球形活性炭）是近年研制的新型吸附剂，其基本结构骨架与活性炭近似，对某些脂溶性和水溶性有毒物质都有良好的吸附性能。兼具活性炭和吸附树脂的结构和吸附性能，不经包裹可直接用于血液吸附。另外，还有阳离子吸附剂、聚乙烯亚胺树脂、免疫吸附剂等新型免疫吸附剂。

【知识拓展】

血液灌流除了在中毒、尿毒症领域应用外，还在肝脏疾病、炎性疾病、风湿免疫性疾病、神经系统疾病、顽固性高血压、肿瘤化疗及戒毒等多个领域应用。

1. 肝脏疾病 血液灌流治疗能降低总胆红素、直接胆红素和间接胆红素的水平，因此是目前清除体内胆红素的有效方法。血液灌流可以清除血中氨、假性神经传导递质（如羟乙苯乙醇胺）、游离脂肪酸、酚、硫醇、芳香族氨基酸，并可提高支链与芳香族氨基酸的比例，使脑脊液中 cAMP 的含量增加，因而用来治疗肝昏迷。

2. 炎性疾病 临床研究显示，血液灌流治疗可吸附并清除血液中的炎性因子，保持人体内环境的稳定，起到防治多器官衰竭的辅助作用。对重症急性胰腺炎、脓毒症、内毒素血症的治疗已经取得明确疗效。

3. 风湿免疫性疾病 系统性红斑狼疮和类风湿性关节炎是免疫系统疾病，单纯给予激素加免疫抑制剂等药物治疗难以在短期内控制病情。免疫吸附疗法是近年来发展的新型血液净化疗法，也是一种高选择性的免疫治疗新技术。它可以快速清除血浆中的异常免疫复合物，减少补体激活产物及炎性介质，从而快速有效地缓解病情。

4. 神经系统疾病 免疫吸附疗法在治疗重症肌无力中能改善患者临床症状，降低血液中 AchRab 浓度。使患者的临床症状得到明显改善，而血浆中有用蛋白成分无下降。在治疗吉兰－巴雷综合征中能明显改善神经功能缺损状况。

5. 顽固性高血压　研究发现几乎所有的尿毒症毒素都直接或间接地与患者血压增高有关。随着越来越多的毒素被认识，有可能明确引起血压增高的某些关键毒素，可用免疫吸附的方法，将一种或多种抗特定毒素的抗体固定在吸附剂上，通过抗原抗体结合的形式，或者其他化学特异结合的形式，形成特异性吸附，将使吸附治疗更加有效地控制血压。在线吸附洗脱技术的发明，可使用 2 个吸附柱交替循环使用，大大提高了吸附效果。

6. 肿瘤化疗　目前不少业内人士都认为抗癌药与血液净化联合应用，对癌症的治疗是有益的。研究发现，对注射化疗药物的家犬进行血液灌流治疗，能够使家犬血液及尿液中化疗药物浓度显著降低，故认为血液灌流治疗有利于降低化疗药物的肾毒性。有学者认为血液灌流对于晚期肿瘤很有价值，能够在一定程度上提高患者的生存率。另外，还有脑瘤、肝癌采用区域性血液灌流治疗的报道，认为此疗法对于晚期脑瘤及肝癌是一种有前途的辅助治疗方法。

7. 毒品中毒及解毒　有研究表明，血液灌流用于海洛因等毒品成瘾的辅助治疗也是有效的，可使戒断症状消失，患者脱瘾，同时能协助器官功能恢复。因过量服用毒品而导致中毒并不罕见，已经有报道采用血液灌流治疗海洛因和摇头丸中毒，能迅速清除体内毒物，控制症状，明显缩短病程，减轻患者痛苦。

（李　巧　刘　莉　蒋　婕）

第十一章　血液透析血管通路的护理

【概述】

血管通路又称血液通路，是指将血液从体内引出，再返回体内的通道，是血液透析患者面临的首要问题。用于血液透析的血管通路有临时性血管通路、半永久性血管通路和永久性血管通路。前者包括动静脉外瘘、动静脉直接穿刺、临时性中心静脉留置导管（包括锁骨下静脉、颈内静脉、股静脉置管）（图 11-1）；后者包括动静脉内瘘、移植血管内瘘（包括自体血管移植、同种异体血管移植、异体血管移植、人造血管通路）。目前临床常用的血管通路有中心静脉留置导管（图 11-2）、动静脉内瘘、聚四氟乙烯（PTFE）人造血管通路等。

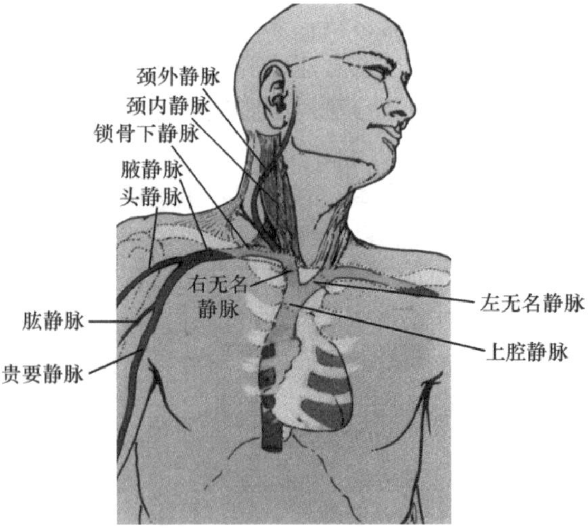

图 11-1　中心静脉解剖图

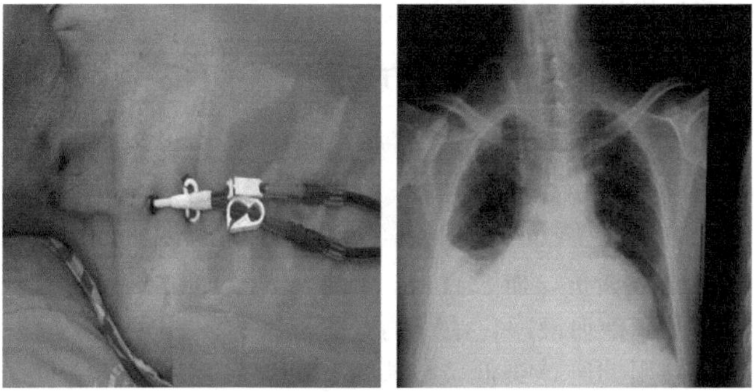

图 11-2　带涤纶套中心静脉留置导管及影像图

血液净化用血管通路具有以下几个特征：①易于反复建立血液循环；②血流量充分、稳定；③能长期使用；④没有明显的并发症；⑤可减少和防止感染；⑥不影响和限制患者活动；⑦使用安全，能迅速建立。

第一节　临时性中心静脉置管及护理

【临时性中心静脉的材质与尺寸】

中心静脉是指靠近心脏（循环系统的中心）的静脉，其血流量可达到 5L/min。在这样的血管里留置导管可以提供满足透析的血流量。常用的穿刺部位为右颈内静脉、股静脉、锁骨下静脉。临时导管用于短期透析（＜2 周）的血管通路。

目前使用的导管材料主要包括聚氨酯和硅树脂，均为双腔导管，导管外径多在 11 ～ 14F（1F=1/3mm）之间，长度不等，以满足不同部位的置管需要。导管在常温下有一定硬度便于穿刺，在体温条件下变得柔软，在血管内有良好的顺应性及生物相容性，可以减少导管对血管的机械损伤及对血管的刺激。

【临时中心静脉置管方法】

1. 颈内静脉插管法 颈内静脉走行途径较直，右侧颈内静脉较粗且与头静脉、上腔静脉几乎成一直线，一般选右侧作为插管首选途径。适用于临时性血液透析、紧急血液透析、血浆置换、血液灌流、连续性肾脏替代治疗及其他血液净化治疗的置管。

采用仰卧、头低位，头部后仰略转向左侧（右侧颈内静脉置管）。以胸锁乳头肌的胸骨头和锁骨头形成的三角顶点为穿刺点，在颈动脉内侧进针，针尖向同侧乳头方向与皮肤成 45° 角进针。

2. 股静脉插管法 操作简单、安全可靠，除适用于一般患者外，还适用于不能平卧的有心脏和呼吸支持的患者、不能适应或不能配合颈内静脉插管术的患者。

患者一般仰卧位、膝稍屈，置管侧大腿外旋外展，如有心力衰竭不能平卧，可采用半卧位。于腹股沟韧带下方 2 ～ 4cm，股动脉内侧 0.5 ～ 1.0cm 为穿刺点，针尖向内向后向心脏方向刺入。

3. 锁骨下静脉插管法 技术要求高，易发生气胸、血胸等并发症，一般不提倡锁骨下静脉插管。故对有胸廓畸形、纵隔移位、肺气肿、慢性支气管炎等患者不宜用此方法。

患者平卧于 30° ～ 40° 倾斜台面，肩胛垫高，头向穿刺对侧旋转 45°，并后仰，于锁骨中、内 1/3 交界处、锁骨下方 1cm 处为穿刺点，指向胸锁关节进针，针尖不可过度向后向上，以免伤及胸膜。

【临时中心静脉置管流程与图示】

以颈内静脉入路为例：患者取平卧位，头偏向置管对侧，充分暴露穿刺部位→穿刺医生戴口罩、帽子，严格皮肤消毒，并戴无菌手套→常规铺巾，术野皮肤用 2% 利多卡因进行局部麻醉→麻醉后用 5ml 的注射器及针头进行试探穿刺，保持注射器内轻度持续负压，见暗红色静脉血涌入针筒→换用穿刺针接上注射器，以相同的位置、角度和方向保持注射器内轻度持续负压进行穿刺，见回血，判断为静脉血后固定好穿刺针，取下注射器→快速放入导引钢丝，退出穿刺针，扩张器沿导丝插入扩张皮下组织及血管→置入颈内静脉导管，抽出钢丝→回抽血液通畅后在静脉及动脉端分别注入肝素生理盐水→夹闭管道→导管缝合固定，覆盖敷料。

【主要护理问题】

1. 焦虑 / 恐惧　与不了解手术的过程、注意事项等有关。

2. 自我护理知识缺乏　与患者缺乏专科知识信息来源有关。

3. 舒适的改变　与置管后疼痛有关。

4. 潜在并发症　穿刺部位出血、血肿、气胸、血胸、血气胸、空气栓塞、导管功能障碍、感染、导管脱落、中心静脉血栓、中心静脉狭窄、导管破损、淋巴管瘘、心律失常等。

【主要护理目标】

（1）患者情绪稳定，接受并配合手术。

（2）教会患者掌握自我观察和护理方法，维护导管功能。

（3）患者主诉不适感减轻或消失，适应留置导管生活。

（4）术后未发生相关并发症，或并发症发生后能得到及时治疗与处理。

（5）延长导管使用寿命，提高透析质量。

【护理措施】

1. 中心静脉置管术前护理

（1）术前评估：包括患者一般健康状况，文化程度，学习、工作经历，认知功能是否良好，精神、情感状态，独立活动能力及血管功能评估等。

（2）术前教育：介绍置管的重要性，留置导管部位、方法、优缺点及注意事项，置管手术过程及可能出现的情况，患者在手术过程中的配合要求等。

（3）术前准备：包括确定留置导管部位，导管型号，术前各项检测，皮肤准备，签订手术同意书及麻醉同意书并完善术前沟通与记录。

（4）术前用物准备：缝合包或静切包、0.9% 生理盐水 250ml、2% 利多卡因、肝素钠注射液 12 500U、艾力克消毒液、适宜插管部位的留置导管、一次性 5ml 注射器 2 支、无菌小方纱布、一次性使用口罩、帽子、无菌手套、治疗巾、手术衣。

2. 中心静脉置管术中护理

（1）术中护士帮助患者放松心情，采取正确的体位，指导其手术过程中听从医生指示，如有不适如何示意。

（2）检查、打开各手术包，清点各包内器械、物品是否齐全及各用物数量。

（3）术中做好配合工作，监督手术过程严格无菌操作，并监测患者病情和生命体征变化。

（4）手术结束时，检查切口包扎、导管固定情况，监测并记录生命体征。

3. 中心静脉置管常规护理

（1）置管口护理：观察置管口处有无渗血、血肿及分泌物。保持敷料清洁干燥，每次透析前更换敷料一次。

（2）留置导管护理：导管固定良好，避免过度牵拉导管。置管口处以无菌敷料覆盖，应保持清洁干燥。

（3）严格无菌操作，每次透析前消毒导管口后抽出导管内的封管肝素和可能形成的血凝块，从静脉导管端注入抗凝剂，再连接血管通路管进行透析。

（4）透析结束时用生理盐水将导管动、静脉端管腔冲洗干净，根据导管所标识容量注入肝素封管液。

（5）加强患者的自我护理能力，保持自身的清洁卫生。告知留置导管期间注意事项、相关知识指导。

（6）告知长期中心静脉置管患者随访及定期血液净化治疗的重要性，随访内容包括：术后 2 周拆除锁骨上切口缝合线；3 ～ 4 周拆除锁骨下和导管两翼缝合线；告知患者前 3 个月每月门诊复诊 1 次；以后每半年复诊 1 次；每 6 个月入院行中心静脉评估 1 次。

【并发症的处理及护理】

并发症的处理及护理见表 11-1。

表 11-1　并发症的处理及护理

常见并发症	临床表现	处理
出血、血肿	置管口处或穿刺部位渗血，伤口敷料持续有新鲜血液渗出 穿刺部位皮下血肿	局部压迫止血，加压包扎或冰袋冷敷指压 20 ～ 30 分钟 用低分子肝素或无肝素透析 透析结束后仍出血不止，可经静脉注入适量鱼精蛋白中和肝素的作用 遵医嘱使用止血药

续表

常见并发症	临床表现	处理
导管功能障碍	血流不畅、完全无血液引出或单向阻塞	排除导管扭曲、受压 停止血泵，小角度旋转导管或调整导管留置位置及深度；改变患者体位
	导管内血栓	采用尿激酶溶栓法 透析前回抽管腔内封管液，管腔堵塞时不能用力向管腔内推注 上述处理无效时，拔管重新置管
感染	导管出口处感染：有脓性分泌物，周围发红、肿胀、疼痛 血液扩散性感染：全身寒战、发热、血培养阳性 隧道感染	停止使用导管，另建血管通路做透析 血培养检查 遵医嘱使用敏感抗生素 局部换药 1 ～ 2 次 / 天 合并隧道感染、局部换药、抗生素封管和抗生素治疗 2 周无效者拔管，并将留置导管前端剪下做细菌培养
导管脱落	固定导管的缝线断裂 在透析过程中导管固定不佳，重力牵拉导致导管滑脱	换药、封管及透析时观察缝线是否断裂 缝合固定导管 透析中限制患者剧烈活动 导管脱出时及时按压置管口 20 ～ 30 分钟

【前沿进展】

目前国内的中心静脉置管普遍采用体表标志定位，对于血管解剖存在变异及以往多次穿刺保留导管后形成的静脉血栓或狭窄的患者，不易被发现，可通过超声检查确定血管的位置及走行，观察血管壁及管腔情况，了解血管内血流充盈情况、血流的速度、血流的性质，并了解待穿刺血管与周围组织器官间的关系。其使用方法包括两种：①在穿刺插管前，用超声进行定位并在体表皮肤做标记再穿刺；②在超声动态直视下实施超声引导穿刺。超声波检查的使用在行中心静脉穿刺的过程中有利于增加首次置管成功率，可以避免发生严重并发症的危险。

【特别关注】

（1）导管置管口的护理。
（2）透析前导管功能的评估。
（3）透析中导管固定、与血管通路管的连接。
（4）患者留置导管相关知识指导。

【前沿进展】

尿激酶封管

留置中心静脉导管在长期使用过程中，会出现动静脉端血流不畅或血栓形成及纤维蛋白鞘形成，而使导管阻塞，造成血流量不佳，患者透析不充分。为了保持患者血液透析的正常进行，避免堵管，可以使用尿激酶封管。尿激酶直接作用于内源性纤维蛋白溶解系统能催化裂解纤溶酶原成纤溶酶，纤溶酶不仅能降解纤维蛋白凝块，还能降解血循环中的纤维蛋白原、凝血因子Ⅴ和凝血因子Ⅷ等，从而发挥溶栓作用。它还对新形成的血栓起效快、效果好。尿激酶还能提高血管 ADP 酶活性、抑制 ADP 诱导的血小板聚集、预防血栓形成。

方法 1：（NKF-K/DOQI）推荐，尽量吸出导管内肝素，用 3ml 或更小的注射器缓慢注射尿激酶 5000U/ml，共 1ml 进入阻塞的导管，如果需要的话，按管腔容量用生理盐水稀释尿激酶，然后缓慢注入导管并将其充满，每 10 分钟注入生理盐水 0.3ml，共 2 次，使尿激酶到达导管远端，抽吸导管，必要时重复以上步骤。

方法 2：（厂商）推荐，尽量吸出导管内肝素，用 3ml 或更小的注射器缓慢注射浓度 5000U/ml 的尿激酶进入阻塞的导管，充满管腔 30 分钟后抽吸导管，必要时重复以上步骤。

方法 3：（我院）推荐，尽量吸出导管内肝素，根据管腔容量，注入等体积尿激酶溶液 5 万～ 10 万 U，保留导管腔内 20 ～ 30 分钟后回抽，若仍欠通畅可重复上述操作 2 ～ 3 次。在抽吸过程中切忌强行向导管内推注液体，以免血凝块脱落而引起栓塞。定期用尿激酶封管（每 2 ～ 4 周一次）可能会减少血栓形成的发生率，早期发现血栓形成是溶栓成功的关键，必要时给予适当的全身抗凝预防血栓形成。

【知识拓展】

血液透析监护仪系统

超声稀释法（hemodialysis flow-quality control monitor）于 1995 年由 Krivitski 设计并应用于监测血液透析通路流量，是目前所有血管通路监测技术中较准确的一种。其基本原理是超声在血液中的传播速度取决于血红蛋白的浓度，生理盐水注入将会稀释血液中的蛋白浓度，降低超声速率，通过连接在透析管路上的超声传感器监测其速率的变化，通过公式计算出再循环通路流量、心排血量等，有很好的准确性和可重复性。近年来 Transonic Flow-Qc 血液透析监护仪系统已广泛应用于国外的血液透析中心，实时监测血液透析过程中患者的心功能、血流动力学改变，并可评估干体重的调整程度。NKF-K/DOQI 指出，作为技术的改进，采用超声稀释技术的在线通路流量测定应该得以推广，其便于每个月的定期检查，能够取代其他方法（图 11-3）。

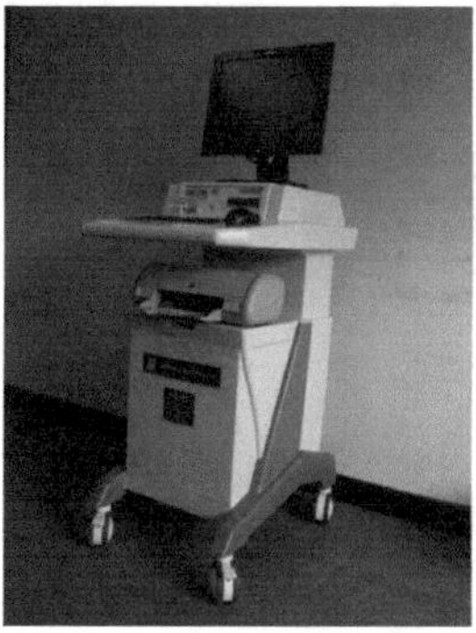

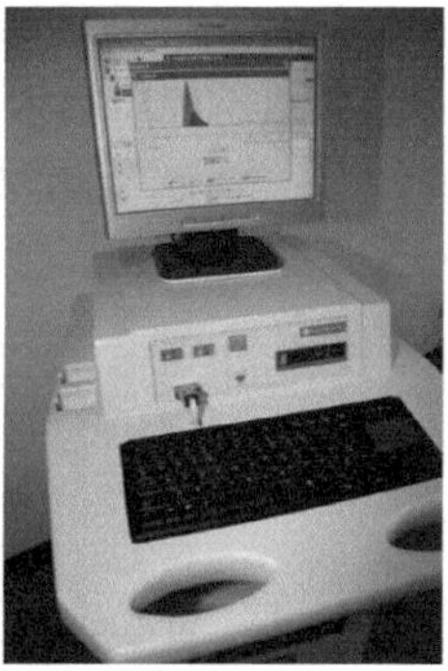

图 11-3　HD02 血液透析监护仪系统

（林　蓉　熊晓红　赵秋艳　崔天蕾）

第二节　半永久性血管通路及护理

【概述】

经皮下隧道留置带涤纶套的中心静脉导管从 80 年代中期开始应用于临床，由于使用时间介于临时中心静脉留置导管和内瘘之间，故临床称为半永久性血管通路。置管入路主要首选右侧颈内静脉，其次是左侧颈内静脉、锁骨下静脉、颈外静脉。需要采用 Seldinger 技术并在撕开式鞘管帮助下插入静脉，做皮下隧道并将涤纶套埋入皮下距导管出口处 1 ～ 2cm，如图 11-4。由于涤纶套与皮下组织紧密黏贴，从而阻止了致病菌进入隧道引起感染。适用于：①肢体血管条件差，无法建立自体动静脉内瘘患者；②心功能较差不能耐受动静脉内瘘分流的患者；③部分腹膜透析患者，因各种原因需暂停腹透，或短期可以行肾移植，用血液透析过渡的患者；④病情较重，或合并有其他系统的严重疾患，预期生命有限的患者；⑤低血压不能维持瘘管血流量者。

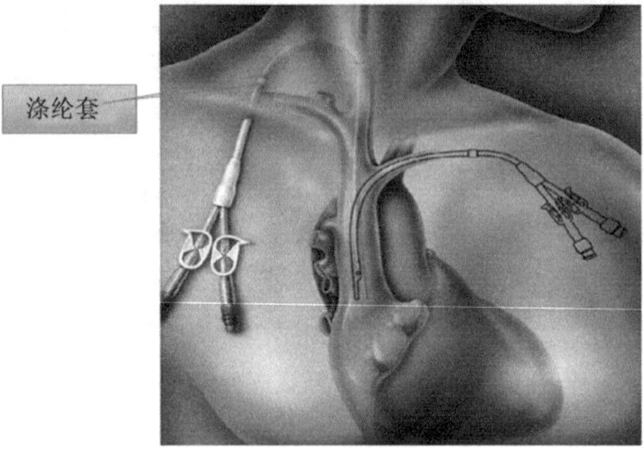

图 11-4 半永久性血管通路

【半永久性血管通路材质与尺寸】

长期中心静脉置管指保留期＞ 6 周的中心静脉置管。最常用的是带涤纶套（cuff）的中心静脉导管，材质包括硅酮橡胶、硅橡胶和聚氯乙烯，这些材料可以保证导管在体外有一定的硬度，在体内比较柔软，既容易插入导管，又不易损伤血管内膜，生物相容性好，可减少血栓的形成。导管柄处设计有一个 cuff 置入后位于距导管出口 2 ～ 3cm 处皮下组织内，经过 4 ～ 6 周后，纤维组织长入 cuff，起到固定导管及构成防止细菌入侵的屏障作用，有效地降低了导管相关感染的发生。其尺寸包括 19cm、23cm、27cm 等长度的导管，应根据患者身高进行选择。适用于动静脉内瘘尚未成熟、急需血液透析、生命期有限、不能建立永久性动静脉内瘘的血液透析患者；尤其是严重动脉血管疾患的患者，顽固低血压导致动静脉内瘘血流速不能满足血液透析要求；顽固心力衰竭不能耐受动静脉内瘘患者；肾移植前过渡期患者。

【半永久性血管通路置管方法及图示】

长期中心静脉留置导管的置入一般在手术室进行，有条件时可在超声引导下穿刺，或在 DSA 引导下进行。长期中心静脉置管可选择颈内静脉、锁骨下静脉、颈外静脉作为导管入路。

1. 穿刺法　经皮穿刺法是利用 Seldinger 技术，以颈内静脉入路为例：穿刺静脉见回血与临时中心静脉置管相同，引导钢丝将导管插入后，根据长期中心静脉导管在体表的投影确定皮下隧道的位置和导管皮肤出口处，用 2% 利多卡因做局部麻醉，将导管出口处切一小口并分离皮下隧道，用隧道针将导管引入穿刺部位，通常使用 2 种不同的扩张器，小扩张器与临时性留置导管穿刺相同；大的扩张器为带有撕脱型外鞘，留置导管通过撕脱型外鞘通入血管，在送入导管的同时，撕开外鞘管并拉出。皮下隧道长 10 ～ 15cm，涤纶套距皮肤出口处约 2cm，导管尖端体表定位于第 2 ～ 3 肋间水平。回抽血流良好，导管用肝素盐水封管，缝合皮肤，固定导管，无菌敷料覆盖包扎。一般于置管后第 2 日再行血液透析治疗。

2. 切开法　主要用于穿刺失败或颈外静脉比较显露的患者。切开法也可以在颈内静脉切开置管，直接暴露血管后，切开静脉送入导管。切开处可以采用荷包缝合，也可以直接结扎颈外静脉端。

【主要护理问题】

1. 自我护理知识缺乏 与患者缺乏专科知识信息来源有关。

2. 舒适的改变 与置管后不适有关。

3. 潜在并发症 穿刺部位出血、血肿、导管功能障碍、感染、导管脱落、中心静脉血栓、中心静脉狭窄、导管破损。

4. 自理受限 与血液透析治疗要求特殊体位相关。

【护理目标】

（1）患者掌握自我观察和护理方法，维护导管功能。

（2）患者主诉不适感减轻或消失，适应留置导管生活。

（3）术后未发生相关并发症，或并发症发生后能得到及时治疗与处理。

（4）治疗过程中，患者的基本生活需要得到满足。

【护理措施】

1. 术前护理

（1）术前评估：包括患者一般健康状况，文化程度，学习、工作经历，认知功能是否良好，精神、情感状态、独立活动能力及血管通路功能评估等。

（2）术前教育：介绍置管的重要性，留置导管的部位、方法、优缺点及注意事项，置管手术过程及可能出现的情况，患者在手术过程中的配合要求等。

（3）术前准备：包括确定留置导管部位、导管型号、术前各项检测、皮肤准备。

2. 常规护理

（1）置管口护理：观察置管口处有无渗血、血肿及分泌物，保持敷料清洁干燥。

（2）留置导管护理：导管固定良好，避免过度牵拉导管。置管口处以无菌敷料覆盖，并保持清洁干燥。

（3）严格无菌操作，每次透析前消毒导管口后抽出导管内的封管肝素和可能形成的血凝块，从静脉导管端注入抗凝剂，再连接血管通路管进行透析。

（4）透析结束时用生理盐水将导管动、静脉端管腔冲洗干净，根据导管所标识容量注入肝素封管液。

（5）加强患者的自我护理能力，保持自身的清洁卫生。给予留置导管期间注意事项、相关知识指导。

【并发症的处理及护理】

并发症的处理及护理同表 11-1。

【特别关注】

（1）透析前导管功能的评估。
（2）透析中导管固定、与血管通路管的连接。
（3）严格的无菌操作观念和操作流程。
（4）患者留置导管相关知识指导。

【知识拓展】

影像学在半永久中心静脉置管中的应用

数字减影血管造影（DSA）引导下中心静脉置管术是一种利用 X 线引导下对静脉进行穿刺并注入造影剂对血管的走形及通畅情况进行显影，明确血管的情况后再在 X 线引导下进行中心静脉的置管。这是一种较直观的置管方法，其成功率高，尤其适用于有血管走形异常、血管狭窄或血栓形成而致使直接穿刺置管失败的患者。对于有血管狭窄或闭塞的患者还同时可以行狭窄的血管扩张或安置支架，进一步提高置管的成功率，但其也存在造影剂过敏的风险。随着血液透析龄的延长，血管通路问题会越来越多，血管的狭窄或闭塞是常见的血管通路并发症，也是血液透析患者最头疼的问题。而目前 DSA 引导下处理血管通路问题正在临床开始应用，随着该技术的不断改进与创新，其应用的前景会更加广阔。

（林　蓉　朱　影　郭从俊）

第三节　永久性血管通路的护理

【概述】

动静脉内瘘是通过手术将外周动脉与邻近的静脉在皮下吻合而建立的血管通路，包括自身的动静脉内瘘和移植血管内瘘，可用于透析反复穿刺，是维持性血液透析患者最常用的血管通路，故也将血管通路称为患者的“生命线”。除急症血液透析外所有需要行维持性血液透析患者都适合制作动静脉内瘘，但需要根据患者病情、血管的具体情况掌握手术时机、选择合适的手术部位。

【动静脉内瘘成形术的手术方法】

患者取仰卧位，左上肢外展，常规消毒铺巾，1% 利多卡因局部浸润麻醉，根据动静脉解剖关系，在动静脉之间做长 2.5 ～ 3.0cm 的纵切口，游离头静脉 2 ～ 3cm，结扎切断分支。游离桡动脉约 2cm，根据动静脉相对距离，设计内瘘吻合位置，切断头静脉，结扎远心端，静脉夹夹闭近心端，用 0.05% 肝素盐水冲洗管腔。2 个动脉夹阻断动脉吻合口两端，在动脉上做一个 1 ～ 2mm 的切口，使用显微剪刀扩大动脉切口至 6 ～ 8mm，肝素生理盐水冲洗动脉管腔。以 7-0 无损伤尼龙线分两段行连续缝合，将静脉与动脉行端侧吻合，注意保证两条血管接通后无太大张力、无扭曲。缝合完毕后松开血管夹，见静脉充盈、搏动，并能触及明显的血管震颤，彻底止血后缝合切口各层。

【主要护理问题】

1. 自我护理知识缺乏　与患者缺乏内瘘专科知识信息来源有关。

2. 舒适的改变　与内瘘术后疼痛有关。

3. 潜在并发症　出血、缺血综合征、心力衰竭、感染、血流量不足、动脉瘤、血栓等。

【护理目标】

（1）患者掌握自我观察和护理方法，维持内瘘通畅。

（2）患者主诉不适感减轻或消失。

（3）术后未发生相关并发症，或并发症发生后能得到及时治疗与处理。

【护理措施】

1. 动静脉内瘘术前护理

动静脉内瘘是透析患者的生命线，建立一个成功的动静脉内瘘，需依靠医患双方的共同努力。

（1）术前心理护理：术前向患者介绍建立内瘘的目的、手术过程、意义，解除患者焦虑不安、恐惧的心理，使其积极配合手术。

（2）内瘘术肢体及血管的保护指导：告知患者内瘘术前选择肢体和血管的重要性，一般选择非惯用上肢肢体，避免负重，因为上肢皮下浅静脉较下肢多，容易找到靠近动脉的静脉，血液回流阻力小，关节屈曲时不影响血液循环，血流量稳定，不易引起阻塞。术前用止血带阻断上肢前臂静脉回流，观察静脉充盈情况及桡动脉搏动情况，部分血管显露不清者可进行彩色多普勒超声检查，明确血流走向及血管通畅情况，嘱患者每日做握拳和松拳的运动，抓握力器每日共 30 分钟，经过 5 ～ 10 天的锻炼后，进行彩色多普勒超声检查达到手术指标，才可进行手术。准备做内瘘的手臂禁做动静脉穿刺及测量血压，保护好皮肤勿破损，做好清洁卫生，以防术后发生感染。

（3）术前进行皮肤准备，肥皂水彻底清洗造瘘肢皮肤，剪短指甲，更换病员服。

（4）评估制作通路的血管状况及相应的检查，如外周血管脉搏、中央静脉插管史、外周动脉穿刺史；超声检查血管，尤其是需要吻合的静脉走行、内径和通畅情况，为内瘘制作成功提供依据。

（5）术前用物准备：动静脉内瘘包、0.9% 生理盐水 250ml、2% 利多卡因、肝素钠注射液 12 500U、艾力克消毒液、7-0 血管缝合线、3-0 缝合线、一次性 5ml 注射器 2 支、安全留置针、无菌小方纱布、无菌刀片、一次性使用口罩、帽子、无菌手套、治疗巾、手术衣、桌单、长口。

2. 动静脉内瘘术中护理

（1）术中护士帮助患者放松心情，采取正确的体位，指导其手术过程中听从医生指示、如有不适如何示意。

（2）检查、打开各手术包，清点各包内器械、物品是否齐全及各用物数量。

（3）术中做好配合工作，监督手术过程严格无菌，并监测患者病情和生命体征变化。

（4）手术结束时，检查切口包扎情况，监测并记录生命体征。

3. 动静脉内瘘术后护理

（1）内瘘术后将术侧肢体抬高至水平以上 30°，促进静脉回流，减轻手臂肿胀。术后 72 小时密切观察内瘘通畅及全身状况。观察指标：①观察患者心率、心律、呼吸，询问患者有无胸闷、气紧，如有变化及时向医生汇报并及时处理；②观察内瘘血管是否通畅，若于静脉侧扪及震颤，听到血管杂音，则提示内瘘通畅，如触摸不到或听不到杂音，应查明是否局部敷料负扎过紧致吻合口静脉侧受压，并及时通知医生处理；③观察吻合口有无血肿、出血，若发现渗血不止或内瘘侧手臂疼痛难忍，应及时通知医生处理；④观察内瘘侧手指末梢血管充盈情况，如手指有无发麻、发冷、疼痛等缺血情况。

（2）保持术侧肢体的温度：寒冷对血管刺激较大，可引起血管痉挛、血液循环不畅，而且造瘘后肢体血流发生改变，患者可能出现末梢血管充盈不足、肢端血液回流障碍影响内瘘的成熟，术后室温保持在 20 ～ 25℃，休息时在术侧手臂盖上薄被，避免受压。

（3）定期更换敷料：内瘘术后不需每日更换敷料，一般在术后 5 ～ 7 天更换；严格无菌技术操作，包扎敷料不宜过紧，以能触摸到血管震颤为准。

（4）禁止在造瘘肢测血压、静脉注射、输液、输血、抽血，以免出血造成血肿、药物刺激导致静脉炎等因素所致内瘘闭塞，尤其不要在该侧锁骨下静脉留置中心静脉导管等操作。

（5）指导患者内瘘的自我护理：①保持内瘘肢体的清洁，并保持敷料干燥，防止敷料浸湿引起伤口感染；②防止内瘘肢体受压，衣袖要宽松，睡眠时最好卧于健侧，造瘘肢体不可负重物及佩戴过紧饰物；③教会患者自行判断内瘘是否通畅，每日检查内瘘处有无震颤，如扪及震颤则表示内瘘通畅；反之则应马上通知医师进行处理。

（6）内瘘术后锻炼：术后 3 天即可进行早期功能锻炼，术后 24 小时可做手指运动，每日进行握拳运动，每天 3 ～ 4 次，每次 10 ～ 15 分钟。术后 5 ～ 7 天开始进行内瘘的强化护理，方法是用另一手紧握术肢近心端，术肢反复交替进行握拳松拳或挤压握力球锻炼，或用止血带压住内瘘手臂的上臂，使静脉适度扩张充盈，同时进行捏握力健身球，一分钟循环松压，每日 2 ～ 3 次，每次 10 ～ 15 分钟，以促进内瘘的成熟。

（7）内瘘使用：内瘘成熟的早晚取决于患者自身血管的条件、手术情况及术后患者的配合情况。一般需等静脉呈动脉化（血管壁增厚显露清晰、怒张，突出于皮肤表面，有动脉震颤或搏动）方可使用。内瘘成熟至少需要一个月。一般在内瘘成形术后 2 ～ 3 个月开始使用。

（8）出院指导：出院时给予患者健康指导，强化其保护内瘘的意识，指导其自我护理方法，嘱患者经常触摸内瘘，如发现内瘘杂音改变搏动减弱，或局部血管曲张结节形成等，均提示有内瘘狭窄和堵塞的可能，应及时与医生联系。嘱患者定期复查瘘口情况，避免重体力劳动和搬动重物。一般于术后 10 天左右拆线，糖尿病患者需根据切口愈合情况，适当延长拆线时间。

4. 内瘘穿刺的护理 动静脉内瘘是透析患者的生命线，熟练正确的穿刺技术是保护内瘘、延长内瘘使用寿命的必要条件。新建内瘘和已常规使用的内瘘在穿刺技术上有不同，血液透析护士需严格把握，见表 11-2。

表 11-2　内瘘穿刺的护理计划

内瘘穿刺使用	穿刺护理要点
早期内瘘穿刺（8～10周）	开始几次穿刺时（由有经验的护士操作）必需摸清血管走向后再行穿刺，穿刺点一般暂时选择肘部或接近肘部的“动脉化”的静脉做向心或离心方向穿刺作动脉引血端，另择下肢静脉或其他小静脉作静脉回路；首次使用时血流量在 150～250ml/min；在血液透析过程中避免过度活动，以免穿刺针尖损伤血管内膜，引起血栓形成；透析结束后止血力度适当，不可过重，穿点上缘及下缘血管亦需略加压迫，手臂略微举高，以减少静脉回流阻力，加快止血
使用中内瘘穿刺	穿刺前评估内瘘皮肤有无皮疹、瘀青、感染等，手臂是否清洁，仔细摸清血管走向 动脉穿刺点距吻合口的距离至少在 3cm 以上，针尖呈离心或向心方向穿刺 如静脉与动脉在同一血管上，穿刺至少相距 8～15cm 穿刺部位轮换，切忌定点穿刺；沿着内瘘血管走向由上而下或由下而上交替进行穿刺，每个穿刺点相距 1cm 左右
穿刺失败的处理	新内瘘穿刺失败出现血肿应立即拔针压迫止血，同时另建血管通路进行透析，血肿部位冷敷以加快止血，待血肿消退后再行穿刺 使用中的内瘘作动脉用的血管发生血肿，如确认内瘘针在血管内，并且血肿不大，可在穿刺处略加压保护，同时迅速将血液引入血管通路管内以减轻血管内压力，维持继续透析；但如血肿明显增大，应立即拔针、加压止血，在该穿刺点以下（远心端）再做穿刺（避开血肿），如重新穿刺有困难，可将血流满意的静脉改为动脉引血，另择静脉穿刺作回血端继续透析；若静脉发生血肿应立即拔针、局部加压止血、迅速建立静脉回路，同一条血管应在该穿刺点的近心端或改用其他外周静脉穿刺

【并发症的处理及护理】

并发症的处理及护理见表 11-3。

表 **11-3** 并发症的处理及护理

常见并发症	临床表现	处理
出血	早期出血：手术切口渗血，伤口敷料持续有新鲜血液渗出 晚期出血：穿刺或止血时出血，穿刺点周围皮下血肿	术后切口出血或渗血严重，通知医生打开切口止血 避免过早使用内瘘，新建内瘘的穿刺最好由有经验的护士进行，避免手术当天血液净化治理 合理使用肝素 提高穿刺技术，力争一次穿刺成功 止血力度适当，以不出血为准，最好指压止血 避免同一部位反复穿刺，以防发生动脉瘤破裂 指导患者放松止血带时观察有无出血及出现出血的处理方法
感染	瘘管局部表现为红、肿、热、痛，有时伴有内瘘闭塞 全身症状可见寒战、发热，重者可引起败血症、血栓性静脉炎	停止使用内瘘，改用临时性血管通路 局部有脓肿时应切开引流，并全身使用抗生素 发生败血症者应用大量有效抗生素，至血培养阴性 2 周
血栓形成	内瘘血管处疼痛、搏动、震颤及杂音减弱或消失 抽出血为暗红色、血流量不足	高凝状态的患者可根据医嘱服用抗凝药 穿刺或止血时发生血肿，先行按压并冷敷，在透后24小时热敷消肿，血肿处涂搽喜疗妥并按摩

续表

常见并发症	临床表现	处理
		早期血栓形成，可用尿激酶 25 万～50 万 U 溶于 20ml 生理盐水中，在动静脉内瘘近端穿刺桡动脉缓慢注入；若无效，则应通知医生，行内瘘再通或修补术
流量不足	增大血流量时可见血管明显塌陷 患者内瘘血管穿刺部位有触电感，同时有大量泡沫析出 静脉壶血流忽上忽下，并伴静脉压报警	有计划使用内瘘血管，严格执行正确的穿刺技术，切忌反复定点穿刺 提高穿刺技术，减少血肿发生 嘱患者定时锻炼内瘘侧手臂，使血管扩张 必要时手术扩张
动脉瘤	内瘘局部扩张明显，明显隆起或呈瘤状。严重扩张时可增加患者心脏负担和回心血量，影响心功能	内瘘吻合口过大适当加以保护，减少对静脉和心脏的压力 小的血管瘤一般不需手术，可用弹力绷带或护腕轻轻压迫，防止其继续扩大 禁在血管瘤处穿刺 血管瘤明显增大，影响了患者活动或有破裂危险，可采用手术处理
充血性心力衰竭	心悸，呼吸困难、心绞痛、心律失常等	用弹力绷带加压包扎内瘘，若无效则采用外科手术缩小吻合口内径

【特别关注】

（1）内瘘术后锻炼。

（2）早期内瘘穿刺方法。

（3）内瘘穿刺失败的处理。

（4）内瘘功能的判断。

（5）患者内瘘自我护理指导、注意事项。

【前沿进展】

动静脉内瘘狭窄的干预——球囊扩张技术

动静脉内瘘狭窄是血液透析患者较常见的并发症之一，也是导致透析患者动静脉内瘘失功的主要原因。球囊扩张术是治疗血管狭窄的有效方法之一，目前已在各种血管狭窄性疾病中广泛使用，其是一种在 X 线引导下穿刺周围静脉并置入引导导丝至血管狭窄处，通过造影明确狭窄的部位及程度，然后采用合适大小的球囊扩张狭窄处，从而使狭窄处再通畅的方法。该方法的创伤较小，血管的再通率高，但是远期可能有再狭窄的风险，以及在造影剂过敏的患者中使用受限。对于动静脉内瘘狭窄的患者选择性的应用球囊扩张的方法，可以保留患者的血管通路、减少患者的痛苦。

动静脉内瘘穿刺——扣眼穿刺法

动静脉内瘘是维持性透析患者的生命线，如何保护性的使用内瘘，减少其并发症，延长内瘘的使用寿命，是临床工作者研究的重要问题之一。一旦内瘘闭塞，对患者身心、经济和生活都可造成痛苦、不适，需重新建立血管通路。目前临床上使用动静脉内瘘穿刺方法分 3 种：绳梯法、区域穿刺法、扣眼穿刺法。区域穿刺法易形成假性动脉瘤，临床上不推荐使用；绳梯法对内瘘血管长度要求比较高，而扣眼穿刺法在国外应用已经有 30 多年的历史，该穿刺技术要求做到“三同”穿刺，即要求每次穿刺以同样的进针点、同样的进针角度、同样的进针深度，穿刺 6 ～ 12 次可形成皮下隧道，即“扣眼”。优点是降低患者焦虑、疼痛，提高患者满意度，有效减少血液透析患者内瘘止血时间；缺点是易并发穿刺隧道感染。目前在国内该技术处于起步阶段，应如何选择正确的隧道形成方法，保证钝针穿刺顺利，制订可行的操作流程，在临床上需更深一步的实践与研究。

【知识拓展】

人工血管内瘘

人工血管材料多为聚四氟乙烯，具有成熟时间短、表面积大、易于反复穿刺等特点。缺点是价格昂贵，长期的开放率低于自体内瘘。在各种原因引起的前臂静脉纤细或耗竭，无法进行常规自体动静脉内瘘的患者。人工血管有多种类型，如普通、袖状、锥形、薄壁，直径 6 ～ 7mm，带或不带支撑环。最常用手术部位是前臂 U 形血管袢、前臂直形血管袢。前臂 U 形血管袢人工血多样管动脉端吻合口位于肱动脉或其主要分支，静脉端与肘窝部浅静脉吻合。前臂 U 形人工血管动静脉瘘可提供更大的穿刺面积，因此在临床应用更为普遍。

手术简要操作过程：患者取平卧位，手术侧肢体外展，常规消毒铺巾。1% 利多卡因局部浸润麻醉或臂丛阻滞麻醉。肘横纹远端 1 ～ 2cm 做皮肤切口，游离肱动脉及其伴行静脉。前臂远端距离肘窝切口做一长约 1cm 的皮肤切口，并由此切口用隧道器建立皮下隧道，用隧道器引入人造血管。应先将人工血管静脉端与自体静脉行端侧吻合，再将动脉端与自体动脉行端侧吻合；成功后可感觉到吻合口附近震颤；彻底止血后缝合切口各层。

移植血管内瘘

在一些血管条件差的患者，特别是高龄、糖尿病血管病变、外周静脉纤细、过度肥胖的患者，移植血管内瘘是重要的替代方法。用作的移植血管包括自体大隐静脉、人尸体动脉、牛颈动脉。其中大隐静脉由于取材方便、无抗原性、直径匹配，临床上较为常用。

手术分为2部分。第一部分是取材：标记所选取的大隐静脉，常规消毒铺巾，1%利多卡因局部浸润麻醉，沿大隐静脉走形方向做皮肤切口，分离大隐静脉，结扎分支，离断大隐静脉并做好标记，放生理盐水中备用。第二部分是建立上肢内瘘：根据患者血管条件，可做U形或J形血管内瘘，吻合方法参照自体动静脉内瘘。须注意大隐静脉有多个静脉瓣，吻合时须注意大隐静脉远心端吻合于动脉壁。

血管通路功能监测是维持血管通路功能的重要组成部分。血管通路相关并发症占终末期肾脏疾病住院透析患者的15%～20%。血栓形成是导致通路失功的首要因素。由于透析操作的原因，护理工作与通路的使用更为密切，通路功能评价护士十分重要。

通 路 监 测

通路监测对于延长透析通路使用时间、减少并发症的发生是必不可少的。狭窄的检测和血栓的预防有益于延长通路寿命。通路监测分为监察（monitoring）、监测（surveillance）和诊断性检查（diagnostic testing）。监察指对通路进行物理检查（视诊、触诊和听诊），以便及时发现提示通路失功的体征。通路狭窄的临床表现包括：①血管通路同侧肢体水肿；②震颤消失，转为搏动；③血管杂音转为高调；④无法提高流速（动脉端狭窄）。监测指使用特殊检查方法定期评估通路状态，以便及时发现通路失功，包括通路血流量（Qa）、通路阻力、通路内压力（PIA）和通路再循环。尿素减少比（URR）和

Kt/ V可在透析过程中测量不正常的通路功能。若监察和监测中发现通路异常，应行诊断性检查。目前检查的金标准是血管造影。通路功能障碍的早期表现包括经常性凝血（＞1次/月）、穿刺困难、止血困难（＞20分钟）及手臂持续肿胀。

血管通路相关并发症多样，深静脉置管相关的并发症主要包括感染、导管周围纤维蛋白鞘形成、血栓形成/栓塞、气胸、空气栓塞、液胸、动脉损伤、静脉贯通、心律失常、损伤其他临近组织，如气管、食管、神经、淋巴（膈神经、迷走交感神经干、迷走神经）。建立通路应根据患者的具体情况、术者的经验、辅助设备的应用来综合评估，以期达到良好的导管功能状态，最大程度地降低患者和置管操作的风险。内瘘相关的并发症包括透析通路狭窄或血栓形成引起的通路失效，还有感染、血流动力学异常等非血栓性并发症。早期血栓形成指手术后30天内血管通路内血栓形成，主要与手术操作相关。常见原因为静脉成角、扭曲，吻合口存在张力，吻合技术不佳导致动脉或静脉狭窄；动脉未能全层缝合导致夹层，静脉过细（直径＜3mm）等。晚期血栓形成指手术后30天以上，动静脉瘘已经成熟并使用后发生的血栓。血栓多位于流出道静脉狭窄处。引起狭窄的主要原因为内膜增生，与内皮细胞的机械损伤、血流的剪切应力及高压力搏动性动脉血流进入静脉系统有关。静脉狭窄也可能由于通路血管牵拉成角或吻合口存在张力。血流动力学并发症包括心力衰竭（内瘘分流量达到心排血量的20%～50%时可能引起）、静脉高压、动脉窃血、介入治疗、手术治疗是此类并发症的主要手段。透析通路感染分为早期（＜30天）和晚期感染（＞30天）。需明确报告血培养阳性或阴性及感染部位（吻合口周围、透析通路中段或静脉流出道）。对于真性透析通路感染通常需要外科手术治疗。术后动脉瘤的发生并不少见，多见于长期使用的功能良好的自体动静脉内瘘。临床表现为沿通路血管壁迂曲、扩张呈瘤样变，包括真性动脉瘤和假性动脉瘤，多采用手术的方式治疗。其他的并发症有出血、血肿、神经病变、血清肿等。

（林　蓉　石　梅　付春莲）

第十二章　血液透析抗凝技术的应用及护理

【概述】

血液透析治疗时，需要将患者的血液引出，建立体外循环，如果不使用抗凝，治疗 3 ～ 4 小时时凝血的发生率可达到 5% ～ 10%。为避免因体外循环凝血而发生的血液丢失，预防因体外循环引起血液凝血活化所诱发的血栓栓塞性疾病及炎症状态，对于大多数透析患者，若判定没有显著增加的出血风险，就应使用不同剂型的抗凝剂，以保证血液透析的安全顺利完成。

不同的国家、地区，甚至透析中心，在透析中使用的抗凝剂类型有较大差别，目前临床上选用较多的抗凝方式有普通肝素（HEP）抗凝，低分子量肝素（LMWH）抗凝、阿加曲班、局部枸橼酸盐抗凝及无抗凝剂透析等。抗凝方案的建立，应在评估患者凝血状态的基础上，个体化选择恰当的抗凝剂和剂量。

【原理】

1. 肝素　是富含阴离子电荷的黏多糖，其分子质量为 6000 ～ 25 000Da，单独存在时并无抗凝作用，须与血液中的抗凝血酶Ⅲ结合后通过抑制凝血酶作用达到抗凝效果，半衰期为 30 ～ 120 分钟。静脉注射肝素 3 分钟后，抗凝作用出现，注射 5 ～ 10 分钟出现作用峰值。随后由网状内皮系统从血浆中摄取、清除。停止使用肝素 3 ～ 4 小时后，凝血恢复正常。一般需在血中抗凝血酶Ⅲ浓度 > 50% 时才有应用意义。

2. 低分子量肝素（LMWH） 是标准肝素降解分离后得到的，分子质量为 4000 ～ 6000Da。其抗凝效果是通过抑制凝血酶，保存抗 Xa 因子抗凝作用实现的，临床常用的有低分子量肝素钙（速碧林）、达肝素钠注射液（法安明）、低分子量肝素钠注射液（克塞）、低分子量肝素钠注射液（吉派林）。

3. 阿加曲班 是一种新型凝血酶抑制剂，可逆地与凝血酶活性位点结合，抗血栓作用不需要辅助因子抗凝血酶Ⅲ，有推荐应用于抗凝血酶Ⅲ缺乏的血液透析抗凝。

4. 枸橼酸盐 可以结合钙，而钙是激活凝血途径所必须的。枸橼酸盐通过与体外循环中的游离钙相结合，使血液中钙离子减少，导致凝血酶原转化为凝血酶受阻，以达到抗凝的目的。

【方法】

（一）抗凝剂选择

1. 准确评估患者治疗前凝血状态

（1）评估患者出血性疾病发生的风险

1）既往有无存在消化道溃疡等潜在出血风险的疾病。

2）是否长期使用华法林等抗凝血药物或抗血小板药物。

3）有无血友病等遗传性出血性疾病。

4）是否严重创伤或外科手术后 24 小时内。

（2）评估患者临床上血栓栓塞性疾病发生的风险

1）是否患有糖尿病、系统性血管炎等伴有血管内皮细胞损伤的基础疾病。

2）既往是否存在动静脉血栓、脑血栓、心肌梗死等血栓栓塞性疾病。

3）是否长期卧床、有效循环血容量不足，低血压是否合并急性感染，严重的创伤、外科手术。

4）有无先天性抗凝血酶Ⅲ缺乏或合并大量蛋白尿导致抗凝血酶Ⅲ从尿中丢失过多。

2. 相关的凝血指标监测与评估

（1）外源性凝血系统：凝血酶原时间（PT）、凝血酶原活动度或国际标准化比值（INR）。

（2）内源性凝血系统：部分凝血活酶时间（APTT）、凝血时间（CT）、活化凝血时间（ACT）。

（3）凝血共同途径状态的评估：纤维蛋白原（FIB）、凝血酶时间（TT）。

（4）血液高凝状态：当外源性凝血系统、内源性凝血系统、共同途径的各项凝血指标均缩短时的状态。

（5）血小板活性状态的评估：全血血小板计数（PLT计数）、出血时间（BT）。

（6）血浆抗凝血酶Ⅲ活性检测。

3. 抗凝剂种类选择

（1）普通肝素：在没有出血性疾病的发生和风险，没有显著的脂代谢和骨代谢的异常，血浆抗凝血酶Ⅲ活性＞50%，血小板计数、APTT、PT、INR、D-双聚体正常或升高的患者推荐使用。

（2）低分子量肝素：在没有活动性出血性疾病，血浆抗凝血酶Ⅲ活性在＞50%，血小板数量基本正常；但脂代谢和骨代谢的异常程度较重，或APTT、PT、INR轻度延长具有潜在出血风险的患者推荐使用。

（3）无抗凝剂：存在明确的活动性出血性疾病或明显的出血倾向，或APTT、PT、INR明显延长的患者推荐使用。

（4）基础抗凝

1）抗血小板药物：对于以糖尿病肾病、高血压性肾损害等疾病为原发疾病，临床上心血管事件发生风险较大，而血小板数量正常或升高、血小板功能正常或亢进的患者，推荐每天给予。

2）低分子量肝素：对于长期卧床具有血栓栓塞性疾病发生的风险，INR 值较低、血浆 D- 双聚体水平升高，血浆抗凝血酶Ⅲ活性在 50% 以上，推荐每天给予。

（5）阿加曲班或枸橼酸钠：合并肝素诱发的血小板减少症，或先天性、后天性抗凝血酶Ⅲ活性在 50% 以下时。此时患者不宜选择普通肝素。

4. 抗凝中的监测 透析早、中期，目标 APTT /ACT 通常为基础值的 1.5 ～ 1.8 倍（200 ～ 250 秒），透析后期目标通常为基础值的 1.4 倍或接近正常。治疗结束后基本恢复治疗前水平。基础 APTT /ACT 值高的患者应当降低目标 APTT /ACT 值。

（二）抗凝剂使用方法

1. 普通肝素抗凝 肝素的配制及使用方法如下。

（1）配制方法: 将肝素配制成 12 500U/25ml NS（即 1ml=500U=4mg）。

（2）使用方法：用 NS 预冲透析管路后，首先注射首剂量（35 ～ 60U /kg），达到全身肝素化，然后再在透析过程中通过透析器肝素泵持续给药或间断给药。持续给药量为 500 ～ 1200U/h，在透析结束前 30 ～ 60 分钟停止肝素，间断给药时每 30 分钟给药一次，一般提前 1 小时停止给药。根据凝血时间调整给药速度，维持 APTT/ACT 值于治疗前的 1.5 ～ 2.5 倍。

2. 低分子量肝素（LMWH）抗凝 在透析前一次性注入低分子量肝素 3000 ～ 6000U，无需追加剂量。

（1）速碧林（低分子量肝素钙）：平均分子质量为 3600 ～ 5000Da。体重低于 50kg，起始剂量为 0.3ml（3075

AxaIU）；体重 50 ～ 70kg，起始剂量为 0.4ml（4100 AxaIU）；体重高于 70kg，起始量为 0.6ml（6150 AxaIU）。有出血危险的患者可以使用推荐起始剂量的一半。

（2）克塞（低分子量肝素纳）：平均分子质量为 3500 ～ 5500Da。推荐剂量为 100AxaIU/kg，体外循环出现早期凝血表现，可按 50 ～ 100AxaIU/kg 追加使用一次。

（3）法安明（达肝素钠）：平均分子质量为 5000Da。推荐一次性快速静脉注射 4000 ～ 5000 AxaIU 。有高危出血的患者，起始剂量为静脉快速注射 5 ～ 10AxaIU/kg，以 4 ～ 5AxaIU/（kg · h）持续输入。

3. 阿加曲班抗凝 一般首剂量 250μg/kg，追加剂量 2μg/（kg · min），或 2μg/（kg · min）持续滤器前输注；一般提前 20 ～ 30 分钟停止给药。

4. 局部枸橼酸盐抗凝技术 测量基础 ACT 值，在动脉管路端输入 5% 枸橼酸盐溶液，在静脉端输入 5% 氯化钙（也有使用葡萄糖酸钙）溶液，根据 ACT 值和动脉血钙水平（30 分钟测一次）调整 5% 枸橼酸盐溶液和 5% 氯化钙输入速度，同时使用无钙透析液效果更好。

5. 无肝素透析技术 肝素盐水预充透析器及管路，闭路循环 20 ～ 30 分钟，再用生理盐水将透析器及管路中的肝素盐水全部排掉，透析过程中每 30 ～ 60 分钟用 100 ～ 200ml 生理盐水快速冲洗透析器及管路一次，观察透析器及管路以发现早期凝血。无肝素透析治疗时为避免凝血，血流速度最好大于 300ml/min。

【主要护理问题】

1. 出血倾向 与抗凝剂过量、全身出血性疾病、肝素诱发的血小板减少症有关。

2. 体外循环凝血 与抗凝剂种类选择不合适、用量不足、血流缓慢、无肝素透析技术有关。

3. 潜在的血栓栓塞性疾病的发生 与体外循环引起血液凝血被活化有关。

4. 知识缺乏 与患者对疾病治疗的专业知识缺乏了解有关。

【护理目标】

（1）抗凝后无引起或加重出血。

（2）有效抗凝避免体外循环凝血。

（3）预防透析过程中和透析结束后发生的血栓栓塞性疾病。

（4）患者了解了抗凝目的和并发症，理解并主动配合治疗。

【护理措施】

（1）准确评估每位患者治疗前的凝血状态，出血性疾病和血栓栓塞性疾病的发生风险，询问女性患者月经情况、有无活动性出血。准确选择抗凝方式和抗凝剂量，发现凝血或出血及时处理。抗凝前、抗凝中和抗凝后加强监测凝血指标变化情况，及时遵医嘱对症处理和及时调整抗凝方式和抗凝剂量以减少抗凝并发症发生。

（2）透析过程中，体外循环中的血液应一直处于流动状态，血流量保持于 200 ～ 400ml/min，一旦出现血流量不足，应及时处理，防止发生凝血反应。

（3）应用肝素循环的透析器及管路上机前用生理盐水将透析器及管路中的肝素盐水全部排掉，以免肝素进入患者体内。

（4）无肝素透析过程中每 30 ～ 60 分钟用 100 ～ 200ml 生理盐水快速冲洗透析器及管路一次，血流量尽量＞300ml/min。

（5）密切观察体外循环血液颜色变化，肾机运转情况及各项压力指数，有凝血倾向及时处理。

（6）选择生物相容性好的透析材料减少凝血因子被活化。

【并发症的处理及护理】

并发症的处理及护理见表12-1。

表 12-1　并发症的处理及护理

常见并发症	原因和临床表现	处理
血栓栓塞性疾病发生	抗凝剂剂量不足和种类有误，患者高凝状态，凝血被活化过度	准确评估每位患者，适时检测凝血指标，以达到精准使用抗凝剂种类及剂量 血液在体外循环处于达要求的流动状态及流动速度 选择生物相容性好的透析材料 当评估引血通路不畅特别是直接穿刺引血流量可能不足时可遵医嘱先肝素盐水预冲体外循环管路 密切观察，发现凝血，立即给予相应处理
出血	通常表现为穿刺周围的皮下出血或口腔黏膜的出血，严重者可出现硬脑膜下出血、出血性心包炎、消化道出血等	透前准确评估每位患者出血风险，监测凝血状态，遵医嘱适时调整抗凝方式和抗凝剂量 密切观察，发现出血立即给予相应处理，并遵医嘱给予相应拮抗剂，如鱼精蛋白对抗肝素，比例为1∶2或1∶1，首次应用鱼精蛋白要注意观察有否过敏反应发生；枸橼酸钠过量补充钙制剂

续表

常见并发症	原因和临床表现	处理
肝素诱发的血小板减少症（HIT）	Ⅰ型表现轻微血小板计数无明显减少。Ⅱ型在应用肝素类制剂后5～10日内出现血小板下降可达50%，并合并血栓和栓塞性疾病	Ⅰ型表现轻微可不处理自行缓解；Ⅱ型停用肝素类制剂，给予对症处理，并做好记录避免再次使用肝素类制剂
高脂血症、脱发、骨质疏松、瘙痒等	长期使用肝素或低分子量肝素所致，表现为皮肤瘙痒、骨痛、骨折易发生等	保证抗凝的基础上尽量减少肝素量，尽量使用低分子量肝素，给予调脂药物活性维生素D和钙剂治疗
低钙血症、高钠血症、代谢性碱中毒	枸橼酸钠抗凝时剂量过大或使用时间过长，枸橼酸盐在体内被肝脏代谢为碳酸氢盐过量所致	准确监测动脉血钙水平调整枸橼酸盐和钙的输入平衡，保持其理想范围；发生后遵医嘱对症处理，积极纠正

【健康宣教】

（1）透析前向患者讲解透析抗凝的目的和必要性，以取得患者的主动配合。

（2）肝素抗凝后的宣教：由于肝素具有反跳作用及个体间肝素的敏感差异，透析结束后仍然会有凝血的障碍。应告诉患者避免碰撞、擦伤、摔倒等外伤而出血，教会病员正确及时的止血方法，若不慎外伤、出血量大，应立刻到医院就诊。血液透析后创伤性的检查和治疗应在4～6小时后进行，如肌肉注射后易引起臀部血肿，注射后局部应增加压迫时间；患者行拔牙术，一般需在透析后1天进行。告诉患者避免进食过烫、过硬食物，保持大便通畅，不用力解大便，以防止引起消化道出血。观察穿刺处有无出血现象，内瘘穿刺处出血不止时，可局部压迫止血。

【特别关注】

（1）合适抗凝方式和抗凝剂量的选择，明确抗凝剂的使用禁忌。

（2）应用肝素的凝血时间监测，肝素抗凝后肝素作用的反跳。

（3）肝素出血并发症时鱼精蛋白的对抗治疗。

（4）枸橼酸盐抗凝时监测血中钙浓度。

（5）无肝素抗凝透析的知情同意。

【前沿进展】

有人研究在制作透析器过程中膜表面结合抗凝剂而达到使用中抗凝的效果，但还未见大量确切应用临床。

有人推荐利用某些透析器膜表面所带的负电荷原理在上机前肝素盐水预充循环以吸附肝素正电荷达透析器膜表面的肝素化以增加使用中抗凝作用，但要注意上机前用生理盐水排掉肝素盐水。

【知识拓展】

（一）凝血因子

凝血因子（blood coagulation factor）是一组参与凝血过程的血浆因子，多为蛋白质。参加血液凝固的凝血因子至少有 14 个，包括 12 个经典的凝血因子及激肽系统的激肽释放酶原和高分子质量激肽原。根据凝血因子的作用和理化特性可分为 4 组。

1. 依赖维生素 K 的凝血因子　包括因子Ⅱ、Ⅶ、Ⅸ和Ⅹ，它们的共同特点是分子结构中 N 端含有数量不等的γ-羧基谷氨酸残基（γ-GLa），而该残基在肝细胞内的生物合成依赖维生素K的介导。血浆中的这些因子可同时被硫酸钡所吸附。

2. 接触凝血因子 包括因子Ⅻ、Ⅺ、激肽释放酶原及高分子质量激肽原。它们的共同特点是通过接触反应启动内源凝血途径，并可参与纤溶和补体等系统的活化，临床发现接触因子缺乏并不出现出血现象（除因子Ⅺ缺乏有轻度出血外），反而表现出不同程度的血栓形成倾向或纤溶活性下降。

3. 凝血酶敏感凝血因子 包括因子Ⅰ、Ⅴ、Ⅷ、ⅩⅢ。它们都对凝血酶敏感，从而发生酶促反应或被激活。

4. 其他凝血因子 包括因子Ⅲ和Ⅳ。

（1）因子Ⅲ：习惯称之为组织因子（TF）是正常人血浆中唯一不存在的凝血因子。其广泛存在于各种组织中，尤其在脑、胎盘和肺组织中含量极为丰富，单核-吞噬细胞和血管内皮细胞均可表达。TF是FⅦ的受体，可与FⅦ或FⅦa结合，提供凝血反应的催化表面，参与外源凝血途径的激活。

（2）因子Ⅳ：习惯称之钙离子（Ca^{2+}），Ca^{2+}作为因子Ⅳ存在于血浆中，与其他二价金属离子都可能共同参与凝血过程。

（二）凝血指标的检测与评估

1. 外源性凝血系统状态的评估 选择性检测凝血酶原时间（PT）、凝血酶原活动度或国际标准化比值（INR）。PT、凝血酶原活动度和INR延长提示外源性凝血系统的凝血因子存在数量或质量的异常，或血中存在抗凝物质；PT、凝血酶原活动度和INR缩短提示外源性凝血系统活化，易于凝血、发生血栓栓塞性疾病。

2. 内源性凝血系统状态的评估　选择性检测部份凝血活酶时间（APTT）、凝血时间（CT）或活化凝血时间（ACT）。APTT、CT 和 ACT 延长提示内源性凝血系统的凝血因子存在数量或质量的异常，或血中存在抗凝物质；APTT、CT 和 ACT 缩短提示内源性凝血系统活化，血液高凝状态。

3. 凝血共同途径状态的评估　如果患者上述各项指标均延长，则提示患者的凝血共同途径异常或血中存在抗凝物质。此时应检测纤维蛋白原（FIB）和凝血酶时间（TT），如果 FIB 水平正常，则提示血中存在抗凝物质或 FIB 功能异常。

4. 血液高凝状态　外源性凝血系统、内源性凝血系统和共同途径的各项凝血指标均缩短，则提示患者存在血液高凝状态，易于发生血栓栓塞性疾病。

5. 血小板活性状态的评估　检测全血血小板计数和出血时间（BT）初步评估血小板功能状态：如果血小板数量减少伴出血时间延长提示患者止血功能异常，易于出血；如果血小板数量增多伴出血时间缩短提示血小板易于发生黏附、集聚和释放反应，易于产生血小板性血栓。对于单位时间内血小板数量进行性降低的患者，推荐检测血浆血小板膜糖蛋白 -140 或血中 GMP-140 阳性血小板数量，以便明确是否存在血小板活化。不能检测上述 2 项指标时，如果患者伴有血浆 D- 双聚体水平升高，也提示血小板活化 。

（刘　霞　马春妍　冉梦晓）

第十三章　复用操作规范及质量标准

【概述】

血液透析器复用是指对使用过的可复用血液透析器经过清除血液、化学净化、消毒、功能评估等一系列处理程序并达到规范要求后再次应用于同一患者进行透析治疗的过程。该技术开始于20世纪60年代。通过不断的实践，逐渐形成了较规范的操作程序。随着复用技术的不断完善、复用质量的不断提高，透析器复用的经济性、生物相容性逐渐显现。重复使用透析器不仅能降低透析费用，而且复用的透析器对患者的不良反应小、生物相容性好，减少了首次使用综合征，同时增加了资源的再生利用，也降低了废弃透析器的垃圾处理量，从而减少了环境污染。严格实施标准复用程序及质量控制，血液透析器的复用是安全有效的，因此，复用技术已在世界范围内被广泛应用。

【适应证】

（1）对复用过程所使用的消毒剂不过敏的维持性血液透析患者。

（2）非血液传播性疾病维持性血液透析患者。

（3）患者知情同意。复用前向患者说明复用的意义及可能遇到的不可预知的危害，患者知情后签署同意书。

【禁忌证】

（1）乙型肝炎和丙型肝炎病毒标志物阳性患者。

（2）艾滋病病毒携带者或艾滋病患者。

（3）其他可能通过血液传播的传染病的患者（梅毒、败血症、急性肝炎、开放性结核）。

（4）对复用过程所使用的消毒剂过敏的患者。

【方法】

（一）血液透析器全自动复用方法

血液透析器自动复用程序包括：预处理、机器复用、功能评估。机器复用程序：冲洗、反超率冲洗透析膜、透析器血室容量测量、透析膜压力测试、消毒液冲洗、灌注消毒液。每种机器使用特定的清洁及消毒剂，具体操作程序应在遵循厂家及销售商建议下实施。

1. 预处理 在透析器与管路分离后，若透析器有明显凝血，应尽快（不超过回血后 2 小时）清除残余血液，将防感染接头与透析器的两端相连，用反渗水冲洗血液透析器血室，目的是为了洗去残余血和透析器表面的血迹，保持纤维的有效性及减少易于生长细菌的有机物质，然后再连接于复用机上进行消毒。如果无法及时消毒，需在 2 小时内冷藏，冷藏时间控制在治疗结束后的 24 小时内。

2. 机器复用

（1）将透析器由下至上与复用机相连（血管通路端口和旁路端口）。

（2）扫描需复用透析器，机器和操作人员条码。

（3）按开始键“START PROCESS”，进入机器复用：冲洗、检测、消毒液灌注。“Pressure Failure Alarm”压力检测失败，“Volume Failure Alarm”容量检测失败，“Add Chemical Alarm”缺少消毒液。

（4）当复用结束时，复用机下面窗口显示 57，上面窗口显示检测的实际容量，并且显示黄色警示灯“PROCESS

COMPLETE”。

（5）按复位键“RESET”，结束复用，打印机自动打印标签。

（6）将透析器卸下，安装好端口帽，贴上复用信息标签。

操作过程中需要注意的是：使用过的安全接头应一人一换，1% 的 Renalin 浸泡 30 分钟后使用。

3. 功能评估

（1）压力检测通过；透析器破膜测试和 TCV（血室容积）的检测，容量检测应不低于原有容量 80%，如 TCV 下降 20% 相当于尿素清除率下降 10%，则该透析器不应继续使用，以保证透析器的清除质量。

（2）透析器外观：透析器表面清洁，膜颜色无异常，无可见蛋白；结构无损坏，密封完好无漏液；消毒液灌注充足，透析液室充满，透析器血室两端气泡不能超过 1/3。

（3）透析器使用次数在规定范围。

（4）有效消毒浓度检测合格，Renalin 浓度要达到 3.5%。

（5）标签识别要求：①每支复用透析器标签资料与电脑记录资料吻合；②标签内容清晰，能够确认使用该透析器的患者。内容：姓名、性别、年龄、住院号或门诊号、透析器型号、复用日期、复用次数、操作人员姓名或编号等；③透析器标签不能遮盖产品型号批号、血液及透析液流等相关信息。

（二）血液透析器半自动复用方法

血液透析器半自动复用程序包括：正向冲洗、反超滤冲洗、灌注消毒液、功能评估。它最大的缺点是不能进行容量和压力检测，通过肉眼观察评估透析器膜，出现Ⅱ、Ⅲ度凝血时不予复用；在冲洗过程中，应准确控制反渗水的压力，以减少破膜的发生。

1. 正向冲洗　调整反渗水压为 1.0 ～ 1.5kg/cm^2（或 3 ～ 4L/min），将防感染接头与透析器相连。将透析器由下至上与复用板上各冲洗接口相连（上、下血管通路端口和旁路端口）。开放透析器两端的所有入口、出口，冲洗液由下至上，冲洗透析器膜内外（血室及透析液室）8 ～ 10 分钟，有凝血的透析器可适当延长，直至流出液清亮为止。

2. 反超率冲洗　关闭透析器膜内入口及膜外出口，开放膜内出口及膜外入口，冲洗液由膜外入口进入，反超滤冲洗透析膜后，从膜内出口排出。以 1.8kg/cm^2 的压力冲洗 3 ～ 10 分钟，直至透析器血室流出液清亮为止。

3. 灌注消毒液　冲洗结束，排尽透析器及管道内液体。启动消毒液灌注泵，将已调配好的消毒液由下至上冲洗透析器，并轻拍透析器排尽空气。灌注满消毒液后及时关闭各出入口并卸载。

4. 功能评估

（1）透析器外观：透析器表面清洁，膜颜色无异常，无可见蛋白；结构无损坏（有无破膜），密封完好无漏液；消毒液灌注充足，透析液室充满，两端气泡不能超过 1/3。

（2）透析器使用次数在规定范围。

（3）有效消毒浓度检测合格，浓度要达到 3.5%。

（4）标签识别要求：①每支复用透析器标签资料与电脑记录资料吻合；②标签内容清晰，能够确认使用该透析器的患者。内容：姓名、性别、年龄、住院号或门诊号、透析器型号、复用日期、复用次数、操作人员姓名或编号等；③透析器标签不能遮盖产品型号批号、血液及透析液流等相关信息。

（三）血液透析器手工复用方法

手工复用程序由于无法进行反冲，其对纤维蛋白清除效果欠佳，不建议使用。

【透析器复用过程中常见的报警原因】

（1）“Insufficient Pressure of Water In”进水压力不足，表明应检查水处理系统或复用机进水压压力表。

（2）“Pressure Failure Alarm”压力检测失败，表明透析器可能破膜，应抛弃。

（3）“Volume Failure Alarm”容量检测失败，在35步出现，表明透析器容量下降，应抛弃；在其他步骤出现，表明机器故障。

（4）“Add Chemical Alarm”缺少消毒液，表明应该添加消毒液。

【常用透析器消毒液及使用规范】

常用消毒剂的使用要求见表13-1，消毒剂的选择应根据透析器产品说明书及复用机对消毒剂的要求进行。复用血液透析器使用前必须经过最短消毒时间消毒后方可使用，消毒后储存时间超过各消毒液的消毒有效期后须重新消毒方可使用。

表13-1 常用透析器消毒液及使用规范

消毒剂	有效浓度（%）	最短消毒时间及温度	消毒有效期（天）
福尔马林	4	24小时，20℃	7
过氧乙酸	0.25～0.5	6小时，20℃	3
Renalin	3.5	11小时，20℃	14～30

【血液透析器复用操作规范】

（1）加强职业防护：护士着装整洁，修剪指甲，洗净双手，穿防护衣及防腐蚀鞋，戴口罩、帽子、手套、护目镜。

（2）按照复用设备的要求进行使用与维护：每日工作开始时对复用机进行校正，工作结束后对复用机进行冲洗消毒；每月定时对复用机进行409保养。

（3）消毒剂要求：使用中的消毒剂应每日检测浓度。

（4）严格遵守复用流程：预处理、机器复用、功能评价。处理及时，安全接头一人一换，透析器要分开放置。

（5）消毒液灌注要求：透析液室充满，透析器血室两端气泡不能超过1/3。

（6）标签要求：每支透析器要有患者身份识别标签；各种标签、标签与电脑记录要吻合；标签内容清晰、完整，不遮盖产品型号和批号；标签内容有：姓名、性别、年龄、门诊号、透析器型号、复用日期、复用次数、操作者姓名。

（7）复用透析器废弃：使用半自动复用程序低通量透析器复用次数不得超过5次，高通量不得超过10次；使用全自动复用程序低通量透析器不得超过10次，高通量不得超过20次，废弃的透析器应做好记录。

（8）复用合格条件：复用机检测通过，人工检查透析器外观、有效消毒液浓度、标签合格。

（9）透析器的存放：复用合格后的透析器存放于专用柜，分开放置标识清晰。存放间环境清洁，温度低于20℃。

【复用血液透析器的监测规范】

（一）血液透析器使用前检测

1. 外观检查

（1）标签字迹清楚。

（2）血液透析器无结构损坏和堵塞。

（3）血液透析器端口封闭良好、充满消毒液，无泄漏。用专用试纸测试确认该血液透析器已有过有效浓度消毒液的消毒和处理。

（4）复用血液透析器使用前必须经过最短消毒时间消毒后方可使用。存储时间应在规定期限内，若超过时间，必须重新消毒。

（5）血液透析器外观正常。

2. 核对患者资料 确保血液透析器上的姓名和患者记录中身份信息一致，血液透析器上的标签和患者的治疗记录也应确保无误。

3. 冲洗消毒液 冲洗程序应经测试能确保将血室和透析液室填充的消毒液浓度降至安全水平。

4. 消毒剂残余量检测 可根据消毒剂厂商的说明，采用敏感的方法（如试纸法等），检测消毒剂残余量，确保消毒剂残余量低于允许的最高限度。血液透析器中残余消毒剂水平要求：福尔马林＜5ppm（5μg/L）、过氧乙酸＜1ppm（1μg/L）、Renalin＜3ppm（3μg/L）。

5. 消毒剂残余量检测后15分钟内应开始透析 防止可能的消毒液浓度反跳。如果等待透析时间过长，应重新清洁、冲洗、测定消毒剂残余量，使之低于允许的最高限度。

（二）血液透析器使用中监测

1. 透析中监测 应观察并记录患者每次透析时的临

床情况，以确定由复用血液透析器引起的可能的并发症。

2. 与复用有关的综合征

（1）发热和寒颤：体温高于37.5℃或出现寒颤，应报告医师。不明原因的发热和（或）寒颤常发生在透析开始时，应检测透析用水或复用水的内毒素含量及消毒液残余量。

（2）其他综合征：若透析开始时出现血管通路侧上肢疼痛，医师应分析是否由已复用血液透析器中残余的消毒液引起。若怀疑是残余消毒剂引起的反应，应重新评估冲洗程序并检测消毒剂残余量。

【血液透析器失效处理原则】

（1）如血液透析器破膜或透析中超滤量与设定值偏离过多，应评估并调整复用程序。

（2）若患者出现临床状况恶化，包括进行性或难以解释的血肌酐水平升高，尿素下降率（URR）或K_t/V（K，血液透析器尿素清除率；t，透析时间；V，体内尿素分布容积）降低，应检查透析操作程序，包括复用程序。

（3）临床监测：定期检测URR或K_t/V，如果结果不能满足透析处方的要求，应加以分析并评估。

【透析器复用的质量管理规范】

1. 严格实施复用操作规范。

2. 保证复用血液透析器的安全性和有效性

（1）依法使用有明确标识的可重复使用的血液透析器。

（2）由具有复用及相关医学知识的主管血液透析的医师决定复用血液透析器，医疗单位应对规范复用血液透析器负责。

（3）积极处理复用过程中所有可能遇到的不能预知的危险因素。

（4）需严格重视的问题

1）复用前应向患者或其委托人说明复用的意义及可能遇到的不可预知的危害，可选择是否复用并签署知情同意书。

2）乙型肝炎病毒标志物阳性患者、丙型肝炎病毒标志物阳性患者使用过的血液透析器不能复用。

3）艾滋病病毒携带者或艾滋病患者使用过的血液透析器不能复用。

4）其他可能通过血液传播传染病的患者使用过的血液透析器不能复用。

5）对复用过程所使用的消毒剂过敏的患者使用过的血液透析器不能复用。

（5）严格复用质量控制

1）质量控制内容：工作人员应监控所有复用物品、复用材料、复用程序、复用操作过程和透析器消毒效果。

2）建立血液透析器复用手册：将复用相关规定、复用程序和复用设备说明等质控管理依据装订成册。

3）专人负责血液透析器复用工作，复用前需经培训，考试合格，由一名专业组长对其工作进行指导、督查。严格按照复用规范和操作程序进行复用。

4）保证消毒液的有效浓度，每日检测一次并记录。

5）血液透析透析器复用间和存放间应每天定时进行空气消毒，保持透析器存放架的清洁，至少每周清洁消毒一次。

6）各类医用垃圾分类存放与处理。统一密闭运送至指定地点，达到无害化处理，并记录。

7）结束透析后放置透析器和血管通路管的塑料桶需

用含氯 1000mg/L 的消毒液浸泡 30 分钟后方可使用。消毒液现配现用。

8）记录：记录有关研究分析、意见和质量控制检查方面的结果，从而为客观的分析提供资料。临床资料是提示复用程序质量的最重要指标，根据记录进一步改进复用操作规范。

9）制定与透析器复用相关的各种应急预案，如透析器破膜、过敏反应、致热源反应、管路破裂等情况的紧急处理措施。

10）做好职业暴露的防护。

11）血液透析治疗单位应接受有关机构对血液透析器复用过程及质量控制的监督和检查。

【特别关注】

1. 血液透析器复用的临床意义

（1）减少首次使用综合征的发生。

（2）降低血液透析的成本，减少透析费用。

（3）有利于资源的再生利用，减少了透析器等生物合成材料对环境的污染。

（4）改善了透析器的生物相容性，降低过敏反应的发生率。

（5）按照重复使用技术及质量控制标准进行透析器复用，对患者的透析质量没有影响。

2. 血液透析器复用存在的风险及使用消毒剂的不良反应

（1）化学消毒剂的残留：透析前的不充分冲洗可能导致残留消毒液进入透析患者体内出现不良反应。

（2）潜在感染：消毒隔离工作不完善，未按照复用技术方法和质量控制标准进行，都可能会导致某些血源性传染病的传播，如肝炎、艾滋病、梅毒等。复用透析器消毒不充分可引起微生物的感染，表现为透析 1 ～ 2 小时后出现寒战、高热，引起一过性菌血症和热原反应。

（3）透析器的清除率和超滤率下降及破膜的可能：随着复用次数的增加，透析器的清除率与超滤率有下降的趋势。自动复用过程中的反复压力变化可能导致透析纤维的断裂而出现破膜，一般能被自动检测程序发现，从而避免了透析过程中的破膜现象。而半自动及手工复用因为检测的困难可能导致较高的透析中的破膜现象。

（4）增加人力支出。

【开展复用的基本条件】

1. 血液透析患者的权利保证

（1）复用前向患者说明复用的意义及可能遇到的不可预知的危害，患者知情后签署同意书。

（2）患者签署复用同意书。

2. 复用设备保证

（1）透析器复用机：复用机必须确保以下功能。①使血液透析器处于反超状态，能反复冲洗血室和透析液室；②能完成血液透析器性能及膜的完整性试验；③用至少 3 倍血室容积的消毒液冲洗血液透析器血室及透析液室后，再用标准消毒液将其充满，以确保血液透析器内的消毒液达到有效浓度。血液透析器复用机的维护应遵循复用机设备厂家或销售商的建议，并与之制定书面维修程序及保养计划。厂家或销售商有责任承诺设备在安装正确的条件下正常运行。

（2）复用用水：复用时应使用反渗水。供复用过程的反渗水必须符合血液透析用反渗水的水质的生物学标准，应定期检测复用用水细菌和内毒素的污染程度。应在血液透析器与复用系统连接处或尽可能接近此处进行水质检测。细菌水平不得超过 200CFU/ml，干预限度为 50CFU/ml；内毒素含量不得超过 2EU/ml，干预限度为 1EU/ml。当达到干预限度时，继续使用水处理系统是可以接受的，但应采取措施（如消毒水处理系统）。水质细菌学、内毒素最初应每周检测 1 次，连续 2 次检测结果符合要求后，细菌学检测应每月 1 次，内毒素检测应每 3 个月 1 次。使用中的透析用水应有一定的压力和流速。

（3）使用前充分的透析器冲洗：连接患者血管通路前应使用至少不少于 1000ml 的无菌生理盐水冲洗后，连接好透析器膜外行体外循环，确保消毒剂残余量控制在安全标准允许的范围内。

3. 复用环境保证

（1）复用间环境保证：复用间应安装排水、排气设施，保证其地面、墙面清洁干燥及空气的良好状态。复用室的墙壁、地板和工作桌面应持久耐用，能抵抗透析器复用氧化物质的腐蚀。

（2）复用透析器储存区：存放消毒后透析器的区域应独立于复用间并与之以传递窗相连。应满足Ⅲ类环境要求。储存区内应设计用于储存已处理好的血液透析器专用储物柜。储物柜应满足每个透析器分开独立存放及安全查对、方便取用的需要。

4. 个人防护设施保证

（1）个人防护用品：复用间应专门配备防护手套、防护衣和护目镜。在复用过程中操作者应遵守标准预防要求，穿戴护目镜、防护衣、口罩及专门的防腐蚀鞋。

（2）眼部冲洗水龙头：复用间应设有紧急眼部冲洗水龙头，以保证复用工作人员眼部不慎溅入血液或消毒液时即刻有效地冲洗。

【知识拓展】

透析器反应

透析器反应又名“透析器首次使用综合征”，是指血液透析时因使用新的透析器而发生的一组综合征，但也见于透析器复用患者，是血液透析过程中少见的并发症。但由于它发生快，如果不及时诊断及处理，可能会危及患者生命。临床分为两类：A 型反应（过敏反应型）和 B 型反应。其防治程序分别如下。

1. A 型透析器反应 主要发病机制为快速的变态反应，常于透析开始后 5 分钟内发生，少数迟至透析开始后 30 分钟。发病率不到 5 次 /10 000 透析例次。依据反应轻重可表现为皮肤瘙痒、荨麻疹、咳嗽、喷嚏、流清涕、腹痛、腹泻，甚至呼吸困难、休克、死亡等。一旦考虑为 A 型透析器反应，应立即采取处理措施，并寻找原因，采取预防措施，避免以后再次发生。

（1）紧急处理

1）立即停止透析，夹闭血管通路管，丢弃管路和透析器中血液。

2）给予抗组胺药、激素或肾上腺素药物治疗。

3）若出现呼吸循环障碍，立即予以心脏呼吸支持治疗。

（2）明确病因：主要是由患者对与血液接触的体外循环管路、透析膜等物质发生变态反应所致，可能的致病因素包括透析膜材料、管路和透析器的消毒剂（如环氧乙烷）、透析器复用的消毒液、透析液受污染、肝素过敏等。另外，有过敏病史及高嗜酸细胞血症、血管紧张素转换酶抑制剂（ACEI）应用者，也易出现 A 型透析器反应。

（3）预防措施：依据可能的诱因，采取相应措施。

1）透析前充分冲洗透析器和管路。

2）选用蒸汽或射线消毒透析器和管路。

3）进行透析器复用。

4）对于高危人群可于透前应用抗组胺药物，并停用ACEI。

2. B型透析器反应　常于透析开始后20～60分钟出现，发病率为3～5次/100透析例次。其发作程度常较轻，多表现为胸痛和背痛。其诊疗过程如下。

（1）明确病因：透析中出现胸痛和背痛，首先应排除心脏等器质性疾病，如心绞痛、心包炎等。若排除后考虑为B型透析器反应，则应寻找可能的诱因。B型透析器反应多认为是由补体激活所致，与应用新的透析器及生物相容性差的透析器有关。

（2）处理：B型透析器反应多较轻，给予鼻导管吸氧及对症处理即可，常不需终止透析。

（3）预防：采用透析器复用及选择生物相容性好的透析器可预防部分B型透析器反应。

（李　超　韩　莲　余雯雯）

第十四章　连续性肾脏替代治疗技术及护理

【概述】

连续性肾脏替代治疗（continuous renal replacement therapy，CRRT）是所有连续、缓慢清除水分和溶质的一组体外血液净化治疗技术的总称。CRRT 主要实施者为 CRRT 专业护士，全程参与各类 CRRT 技术的实施、危重患者的监护及专项护理，因此，CRRT 专业护士须在掌握常用 CRRT 技术的适应证、原理、特点及注意事项等的基础上才能有效地实施专项护理，从而保证 CRRT 的连续性和安全性。

【适应证】

1. 肾脏疾病

（1）急性肾损伤（AKI）：伴血流动力学不稳定和需要持续清除过多水分或毒性物质，如 AKI 合并严重电解质紊乱、酸碱代谢失衡、心力衰竭、肺水肿、脑水肿、急性呼吸窘迫综合征（ARDS）、外科术后、严重感染等。

（2）慢性肾衰竭（CRF）：合并急性肺水肿、尿毒症脑病、心力衰竭、血流动力学不稳定等。

2. 非肾脏疾病　包括多器官功能障碍综合征（MODS）、脓毒血症或败血症性休克、急性呼吸窘迫综合征（ARDS）、挤压综合征、乳酸酸中毒、急性重症胰腺炎、心肺体外循环手术、慢性心力衰竭、肝性脑病、药物或毒物中毒、严重液体潴留、需要大量补液、严重的电解质和酸碱代谢紊乱、肿瘤溶解综合征、过高热等。

【禁忌证】

CRRT 无绝对禁忌证，但存在以下情况时应慎用。

（1）无法建立合适的血管通路。

（2）严重的凝血功能障碍。

（3）严重的活动性出血，特别是颅内出血。

【原理、特点、注意事项】

1. 连续性动脉－静脉血液滤过

（1）原理：连续性动脉－静脉血液滤过（continuousarterio-venoushemofiltration，CAVH）是指利用人体动脉－静脉之间正常压力梯度差作为体外循环的驱动力，连续性地驱动血液直接通过一个小型高效能、低阻力的滤器，依赖血液在滤器内产生的压力，同时补充置换液；以对流的原理清除体内的大、中、小分子溶质，同时借以清除体内过多的水分，维持体内电解质及酸碱平衡的一种 CRRT 模式。

（2）特点

1）血流量受平均动脉压的影响，当平均动脉压为 8.0 ～ 12.0kPa（60 ～ 90mmHg）时，血流量可达 50 ～ 100ml/min。

2）低滤过率，对溶质的清除率较低，最大超滤量为 12 ～ 18L/d。

3）简化治疗设备，操作简单，对血流动力学影响小，患者耐受性好。

4）根据治疗需要补充一部分置换液。

（3）注意事项

1）CAVH 应使用高通量滤器。

2）血流量（Qb），50 ～ 100ml/min；超滤率（Qf），8 ～ 12ml/min。

3）CAVH 通常不用血泵，必须行股动脉或股静脉插管，股动脉插管并发症发生率高。对于维持透析有内瘘者，可以将内瘘当作动脉，有时动脉也可选择肱动脉、足背动脉和其他动脉。由于没有血泵，患者的动脉压应该在 90mmHg 以上才能比较合理地进行治疗。而且，体外循环的连接管路不宜太长，否则会影响滤器的超滤效果。当出现凝血使滤器超滤率降低 40% 以上时，应该更换滤器。

2. 连续性静脉－静脉血液滤过

（1）原理：连续性静脉－静脉血液滤过（continuousveno-venoushemofiltration，CVVH）是指采用中心静脉（颈静脉、股静脉及锁骨下静脉）留置单针双腔导管建立血管通路，血液由静脉引出，再通过静脉回流，利用血泵驱动进行体外血液循环，循环的血液直接通过一个高通量滤器，在滤器前或后输入置换液，以对流的原理清除体内的大、中、小分子溶质，并借以清除体内过多的水分，维持体内电解质及酸碱平衡的一种 CRRT 模式（图 14-1）。

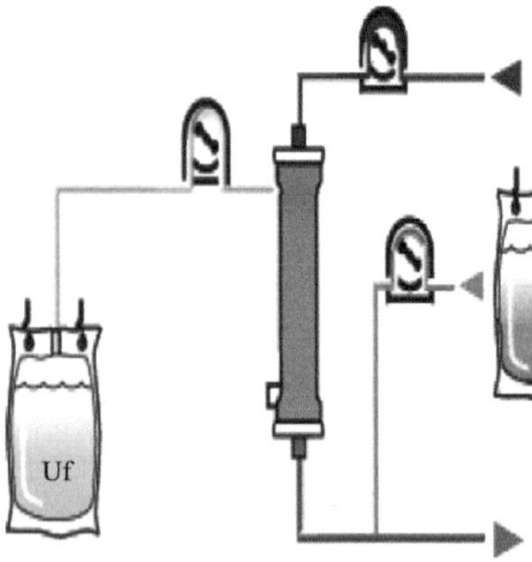

图 14-1　CVVH 示意图

（2）特点

1）利用机械泵（血泵）驱动进行体外血液循环，可根据治疗需要调节血流量，血流量可达 100 ～ 200ml/min。

2）使用液体控制装置精确地调节液体出入平衡，血流动力学稳定。

3）置换液输入速度、方式可根据治疗需要选择，置换液输入速度可为 1000 ～ 9000ml/h；置换液输入方式为前稀释、后稀释、前后稀释并存（前后稀释比例可根据治疗需要设定）。

4）能有效地清除血液中大、中、小分子物质，纠正内环境紊乱。

（3）注意事项

1）CVVH 使用高通量滤器。

2）采用中心静脉（颈静脉、股静脉及锁骨下静脉）留置单针双腔导管建立血管通路，血流量可控制。

3）血流量（Qb），50 ～ 200ml/min；超滤率（Qf），10 ～ 20ml/min。

4）补充置换液：采用前稀释法时，置换液由滤器前端动脉管道内输入，置换液可增加到 48 ～ 56L/d。采用后稀释法时，置换液由滤器后静脉管道内输入，尿素清除率可达 36L/d。

3. 连续性动脉－静脉血液透析

（1）原理：连续性动脉－静脉血液透析（continuousarterio-venoushemodialysis，CAVHD）是指利用人体动脉－静脉之间压力差，驱动血液直接通过透析器，依赖血液在透析器内产生的压力，以弥散及少量对流的原理清除体内的小分子物质、水分和电解质，借以清除体内过多的水分，维持体内电解质及酸碱平衡的一种 CRRT 模式。

（2）特点

1）每小时平衡液量减少，对血流动力学影响小。

2）能更好地清除小分子物质，维持血浆尿素氮在25mmol/L 以下。

3）不需要从血液中输入置换液，透析液从膜外输入，流向与血流方向相反，逆向输送。

4）溶质转运机制主要依赖于弥散及少量对流清除小分子物质。

（3）注意事项

1）CAVHD 应用低通量透析器。

2）透析液逆向输入。

3）血流量（Qb），50 ～ 100ml/min；超滤率（Qf），1 ～ 3ml/min；透析液流量（Qd），10 ～ 20ml/min。

4. 连续性静脉－静脉血液透析

（1）原理：连续性静脉－静脉血液透析（continuousveno-venoushemodialysis，CVVHD）的原理与CAVHD 的原理相同，区别在于采用静脉－静脉建立血管通路，利用血泵驱动血液循环（图 14-2）。

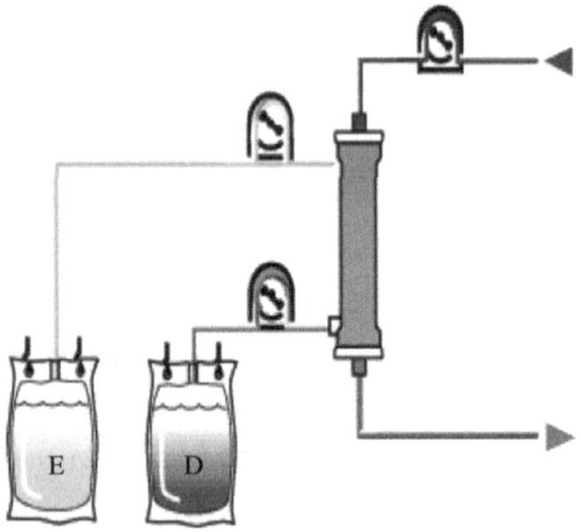

图 14-2　CVVHD 示意图

（2）特点

1）利用机械泵（血泵）驱动进行体外血液循环，可根据治疗需要调节血流量，血流量可达 50 ～ 200ml/min。

2）使用液体控制装置精确地调节液体出入平衡，血流动力学稳定。

3）能更好地清除小分子物质。

4）不需要输入置换液，透析液从膜外输入，流向与血流方向相反。

5）溶质转运机制主要依赖于弥散清除小分子物质。

（3）注意事项

1）CVVHD 应用低通量透析器。

2）采用中心静脉（颈静脉、股静脉及锁骨下静脉）留置单针双腔导管建立血管通路。

3）透析液逆向输入。

4）血流量（Qb），50 ～ 200ml/min；超滤率（Qf），1 ～ 5ml/min；透析液流量（Qd），10 ～ 20ml/min。

5. 连续性动脉－静脉血液透析滤过

（1）原理：连续性动脉－静脉血液透析滤过（continuous arterio-venous hemodiafiltration，CAVHDF）是指利用人体动脉－静脉之间压力差，驱动血液直接通过一个高通量的滤器，依赖血液在滤器内产生的压力，同时补充置换液，以对流加弥散的原理清除体内的大、中及小分子物质，借以清除体内过多的水分，维持体内电解质及酸碱平衡的一种 CRRT 模式。

（2）特点

1）CAVHDF 是在 CAVH 的基础上增加透析以弥补 CAVH 治疗对氮质产物清除不足的缺点。

2）CAVHDF 溶质转运机制已不是单纯的对流，而是对流加弥散，不仅提高了小分子物质的清除率，还能更有效地清除中、大分子物质，溶质清除率增加 40%。

（3）注意事项

1）CAVHDF 应用高通量滤器。

2）补充置换液。

3）透析液逆向输入。

4）血流量（Qb），50 ～ 100ml/min；超滤率（Qf），8 ～ 12ml/min；透析液流量（Qd），10 ～ 20ml/min。

6. 连续性静脉 - 静脉血液透析滤过

（1）原理：连续性静脉 - 静脉血液透析滤过（continuous veno-venous hemodiafiltration，CVVHDF）是在 CVVH 的基础上发展起来的。溶质清除的原理与 CAVHDF 完全相同，不同点是采用静脉 - 静脉建立血管通路，利用血泵驱动血液循环的一种 CRRT 模式（图 14-3）。

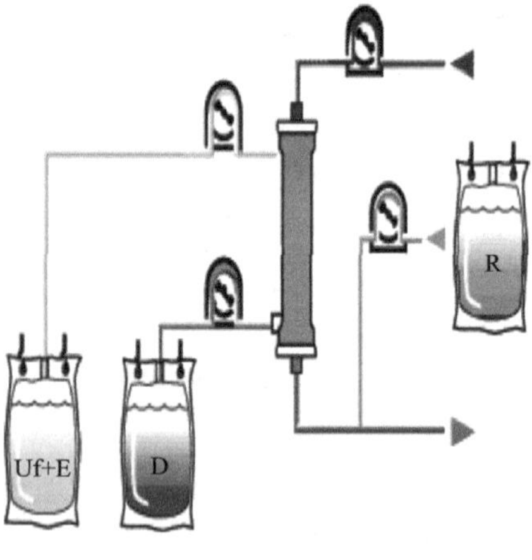

图 14-3　CVVHDF 示意图

（2）特点

1）利用机械泵（血泵）驱动进行体外血液循环，可根据治疗需要调节血流量，血流量可达 100 ～ 200ml/min。

2）CVVHDF 是在 CVVH 的基础上增加透析以弥补 CVVH 治疗对氮质产物清除不足的缺点。

3）CVVHDF 溶质转运机制已不是单纯的对流，而是对流加弥散，不仅提高了小分子物质的清除率，还能更有效地清除中、大分子物质。

（3）注意事项

1）CVVHDF 应用高通量滤器。

2）采用中心静脉（颈静脉、股静脉及锁骨下静脉）留置单针双腔导管建立血管通路。

3）借助血泵驱动血液循环。

4）补充置换液。

5）透析液逆向输入。

6）血流量（Qb），100 ～ 200ml/min；超滤率（Qf），8 ～ 15ml/min；透析液流量（Qd），20 ～ 40ml/min。

7. 缓慢连续性超滤

（1）原理：缓慢连续性超滤（slow continuous ultrafiltration，SCUF）是指以对流的方式连续、缓慢地超滤脱水清除溶质，以减轻循环系统容量负荷的一种 CRRT 模式（图 14-4）。近年来，随着血液净化技术的不断革新，此治疗模式在临床上几乎很少应用。

SCUF 分为两种类型：一种是采用动脉－静脉建立血管通路，利用动静脉压力差建立血液循环称为动脉－静脉缓慢连续性超滤（A-VSCUF）；另一种采用静脉留置单针双腔导管建立血管通路，借助血泵驱动血液循环称为静脉－静脉缓慢连续性超滤（V-VSCUF）。

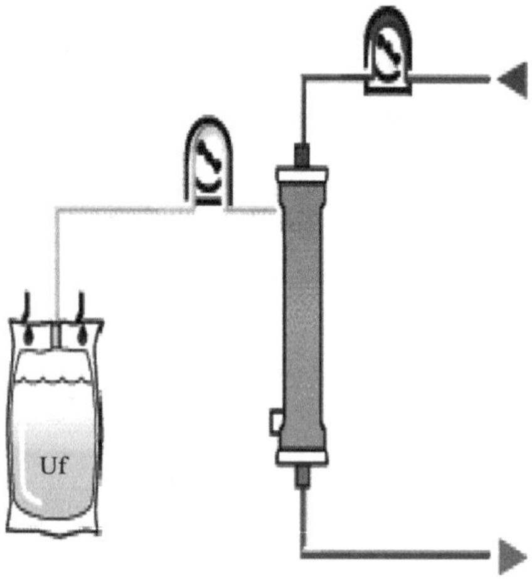

图 14-4 SCUF 示意图

（2）特点

1）SCUF 是 CAVH 的一种类型，主要原理是以对流的方式清除溶质。

2）不补充置换液，也不用透析液。

3）对溶质清除不理想，不能保证肌酐等氮质产物清除到正常水平，有时需要加用透析治疗。

（3）注意事项

1）A-VSCUF：①应用低通量透析器；②血流量（Qb），50 ～ 100ml/min；超滤率（Qf），2 ～ 6ml/min。

2）V-VSCUF：①应用低通量透析器；②血流量（Qb），50 ～ 200ml/min；超滤率（Qf），2 ～ 8ml/min。

8. 连续性高流量透析

（1）原理：连续性高流量透析（continuous high flux dialysis，CHFD）相当于无置换液“血液透析滤过系统”。在接近“0”超滤时，滤器内同时存在超滤和返超滤现象，不仅存在弥散清除，也有对流清除，对中、大分子物质的清除量增多。对流转运发生在滤器的“动脉端”，此处的超滤量最大；在滤器的“静脉端”透析液返回到滤器血液侧，相当于补充置换液。因此相当于后稀释法的血液透析滤过。

（2）特点

1）CHFD 可控制超滤又可保证对流，比单纯血液透析能更好地清除大分子物质，尿素清除率可达 60L/d。

2）CHFD 是对流及弥散最优化组合，弥补中分子物质清除不足。

3）透析液逆向输入，双泵控制超滤率，不输入置换液。

（3）注意事项

1）CHFD 应用高通量滤器。

2）碳酸氢盐透析液，每袋 10L，循环使用 4 小时后透析液中尿素和肌酐浓度与血浆中浓度达到平衡，应更新透析液。

3）血流量（Qb），50 ～ 200ml/min；超滤率（Qf），2 ～ 8ml/min；透析液流量（Qd），50 ～ 200ml/min。

4）增加血流量和透析液流量或透析器面积，清除率还可进一步增加。

9. 高容量血液滤过

（1）原理 高容量血液滤过（high volume hemofiltration，HVHF）是在标准连续性肾脏替代治疗（CRRT）的基础上发展起来的，即持续进行 CVVH，通过增加置换液输入量，每天输入置换液＞ 50L，进一步提高对大、中分子溶质清除的一种 CRRT 模式。

（2）特点 HVHF 是采用高通量滤器，膜表面积大（1.6～2.2m^2），通常应用超滤系数在 30～40ml/（h·mmHg·m^2），

生物相容性好，并具有一定的吸附作用。

（3）注意事项 HVHF 置换液通常选用前稀释输入，可避免凝血。血流量应达到 300ml/min。

10. 血浆置换

（1）原理：血浆置换（plasma exchange，PE）是一种用来清除血液中、大分子物质的一种 CRRT 模式。其基本过程是将患者的血液经血泵引出，经过血浆分离器，分离血浆和细胞成分，去除致病血浆或选择性地去除血浆中的某些致病因子，然后将细胞成分、净化后血浆及所需补充的置换液输回体内。

（2）特点：血浆置换包括单重血浆置换、双重血浆置换（double filtration plasmapheresis，DFPP）。此治疗模式能清除患者体内中分子质量以上的有毒物质，如内毒素、炎性介质、胆红素、胆酸、过氧化脂质及各种血管活性物质，阻断恶性循环；补充凝血因子，改善凝血功能，补充血浆蛋白调理素，免疫球蛋白等生物活性物质，即可减轻水肿，又可减少机体的感染机会，有利于细胞的修复。

（3）注意事项

1）血流量（Qb），80 ～ 150ml/min；超滤血浆量，1000 ～ 1500ml/h；血浆出量应与输入血浆和液体量平衡。

2）严格输血查对制度。

3）血浆置换时置换液补充方式选择后稀释。

11. 连续性血浆滤过吸附

（1）原理：连续性血浆滤过吸附（continuous plasmafiltration absorption，CPFA）是应用血浆分离器连续分离出血浆，然后将滤出的血浆进入包裹的活性炭或树脂吸附装置，经过吸附净化治疗后的血浆与血细胞混合，再进入滤器行 CVVH 或 CVVHD 的一种 CRRT 模式。

（2）特点

1）该治疗模式选择性去除炎症介质、内毒素、细胞因子和活化的补体，减少低血压发生率，最终降低死亡率。

2）临床上主要用于促炎症介质及内毒素的清除。

3）CPFA 也可以与 HF 或 HD 联合应用。

（3）注意事项

1）不需要补充置换液，血流量（Qb）为 50 ～ 200ml/min；超滤率（Qf）为 20 ～ 30ml/min。

2）将吸附器装于滤器后及予以缓慢的血泵速是为使患者的血液最短时间、最充分的接触吸附体而保证吸附效果。需特别关注的是血流量要根据机器各项压力值的变化进行相应的调整，以避免体外循环管路凝血。

3）为避免吸附器内酸性的填充液对滤器的破坏作用及对患者的危害，吸附器应在串联前单独预冲。

12. 持续缓慢低效血液透析

（1）原理：持续缓慢低效血液透析（sustained low efficiency dialysis，SLED）出现于 20 世纪 90 年代，是一种介于 CRRT 与间歇性血液透析（IHD）之间的“中间”模式，其结合了两者的优势，用价格低廉的普通血液透析器达到平稳、高效的血液净化效果。

SLED 使用普通血液透析机，采用低血流量（100 ～ 200ml/min）、低透析量（100 ～ 300ml/min）的模式，根据不同治疗需求每天或隔天治疗 6 ～ 18 小时，以弥散的方式清除体内小分子物质、水分和电解质的一种 CRRT 模式。

（2）特点

1）利用机械泵（血泵）驱动进行体外血液循环，可根据治疗需要调整血流量，血流量为 100 ～ 200ml/min，透析液流量为 100 ～ 300ml/min。

2）血流动力学稳定，对低分子溶质的清除率高。

3）以延长、缓慢、低效、低流量为主，用价格低廉的普通血液透析器达到平稳高效的血液净化效果。

4）不需要从血液中输入置换液，透析液从膜外输入，流向与血流方向相反。

5）溶质转运机制主要依赖弥散清除小分子物质。

（3）注意事项

1）透析液逆向输入。

2）血流量为 100 ～ 200ml/min；透析液流量为 100 ～ 300ml/min。

3）透析时间为 6 ～ 18 小时。

【主要护理问题】

1. 体液过多　与患者肾小球滤过率下降引起水、钠潴留有关。

2. 电解质、酸碱代谢紊乱　与患者肾脏泌酸减少，机体常处于代谢性酸中毒有关。

3. 营养失调：低于机体需要量　与摄入不足，消化、吸收功能紊乱，血液净化导致营养物质丢失有关。

4. 舒适的改变　与强迫治疗体位有关。

5. 焦虑 / 恐惧　与患者对 CRRT 的陌生、担心预后有关。

6. 潜在并发症　出血、感染、体外循环凝血、低血压、低温等。

【护理目标】

（1）了解患者体液过多的原因，维持患者正常液体量。

（2）纠正电解质酸碱代谢紊乱，使患者达到内环境平衡。

（3）患者了解营养不良的影响因素，营养状况得到改善，身体抵抗力增强。

（4）患者主诉不适感减轻，避免压疮的发生，治疗顺利进行。

（5）患者了解 CRRT 的基本知识，焦虑 / 恐惧程度减轻，配合治疗及护理。

（6）未发生相关并发症或发生后能得到及时处理与治疗。

【护理措施】

1. 治疗前评估

（1）环境评估：要求治疗空间宽敞、整洁安静，以保证医务人员有足够的空间进行监护治疗；备齐各种急救物资，并使监护设备处于良好状态，以便及时发现和处理各种异常情况；配置置换液等治疗液体的空间要符合大输液配置要求，尽量避免人群流动。

（2）一般情况评估：评估患者的神志、生命体征、对治疗的了解及配合程度。

（3）通路评估：重点评估新置管患者局部的出血情况，对已有置管的患者重点评估导管的通畅性、固定的稳妥性及可能的感染情况。

（4）治疗处方了解：CRRT 护士应及时了解医嘱内容以便准备合适的设备物资，必要时进行人力调整。根据病情设置治疗初期血流速度、每小时置换液的入量和滤出液量、电解质的补充、碳酸氢钠的泵入等。尽可能地避免 CRRT 开始时因血容量短时间内减少导致的血压下降，患者因不能耐受而发生其他不良反应，从而影响治疗的顺利进行。

（5）治疗设备准备：包括 CRRT 机、输液泵、微量泵、置换液、换药包等相关治疗设备物资处于备用状态。

（6）心理护理：患者多因病情危重而首次接受血液净化治疗，患者或家属情绪反应可能特别强烈。因此，治疗前护士应主动安排对患者的访视，做好心理护理，通俗易懂的讲解治疗原理、目的，消除患者及家属的疑虑，使其配合治疗。

2. 基础护理

（1）维持适当体位：适当的体位能够保证充足的血流量，因此在治疗中有可能在相当长的时间内患者会处于被动体位。在此期间，应注意对受压部位的保护，预防压疮。

（2）协助气道管理：患者病情危重，治疗时间长，生活基本不能自理，故应加强口腔护理，保持呼吸道通畅，及时排除痰液，可通过湿化、雾化、叩背、吸痰等手段清理呼吸道，以预防肺部感染。

3. 消毒隔离措施的实施

CRRT 的血管通路建立及通路的使用，血液的体外循环本身可成为细菌的感染源，管路、滤器的连接及测压管与压力传感器的连接、采样口均是细菌侵入的部位，大量置换液的配置、置换液袋的不断更换都可能导致污染，因此，必须严格实施消毒隔离措施。

（1）保证治疗空间的空气洁净度。在普通病房进行治疗前应用移动空气消毒机对室内空气进行消毒。治疗期间注意保证空气流通。

（2）可重复使用的设备、机器（如 CRRT 机、输液泵及微量泵）应做到一物一用一消毒。

（3）医务人员每次操作前应洗手或手消毒，及时更换患者被污染的被褥、衣裤。

（4）保证治疗期间患者的基础护理质量。

（5）若为感染耐药菌株的患者或传染患者行 CRRT 应做好呼吸道隔离及接触隔离，在患者床旁应放置明显的隔离标识。预计可能接触患者血液时，应先穿隔离衣再进行操作，接触患者血液或体液时，应戴手套，接触过患者的手套、隔离衣或患者血液、体液的污染物应单独封口包装后再放入医用垃圾转运站。

4. 治疗中注意事项

（1）动态监测各项指标

1）CRRT 机压力监测：CRRT 机的压力监测系统能对整个体外循环系统压力进行连续性动态监测，见表 14-1。

表 14-1　压力监测

动脉压（PA）	此压力监测血泵前的压力，由血泵转动后抽吸产生；主要反映血管通路所能提供的血流量与血泵转速的关系，一般为负值；若动脉压报警，应检查血管通路的通畅性，如患者体位、有无受压打折及导管与管路接口是否脱离等
滤器前压（PBE）	此压力监测血泵后，滤器前的压力是体外循环压力最高处，受血泵流量、滤器阻力、体外循环通路阻力等多个因素的影响，一般为正值；若滤器前压报警，应特别注意观察滤器凝血的情况
静脉压（PV）	此压力监测滤器后血液回流入患者体内的压力；受静脉置管开口情况、管道的通畅性及血泵流量等因素的影响，一般为正值；若静脉压报警，应检查回血端管路通畅性，如患者体位、有无受压打折及导管与管路接口是否脱离等

续表

跨膜压（TMP）	此压力监测滤器要达到设定的超滤率所需的压力，是由血泵对血流的挤压及超滤液泵的抽吸两者共同作用所产生；受血泵流量、超滤率大小、滤器前压，静脉压、废液压等因素的影响；若跨膜压报警，应警惕滤器凝血状况
废液压（PD2）	此压力监测滤出液的压力，受超滤泵转速及滤器通透性改变的影响；若废液压报警，应检查滤器凝血情况、废液管路有无打折、受压或废液夹是否打开
滤器压力降（PFD）	此压力监测滤器前压与静脉压之间的压力；受滤器前压、静脉压、血泵流量、滤器阻力等因素的影响；若滤器压力降报警，应检查滤器凝血情况及管路是否打折

2）安全性监测见表 14-2。

表 14-2　安全性监测

漏血监测	CRRT 机在超滤液回路上设置有漏血探测器；当滤器内纤维膜破裂，血细胞混入滤出液中，该探测器会发出警报；护士应加强巡视，准确判断；在排除非治疗因素如患者有溶血、黄疸、服用抗结核药等情况时，应及时更换滤器
空气监测	CRRT 机在静脉回路或置换液补入管路上设置有空气探测器；当静脉回路或置换液输注完毕出现气泡，空气探测器的超声探测能感应到；若发生空气监测报警，立刻停止治疗，及时处理报警，从而避免空气进入患者体内造成空气栓塞的危险

续表

液体平衡监测	CRRT 机具有自动液体平衡系统；通过置换液泵和超滤泵来控制置换液的补入速度和滤出液的滤出速度，依靠置换液秤和废液秤的称重连续动态地监测液体出入的平衡，从而避免治疗中出现液体失衡
压力监测	及时地观察动脉压、滤器前压、静脉压、跨膜压、滤器压力降和血流量的变化，预见性地采取对应护理措施，防止体外循环凝血或出现压力过高而导致管路连接处崩开、脱落

（2）密切观察病情变化：治疗期间应有专人负责，持续心电监护，一般 30 ～ 60min 测脉搏、呼吸、血压一次，每 4 小时测体温一次，尤其应注意血压和中心静脉压的变化。密切观察患者意识、瞳孔、肢体活动及末梢循环情况，发现异常，及时报告医生并配合处理。监测每小时尿量，准确留取各种检验标本，每日检测肝肾功能、电解质。

1）血压：治疗初期血流量应逐渐增加，同时严密观察病情，监测血压，如无明显变化可逐渐调至理想流速。若患者病情严重，应采用多功能监护仪持续监测生命体征，血氧饱和度。随时观察患者神志变化，定时监测中心静脉压，以便及早发现低血压。当血压有所下降时除仔细观察症状外，应减慢血流量，调整超滤量，分析原因待血压平稳后再将血流量调至最佳状态。

2）电解质：定时检测生化指标，一般 CVVH 或 CVVHDF 可在上机 2 小时、6 小时，之后每 8 小时监测血气，并根据检验结果，调整置换液钾、钠、钙的入量，以维持内环境的稳定。

3）pH：由于输入的基础置换液 pH 多小于 7，呈酸性。因此，需根据患者的血气监测结果动态调整同步输入的碱基（5%$NaHCO_3$）量。

4）出血与凝血监测：①治疗期间，应根据使用的不同抗凝技术，给予定时监测相应的抗凝指标，保证抗凝效果和安全。②严密观察患者置管处有无渗血，全身皮肤黏膜有无瘀点、瘀斑，伤口有无渗血，各种引流管中有无血性液体流出，大小便颜色，同时复查凝血结果。一旦出现出血倾向或凝血结果异常，及时向医生汇报，调整抗凝剂用量或改用其他抗凝方式，必要时应用止血药物及鱼精蛋白中和。

（3）出入量：出入量平衡＝同期入量（置换液量＋静脉输液量＋口服量）－同期出量（同期超滤液量＋尿量＋引流量＋其他液体丢失量）。应尽可能均匀的分配每日置换总量。因此，设定液体平衡目标，可将超滤量和置换液量均衡分配在预定的治疗时间内。

（4）对药物的影响：CRRT 选用大孔径、高通透性的滤器，一般分子质量＜ 30 000Da 的药物或毒物不与白蛋白结合，都能被滤过清除。对于蛋白结合率高的物质，血液滤过清除率低。除了滤过作用，高分子合成膜尚能吸附部分药物，降低血药浓度。目前已知阿米卡星、卡那霉素、万古霉素、链霉素等多种药物在血液滤过中清除率高。由于 CRRT 对药物有以上的影响，因此，在治疗过程中应暂不使用抗生素或选用不能通过滤器的抗生素。以升压药或呼吸兴奋剂维持生命体征时，注意随着置换液的清除，药物浓度会下降。

5. 置换液管理

（1）置换液加温：CRRT 机均配置有置换液加温装

置。在置换液进入血液前一般会被加热到 37 ～ 38℃。置换液输入一般对高热患者可有效降低体温，但如温度设定过低，治疗时大量置换液短时间内交换可致体温快速下降，患者主观感觉怕冷、寒战，并可导致严重心律失常。在使用具有置换液加温装置的 CRRT 机进行治疗时，注意同时输入的碱基部分（碳酸氢钠）与置换液中钙、镁离子结合形成结晶对管路及滤器的影响，密切观察有无堵塞情况发生，及时更换被堵塞的管路或滤器。

（2）使用成品基础置换液注意事项：①使用前用力挤压塑料袋，并仔细检查，如发现有渗漏或药液浑浊，不得使用。②置换液应一次用完，切勿经储藏后再使用。③开袋加药后的置换液应在 4 小时内用完。

（3）配置置换液注意事项：①配制过程中严格执行查对制度，配方医嘱、型号、生产日期、包装完整性、液体清澈度及异物、电解质剂型剂量等。②严格无菌操作，配制过程必须在治疗室进行，所有接口严格消毒，配制好后放置在操作台或治疗车上备用。室内保持清洁、无菌，工作人员进出要更换衣服，戴口罩、帽子，限制非工作人员进出。③配制后的置换液须注明配制日期、时间、加入电解质名称和剂量。④配制后的置换液须在 4 小时内使用。

（4）碱基部分（B 液）使用注意事项：碱基部分用碳酸氢盐作缓冲剂，使用时应根据患者的血气结果通过输液泵控制输入速度，将 5% 碳酸氢钠用并联的方式与置换液同步输入，避免产生结晶堵塞管路。

（5）置换液补充方法

1）前稀释法：置换液在滤器前输入，称为前稀释（由动脉端输入）。其优点是血流阻力小、滤过率稳定、残余血量少和不易形成蛋白质覆盖层，同时因为置换液量大，又可降低血液黏稠度、减少滤器内凝血。其缺点是进入血液滤过器的血液已被置换液稀释，降低了滤器内血液的有效溶质浓度，溶质清除量与超滤液量不平行，清除效率降低，其下降率取决于前稀释液流量与血流量的比例，适用于高凝状态或红细胞比容＞35%者。以清除水分为主时选择前稀释。

2）后稀释法：置换液在滤器后输入，称为后稀释（由静脉端输入）。其优点是置换液用量少，清除效率高，但其缺点是容易凝血，因此超滤速度不能超过血流速度的30%。当红细胞比容＞45%不采用，易于发生凝血。以清除溶质为主时选择后稀释。

对于临床上常见的CVVH治疗模式，部分CRRT机器前后稀释可按不同比例同时进行。

6. 抗凝护理

（1）肝素抗凝的护理

1）临床护士需熟悉CRRT机器，操作熟练，在整个治疗中能对体外循环或滤器的凝血给予正确评估，同时能及时正确处理机器报警。

2）在治疗过程中检查各接头的紧密性，避免空气进入循环管路及滤器中造成凝血，保证患者治疗安全。

3）治疗期间由专人护理，持续心电监护，严密观察病情变化，及时发现并发症。

4）严格掌握肝素抗凝的剂量，严密观察抗凝效果，动态监测反映肝素抗凝效果的各项指标，避免出血等并发症的发生。

A. 治疗前询问和查看患者有无过敏史、出血情况。

B. 应用时间和不良反应，使用前做好三查七对工作，确保肝素用量准确，同时还应注意长期肝素使用中对并发症的观察（自发性出血、血小板减少症等）。

C. 若患者有以上任何一种情况出现时，应立即通知医生，调整肝素用量或改用其他抗凝方法。

5）保证肝素输入的准确性，严密观察并确保肝素泵持续输入通畅。观察肝素输入管路的夹子是否处于开放状态，防止因追加肝素未起抗凝作用而使管路、滤器凝血。

6）治疗过程中，应确保血管通路通畅，防止管路受压、扭曲、脱落，保证充足的血流量。一旦出现动脉压报警或血泵停止运转都被视为造成管路凝血的重要原因，必须立即排除原因。

7）判断凝血程度，准确处理滤器和管路的凝血见表 14-3。

表 14-3　凝血的分级及处理

分度	凝血征象	处理
Ⅰ度凝血	管路血液由红色变为深暗色，滤器内有成束纤维凝血，回路静脉压和跨膜压较前增高	应及时输入生理盐水冲洗，去除滤器内凝血，调整抗凝药物用量
Ⅱ度凝血	管路严重凝血，各滴壶内可见明显凝血块形成，滤器内有半数以上纤维凝血或呈索条状，滤器端盖上的血液明显分布不均，回路静脉压和跨膜压有较大增高	应增加生理盐水冲洗频率，做好更换滤器及管路的准备
Ⅲ度凝血	管路及滤器严重凝血，压力报警，无法继续进行治疗	先立即用生理盐水进行回血；通知医生后，再根据病情确认是否需更换滤器或管路后继续治疗

（2）低分子量肝素抗凝的护理

1）要求临床护士操作熟练，在整个治疗中能对体外循环管路或滤器的凝血给予正确评估，同时能及时正确处理机器报警。

2）严格掌握低分子量肝素抗凝的适应证和禁忌证，使用前做好三查七对工作，询问患者有无过敏史、出血史，遵医嘱使用，按无菌原则配置。

3）治疗中应严格抗凝操作，需维持抗凝时应确保低分子量肝素泵持续输入通畅。治疗中始终保持血流量充足，各连接处密闭，妥善固定双腔导管及体外循环管路。对神志不清的患者，可适当给予约束，严防体外循环管路扭曲、脱落、折叠，防止空气进入，及时纠正和消除各种原因引起的报警和停机，避免一切加重凝血的因素发生。

4）一般低分子量肝素在治疗前 20 ～ 30 分钟推注首剂，持续输入或临时追加不宜在滤器前给药，否则将使低分子量肝素中部分相对分子质量较小的有效成分经滤器清除。

5）在治疗过程中应注意药物剂量、应用时间和不良反应。护理过程中应提高警惕，严密观察患者穿刺导管部位有无渗血、出血或其他出血倾向加重的现象，及时给予相应处理，并做好记录。

6）加强对管路及滤器凝血的观察，处理方法同肝素抗凝。

（3）阿加曲班抗凝的护理

1）阿加曲班直接抑制凝血酶活性，要求护士操作熟练，在治疗过程中对管路及滤器给予正确评估，护理方法同低分子量肝素抗凝。

2）一般首剂量 250μg/kg、追加剂量 2μg/（kg·min）。一般持续滤器前输注。

3）治疗结束前 20 ～ 30 分钟停止追加。

4）根据患者血浆部分活化凝血酶原时间的监测来调整剂量。

（4）无抗凝剂的护理

1）治疗时，应确保血流量达到 200 ～ 300ml/min，血流量不足容易增加凝血概率。

2）治疗时，尽量避免输入血制品、白蛋白、脂肪乳等高渗性液体，以免血液黏稠度加重体外循环凝血或发生输血反应影响治疗效果。

3）治疗时，尽量采用前稀释法输入置换液。因前稀释时滤器内血液被稀释，滤过分数降低，故不易凝血。一般情况下，每 30 ～ 60 分钟，给予 100 ～ 200ml 生理盐水冲洗管路和滤器。

4）加强巡视和对管路凝血的观察，并及时处理，方法同肝素抗凝。必要时专人守护。

（5）局部枸橼酸钠抗凝的护理：局部枸橼酸钠抗凝是通过螯合体外循环中的血清离子钙而阻断血液的凝固过程，既有体外循环的抗凝作用，又不会对体内的凝血功能产生影响，还具有生物相容性好，无肝素相关的白细胞、血小板减少，以及降低离子钙后，抑制了补体激活、改善了滤过膜的生物相容性等优势。在 2012 年推出的关于急性肾损伤的 KIDGO 指南中已成为 CRRT 抗凝的首选推荐。临床上使用的枸橼酸浓度为 4% ～ 46.7%，以 4% 枸橼酸钠较为常用。

目前临床上有两种模式：预冲式枸橼酸输入法（图 14-5）和同步式枸橼酸输入法（图 14-6）。同步式枸橼酸输入法因其抗凝效果动态监测好、护士操作简单等优势，目前广泛应用于临床。部分医院（如四川大学华西医院）已经在同步式枸橼酸输入法的基础上，采用含钙置换液进行治疗（图 14-7），从而进一步优化流程、简化护理操作，取得了满意的治疗效果。

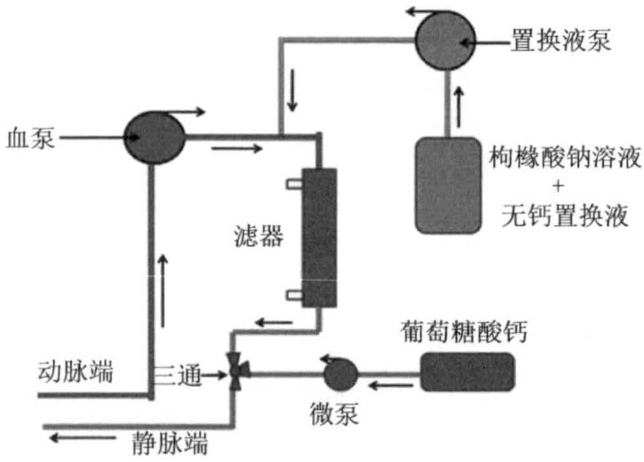

图 14-5　预冲式枸橼酸输入法模式图

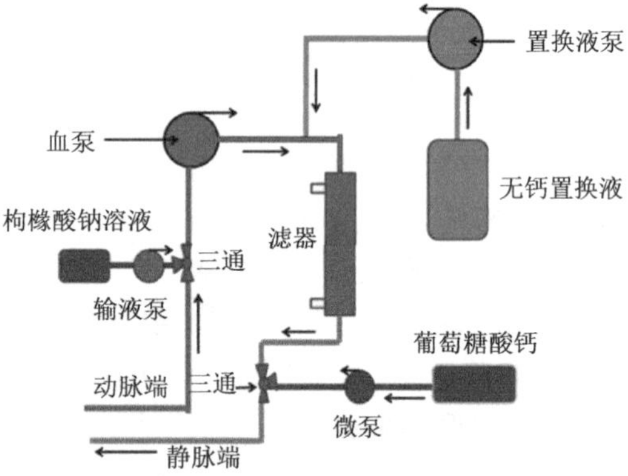

图 14-6　同步式枸橼酸输入法模式图

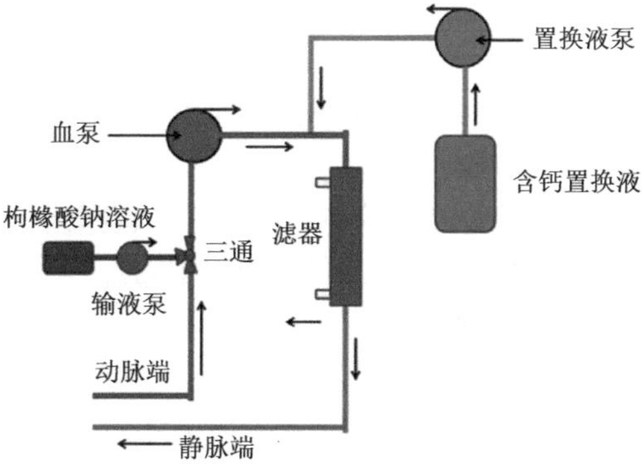

图 14-7　含钙置换液治疗模式图

1）在治疗中需要额外使用输液泵和（或）微量泵，分别用于泵入枸橼酸钠溶液、碳酸氢钠溶液和（或）钙剂，以保证速率恒定、剂量输入准确，根据临床监测和实验室检查结果可及时方便调整治疗处方。

2）及时处理机器出现的各种报警，限制置管处肢体局部活动，以防管路扭曲、牵拉，出血不畅，保证治疗的顺利进行。

3）严格掌握枸橼酸钠抗凝的适应证和禁忌证。当患者存在肝功能障碍、低氧血症（动脉氧分压＜60mmHg）和（或）组织灌注不足、代谢性碱中毒、高钠血症，此时最好不采用局部枸橼酸抗凝方式。因枸橼酸根代谢减慢，易蓄积，可能导致患者出现严重枸橼酸中毒。

4）同步式枸橼酸输入法抗凝要求确保枸橼酸溶液尽早地进入体外循环管路，并尽量让枸橼酸在体外循环的动脉端附近输注，血流速度控制在 150 ～ 200ml/min，这样才能获得最佳的抗凝效果，减少体外循环管路的凝血事件。

5）并发症观察与处理

A．低钙血症：患者可出现手足麻木、四肢痉挛、腹痛等低钙症状，或心电监护监测心率减慢及QT间期延长。应在减慢或暂停枸橼酸泵的同时，遵医嘱对患者进行血电解质监测，如确为低钙血症则根据医嘱在外周静脉通道给予10%葡萄糖酸钙或5%氯化钙10～20ml静脉推注。

B．枸橼酸中毒：指导患者及时陈述异常感受，如感觉异常、口周颜面麻木、头晕、心慌等。应遵医嘱及时调整钙剂或枸橼酸钠输入速度。若病情严重，则遵医嘱调整抗凝药物的使用类型。

C．代谢性碱中毒：大多发生在肝功能不全的患者，但一般程度较轻。严重者可出现呼吸浅而慢，神经肌肉兴奋性增高，甚至出现意识障碍乃至昏迷。因此一般建议减少碳酸氢钠的输入量。轻症及中等程度碱中毒，只需补充生理盐水就可纠正。重症者除积极治疗原发病的同时，可适当补充酸性盐。

D．高钠血症：多是由于枸橼酸钠过量输入造成。早期主要症状为口渴、软弱无力、恶心、呕吐、体温增高。晚期则出现脑细胞失水的临床表现，如烦躁、易激惹或精神淡漠，以至昏迷。应及时处理病因，调整或暂停枸橼酸钠溶液泵入，控制发热，并按计划补液治疗。

6）严密观察患者有无低氧血症、低血压等现象，并做好记录。

7）加强对凝血的观察并及时处理。

7. 中心静脉置管护理　见表14-4。

表 14-4　中心静脉置管护理

导管通畅性维护	勿折叠、扭曲、压迫管道
	有出血倾向或高凝状态的患者遵医嘱个体化封管，除常用不同浓度的肝素液封管外，不同浓度的枸橼酸钠封管也在临床上有所应用
	对于早期形成血栓的导管，可尝试使用尿激酶溶栓后再使用
	中心静脉置管一般只用于血液净化治疗；非紧急情况下，不做抽血、输液等通路使用
感染的预防	严格保证无菌原则下的定期换药、定期通路无炎症性评估
	每日测量体温
	必要时更换管路
妥善固定	每日检查固定导管的胶布，限制置管侧肢体活动
	注意正确粘贴胶布，确保牢固，防止管路打折、脱出，同时注意观察导管缝线有无断开
	告知患者导管重要性，切勿自行拔出
	对不合作的患者应予以适当的约束
	若导管不慎脱出，应立即指压止血，并通知主管医生，必要时做血管缝合止血或使用止血药物
观察并记录	注意观察置管处有无出血、红肿、分泌物及插管侧肢体有无肿胀
	中心静脉置管穿刺处有渗出时，应及时更换敷料；若没有渗出 72 小时给予更换一次，更换敷料时要严格无菌操作

【并发症】

1. 技术性并发症

（1）管道连接不良：体外循环中，血液速度高、压力大，任何部位连接不良都可以导致连接处脱开，进而危及生命。此情况在早期应用 CAVH 时可见，目前购买的滤器和管路连接口较好，减少了这种并发症的发生。

（2）体外循环凝血：早期 CAVH 依靠动静脉压力差驱动循环，易出现血流量不足和凝血。动脉内径减少，插管长度增加或扭曲均可引起血流量下降或血流停止，从而导致体外循环凝血。血泵的使用减少了此类并发症的发生。

（3）空气栓塞：CAVH 时，若出现静脉通道连接不良，吸气时负压可将气体吸入静脉系统形成气栓。目前使用的 CRRT 机器，均有空气监测和报警系统，可以预防空气栓塞。

（4）水电解质失衡：当使用泵驱动系统或负压抽吸超滤时，大量的超滤未及时的补充置换液时，容易出现低血压。同样，如果置换液量大于超滤量，可出现容量负荷过多及肺水肿。目前的仪器有液体平衡系统，但如果监控不精确，也会出现这种液体失衡。当应用低钠透析液（132mmol/L）及限钠胃肠外营养时，会出现低钠血症。同样，置换液或透析液含葡萄糖时会出现高血糖，需要补充胰岛素。应用乳酸盐透析液或醋酸盐透析液时，若患者不能及时代谢，则会出现高乳酸血症或代谢性酸中毒。

2. 临床并发症

（1）出血：皮下穿刺可导致局部出血；动静脉内瘘、血管动脉粥样硬化时，穿刺损伤血管壁和斑块，更易出血；血液滤过过程中，抗凝药的应用不当会出现出血，对出血倾向的重患者，可采用局部肝素化、前列环素、低分子量肝素、枸橼酸及前稀释、无肝素等方法减少出血风险；拔出动脉导管时应仔细持续按压，避免出血。

（2）血栓：留置中心静脉导管可以形成血栓，动脉硬化者更易发生，有时影响远端的血液灌注。静脉血栓也可出现，且有可能扩展至腔静脉，并有可能形成栓塞，包括肺栓塞。应经常监测血管灌注情况和体外循环静脉压力，有助于早期发现这种危险的并发症。

（3）感染：局部感染，特别是局部血肿感染是严重的并发症。行 CRRT 的患者免疫功能低下，易于感染。体外循环可成为细菌源，管道连接，取样处和管道外露部分可成为细菌侵入部位。另外，污染的置换液或透析液也可以引起内毒素血症。

（4）低温：大量液体交换可致体温下降。置换液加温可纠正此问题。

（5）生物相容性和变态反应：血－膜反应及残存消毒液可引起一系列不良反应，生物不相容性膜可使循环中细胞因子水平增加。必须最大限度地降低这种并发症。

（6）营养丢失：持续性血液滤过每周可丢失蛋白质 40 ～ 60g。另外，氨基酸及其他营养成分也可能丢失。因此，要注意营养补充。

（7）血液净化不充分：对有高分解代谢的患者，单一治疗模式往往不能充分地清除体内产生的毒素。可联合采用其他增加溶质清除的治疗模式来联合治疗，避免血液净化不充分。

（8）其他：如皮下穿刺可造成神经损伤；抗凝药可引起相关的并发症，如肝素诱发的血小板减少，前列环素引起的低血压及枸橼酸引起的碱中毒和低钙血症等。

【特别关注】

（1）患者病情变化，并发症的观察及处理。

（2）抗凝剂的使用及并发症的防治。

（3）CRRT 机器各种报警的预防及有效处理。

【前沿进展】

近年来，CRRT不断发展和提高、新技术的不断问世，包括HVHF、CHFD及CPFA等，人工生物肾小管的研究使CRRT不仅具有肾脏滤过功能，而且具有肾小管溶质转运、代谢和内分泌等各种特性。抗凝技术的不断发展，目前，正在寻找具有抗凝作用的透析膜，使CRRT不需抗凝剂。另外，新的抗凝药，如重组Hirudin的研制成功，抗凝效果大大提高。随着应用范围的不断扩大，商品化的成品置换液既保证了置换液配置的无菌要求，也减轻了医护人员的工作量，同时更有利于患者实现个体化治疗的方案，更加符合国际发展的趋势。值得关注的是，一方面，随着计算机技术和通讯技术的飞速发展，CRRT在信息化管理和建设方面也获得了突飞猛进的发展；另一方面，越来越多的男护士也开始在血液净化领域崭露头角。

当今CRRT的研究主要有下列几个方向：①研制具有应用范围广、性能价格优、人机界面友好、操作及携带方便的CRRT机。②随着适应证的不断扩大，加强CRRT治疗的基础和临床研究，探索CRRT对疾病预后的影响。③研究新技术，加用免疫吸附或其他装置清除某些特异性有害物质，而且保留对机体有用的物质。

【知识拓展】

CRRT的发展历史

1960年，Scribner等在美国西雅图首次提出连续性肾脏替代治疗（continuous renal replacement therapy，CRRT）的概念，但由于技术条件的限制，未能进一步深入研究。1977年5月，Kramer等首次成功将连续性动脉-静脉血液滤过（continuous arterio-venous hemofiltration，

CAVH）应用于临床，这一创举具有划时代意义，因为它首次让人们摆脱了传统的间歇性血液透析的观念，进入了“连续性”的技术领域。1979 年，Bischoff 和 Doehr 在心脏手术后的急性肾衰竭患者中成功开展了连续性静脉-静脉血液滤过(continuous veno-venous hemofiltration，CVVH）治疗。1982 年，美国 FDA 批准 CAVH 可在 ICU 中应用，从而相继衍生出连续性静脉-静脉血液透析（continuous veno-venous hemodialysis，CVVHD）、连续性静脉-静脉血液透析滤过（continuous veno-venous hemodiafiltration，CVVHDF）、缓慢连续性超滤（slow continuous ultrafiltration，SCUF）、连续性高流量透析（continuous high flux dialysis，CHFD）、高容量血液滤过（high volume hemofiltration，HVHF）等技术，使得 CRRT 的技术日益完善。1984 年 11 月，国际 CRRT 研讨会中 CRRT 被全世界大多数学者认可。1995 年，在美国圣地亚哥召开首届国际性 CRRT 学术会议，对有关 CRRT 技术进行了统一命名。2000 年，我国学者季大玺等认为 CRRT 已经从最初的提高重症急性肾功能的疗效扩展到临床上常见危重病例的急救，CRRT 已不能完全概括此项技术的实际意义，因此，在国内将该技术命名为连续性血液净化（continuous blood purification，CBP）。早期的 CRRT 治疗重点主要针对重症急性肾衰竭患者的救治，随后被广泛的应用于多器官功能障碍综合征（MODS）的治疗。由于 CRRT 具有很强的清楚炎症介质、改善机体免疫状态的作用，因此目前也亦用于治疗全身炎症反应综合征（SIRS）。

随着临床应用的推广和 30 多年的治疗经验的累积，研究人员逐渐发现 CRRT 并非仅是单纯的改善（替代）肾脏的功能，而是在此基础上全方位的支持全身多系统器官功能。因此，2002 年有学者提出了多器官功能支持治疗（MOST）这一新概念来描述 CRRT 的作用。CRRT 的治疗方式也不断扩展，应用范围不断扩大，CRRT 已经从最初单一提高重症急性肾损伤的疗效，扩展到各种临床上常见危重病例的急救，被认为是近年来重症医学治疗中最重要的进展之一。已成为 ICU 中多器官功能衰竭患者治疗中的重要器官支持手段。

（陈志文　唐　雪　代明金　张颖君）

第十五章　腹膜透析及护理

腹膜透析是慢性肾衰竭患者一体化治疗中的主要措施之一，已广泛应用于临床。与血液透析相比具有操作简单、勿需特殊设备、易于家庭开展，且对患者血流动力学有影响等优点。

第一节　腹膜透析患者的护理

【概述】

腹膜透析（peritoneal dialysis，PD），简称腹透，是利用腹膜作为透析膜，向腹腔规律、定时灌入透析液，通过弥散和渗透的原理，将机体中代谢废物和潴留过多的水分随废旧透析液排出体外，同时由新鲜透析液补充必要的物质，达到清除体内毒素、脱水、纠正酸中毒和电解质紊乱的治疗目的（图 15-1、图 15-2）。

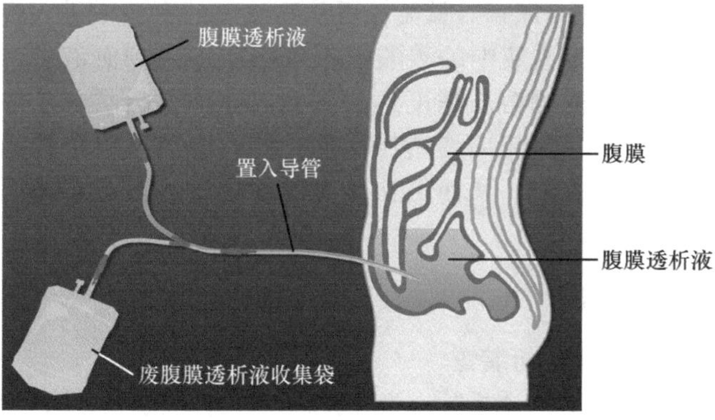

图 15-1　腹膜透析治疗示意图

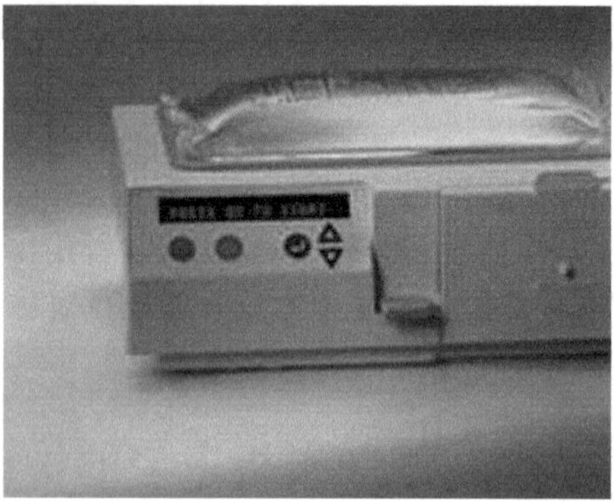

图 15-2　自动化腹膜透析治疗示意图

【原理】

腹膜是一层生物性半透膜，有丰富的毛细血管，允许一些中、小分子溶质通过。腹膜透析就是利用腹膜作为透析膜，通过弥散和渗透的原理来清除溶质和水分。

弥散是指物质从高浓度的一侧向低浓度的一侧移动，如肌酐、尿素、胍类等可从高浓度的血液中进入腹透液中，腹透液中的碳酸氢根等溶质进入到血液中，直到腹膜两侧溶质浓度达到平衡。超滤是指水分从渗透压低的一侧流向渗透压高的一侧。腹膜透析液的渗透压高于血液，从而可让体内的水分进入腹腔、排出体外。

【方法】

1. 腹膜透析装置

（1）腹膜透析管：为硅胶管，具有柔软可弯曲、无毒和生物相容性好的特点。现常用的有标准 Teckhoff 管、鹅颈管、卷曲管等。

（2）腹膜透析液：是腹膜透析的重要组成部分，主要由三部分构成：渗透剂、缓冲液、电解质。有等渗、高渗、含钾、无钾、乳酸盐等多种类型。临床上常以葡萄糖为渗透剂，浓度分别为 1.5%、2.5% 和 4.25%。一般来讲，腹膜透析液的成分应和正常细胞外液大致相等。

（3）腹膜透析体外连接装置：腹膜透析导管腹外段与连接管路之间依靠一个钛金属接头进行连接。腹膜透析液袋通过适当长度的塑胶管路与透析导管的连接管路相连，这个管路叫做腹膜透析体外连接系统。现在常用的体外连接系统为双联液袋连接系统。

2. 腹膜透析方式

（1）持续不卧床腹膜透析（CAPD）：每日 24 小时持续进行透析，每天交换透析液 3 ～ 5 次，每次 1.5 ～ 2L，白天透析液在腹腔内留置 4 ～ 6 小时，晚上留置 10 ～ 12 小时。患者只在更换透析液的短暂时间内不能自由活动，而其他时间患者可自由活动或从事日常工作，在一天 24 小时内，患者腹腔内基本上都留有透析液，并持续进行溶质交换，常规 CAPD 每天交换透析液 3 ～ 5 次。

（2）间歇性腹膜透析（IPD）：每个透析日连续交换 8 ～ 10 次，1 ～ 2L/ 次，每次 1 小时，每周 4 ～ 5 个透析日，透析总时数为 36 ～ 42 小时。

（3）自动化腹膜透析（APD）：最常用的透析方式（CCPD），即患者在夜间入睡前与腹膜透析机连接，将腹腔内腹膜透析液引流干净，然后进行腹膜透析液的交换，2 ～ 3L/ 次，留置 2.5 ～ 3 小时，最末代腹透液灌入腹腔后关闭透析机，脱离机器。白天透析液一般留腹 14 ～ 16 小时，日间自由活动，夜间再与腹膜透析机连接。

【适应证】

1. 尿毒症 当 Ccr ≤ 10ml/min，或 Scr ≥ 707.2μmol/L（80mg/L），并伴有下列情况之一者可进入腹膜透析治疗：①明显的尿毒症症状（如恶心、呕吐）；②明显的水、钠潴留（高度水肿、高血容量性心力衰竭或高血压）；③严重的电解质紊乱（如血钾≥ 65mmol/L）；④严重的代谢性酸中毒（CO_2CP ≤ 6.74mmol/L）。

2. 肾移植前后

3. 几种特殊情况的慢性肾衰竭

（1）糖尿病肾病：对于糖尿病肾病的患者，血肌酐 Scr 的指标可以稍微放宽些，若患者的 Scr 超过 400μmol/L，同时有水负荷过重，难以纠正的心力衰竭、顽固性水肿和腹水，均可考虑开始腹膜透析治疗。

（2）儿童患者。

（3）老年患者，有明显出血倾向、反复血管造瘘者。

【禁忌证】

1. 绝对禁忌证

（1）腹膜的广泛粘连和纤维化＞ 50%，腹膜清除率降低。

（2）腹壁广泛地存在炎症病灶，无法置管。

（3）难以纠正的机械性问题，如腹裂、膀胱外翻、脐突出等会影响腹膜透析效果或增加感染的风险。

（4）严重腹膜缺损。

2. 相对禁忌证

（1）腹部手术 3 天内。

（2）腹腔内有局部炎症病灶。

（3）晚期妊娠或腹内有巨大肿瘤，不能耐受获得充分透析所需的透析液量。

（4）腹腔内血管疾患，如多发性血管炎、严重动脉硬化、硬皮病等，均会降低透析效能。

（5）未修补疝。

（6）高分解代谢者或严重营养不良患者。

（7）严重肺功能不全。

（8）不合作者或有精神病。

【主要护理问题】

1. 自我护理知识缺乏　与患者缺乏专科知识信息来源，护理操作训练不够有关。

2. 营养失调：低于机体需要量　与食欲缺乏、消化吸收不良、腹透液丢失营养成分有关。

3. 舒适的改变　与腹内压改变、腹部长期带有腹透导管有关。

4. 潜在并发症　腹透相关感染、出血、透析液渗漏、引流障碍、失超滤等。

【护理目标】

（1）患者操作熟练，掌握自我观察和护理方法，能胜任居家透析。

（2）患者营养状况得到改善或维持。

（3）患者主诉不适感减轻或消失，适应腹透生活。

（4）术后未发生相关并发症，或并发症发生后能得到及时治疗与处理。

【护理措施】

1. 腹膜透析植管术前护理

（1）术前评估

1）腹膜透析治疗前要对患者的原发病、残余肾功能、血压、贫血状况、尿毒症症状、临床用药、液体和酸碱平衡、营养状态、饮食、睡眠及心理状态等进行整体临床评估。

2）若选择腹膜透析治疗，则要评估患者的心肺功能、尿毒症症状等，明确是否需要急诊置管手术并立刻开始腹膜透析或择期手术。

3）对患者是否适合腹膜透析手术、术中耐受性及手术风险进行评估。

4）评估患者或家属是否能够自行操作腹膜透析，患者及家庭环境、卫生情况是否适合做腹膜透析。

（2）术前教育

1）教育对象：往往培训对象是患者、家属或其他非医务人员。规范的培训和宣教是预防腹膜透析相关感染的关键措施之一。

2）教育形式：通过相关书面资料、幻灯讲解、口头沟通、电教培训、病患交流等形式了解原发病、目前存在的问题、治疗方案，以消除患者的紧张心理。

3）教育内容：介绍慢性肾衰竭的相关知识，客观地向患者及其家属说明所有可能的治疗选择（腹膜透析、血液透析、肾移植）。患者意向选择腹透方式后，为患者介绍腹膜透析的原理、方法及优缺点、植管手术的过程及可能出现的情况，客观说明可能的近期、远期腹透相关并发症。评估患者对疾病的认知度、家庭环境、心理状况。

（3）术前准备

1）完成腹膜透析手术同意书签署。

2）根据患者情况选择麻醉方式。

3）术前适当减少进食或禁食，服用药物可用少量水送服。

4）手术前排尽大小便。

5）术前用药：有高血压者应常规降压治疗，术前可预防性使用抗生素对于紧张恐惧者，可于术前半小时肌内注射苯巴比妥钠 0.1 ～ 0.2g 镇静。

2. 腹膜透析植管术中配合

（1）检查、打开各手术包，清点各包内器械、物品是否齐全及各用物数量。

（2）术中做好配合工作，监测患者病情和生命体征。

（3）手术结束时，检查切口包扎、导管固定情况，监测并记录生命体征。通知中央运输人员送患者回病房。

3. 腹膜透析植管术后护理

（1）术后切口护理

1）观察手术切口处有无渗血、渗液，有无水肿及分泌物。

2）保持辅料清洁干燥，5 ～ 7 天更换敷料一次，不能强行去除出口处结痂。一旦发现出口有渗液、渗血、肿胀、发红、按压时疼痛、出口处有脓性分泌物等情况及时通知医生处理。

3）术后 10 ～ 14 天拆线，切口愈合差的患者，可适当延长拆线时间。

（2）透析导管护理

1）术后导管制动以利于导管出口处的愈合，减少渗漏、导管相关感染的发生率。避免外伤、过度牵拉导管，顺应导管自然走向固定导管，可距离出口 6cm 以外再调整导管走行方向。

2）选择不粘连创面，具有良好吸收性、透气、透水蒸汽和良好粘连强度的敷料，如妙贴。保持导管出口处干燥。

3）鼓励患者术后早期下床活动，避免漂管移位引起腹膜透析液引流不畅。

4）无论在伤口愈合期或感染期均不应行盆浴和游泳。淋浴时保护出口处，淋浴完毕后出口处应及时清洗、消毒。

5）导管及外接短管应紧密连接，避免脱落。

6）在进行导管及外接短管护理时不可接触剪刀等锐利物品。

7）外接短管使用6个月必须更换，如有破损或开关失灵时应立即更换。如果患者在家庭透析时出现导管或外接短管损伤或渗液，应嘱其终止透析、夹闭管路，并立即到腹膜透析中心就诊处理。

8）碘伏帽一次性使用，无需使用消毒剂，不可用碘伏直接消毒短管。

（3）操作培训

1）安全地进行腹透换液操作（以双联袋可弃式“Y”形管路系统为例）：“Y”形管路系统中的两个分支分别与新透析液袋和引流袋以无接头形式相连接，“Y”型管的主干以接头形式与外接短管上的接头连接。

2）环境：有一个独立空间能放下一张小桌子来摆放物品，有地方来悬挂腹透液，外出时可以临时找一个相对独立和安静的地方进行换液。换液的地方应该满足下面的条件：紫外线消毒，洁净干燥，暂时关闭风扇和门窗，光线充足，不养宠物，不允许宠物进入换液房间，换液时不接电话。

3）物品准备：血压计、体温计、磅秤、体重计、恒温暖液袋或恒温箱、挂钩或输液架、洗澡保护袋（可用肛袋）、洗手液、口罩、消毒棉签、纱布和胶布、碘伏、一块干净毛巾和纸巾、紫外线灯、手表或闹钟一个、

《腹透居家日记》，如不能备齐，可向医护人员商量替代物品。

4）换液前准备：腹透液加温到接近体温（37℃左右），过冷或过热可能导致腹部不适或腹痛，把少量乙醇喷洒在桌面上，然后用纸巾或抹布由内往外擦干清洁桌面，备齐换液所需物品：腹透液、口罩、碘液微型盖、管路夹子。

5）洗手：戴口罩，罩住鼻子和嘴巴，取下手表、戒指、手镯或手链，如需调温，先调节水温至微温，冲湿手后，用肥皂或洗手液洗手，按顺序搓洗指尖、指背、指间、手背、手掌和手腕，用流动的水将手冲洗干净，用干净的纸巾将手擦干，用纸巾关水龙头。

6）换液前检查腹透液：撕开外袋，取出并检查①是否在有效期内；②浓度是否正确；③挤压袋子；④有无渗漏袋中液体；⑤是否清澈；⑥有无漂浮物；⑦可折断出口塞是否已经折断；⑧接口拉环有无脱落；⑨管路中有无液体。

7）换液步骤一（准备）：取出身上的短管，确保短管处于关闭状态，必要时从加药口加药入透析液中。

8）换液步骤二（连接）：拉开接口拉环；取下短管上的碘伏帽；迅速将腹透液与短管相连；连接时应将短管朝下；旋拧腹透液管路至完全密合。

9）换液步骤三（引流）：悬挂透析液袋；用管路夹子夹住入液管路；将透析液袋口的出口塞折断；将引流袋放低位；开始引流，观察引流液；引流完毕后关闭短管。

10）换液步骤四（冲洗）：移开入液管路的夹子；观察透析液流入引流袋；慢数到5后；用夹子夹住引流管路。

11）换液步骤五（灌注）：打开短管旋钮开关；开始灌注；灌注结束后；关闭短管开关；再用夹子夹住入液管路。

12）换液步骤六（分离）：检查并撕开碘伏帽的外包装；检查帽盖内海绵是否浸润碘液；将短管与腹透液分离；将短管朝下、旋紧碘伏帽至完全密合；称量透出液并做好记录；丢弃使用过的腹透物品。

13）换液后需要做的事情：检查透出液；称量透析液；记录《腹透居家日记》；处理透析液和用过的物品；将其他物品妥善收好。

（4）饮食护理

1）术后无需禁食，卧床期间宜给予易消化、富含粗纤维的软食，能下床活动后再逐步过度到正常饮食。

2）进行腹膜透析治疗时，白蛋白、球蛋白、免疫球蛋白都有不同程度的丢失，因此要求患者从饮食中摄入足够的蛋白质。一般每日蛋白质的摄入量应不低于1.0～1.2g/kg，最好能达到1.2～1.5g/kg，其中一半以上应是优质蛋白，如鸡蛋、牛奶、瘦肉、鱼肉等含必需氨基酸丰富的动物蛋白；同时避免摄入高磷饮食。

3）患者每日水分的摄入取决于患者的尿量和腹膜透析超滤量，一般每日的摄水量 = 前 1 日尿量 + 前 1 日腹膜透析超滤量 +500ml。

（5）心理护理：与患者建立良好的合作关系，请治疗较成功的患者现身说法，帮助患者逐渐树立对腹膜透析的治疗信心，主动配合，并寻求家人及社会的支持。

（6）腹膜透析的监测：观察患者生命体征、体重、尿量，关心患者的精神状态和主诉。观察透析液灌入和排出情况，透析液进出是否通畅，透出液的颜色、性质和量。正常腹膜透析透出液应是清亮、淡黄色液体。

（7）加强患者的自我保护能力，保持自身的清洁卫生。给予卫生知识宣教、健康教育、腹膜透析培训和指导（见第二节“腹膜透析患者的健康教育”）。

4. 腹膜透析导管出口处护理　见表 15-1。

表 15-1　导管出口处护理

出口处性质	护理要点
早期出口处（＜6 周）	为止血而缝合的出口，应在 3 ～ 4 天拆线，避免形成感染灶 伤口的敷料每周换药一次，有渗液污染随时更换 用无菌敷料覆盖出口处 导管需固定，避免牵拉损伤 术后 2 周内不要洗澡，2 ～ 6 周可以在洗澡袋的保护下淋浴，导管用肛袋保护 避免透析液沿导管外漏 伤口出现渗液、损伤、感染或出血，及时处理
长期出口处（＞6 周）	出口清洁护理每隔 1 ～ 2 天一次 导管固定良好，防止受压、扭曲；导管方向保持向下 出口处保持干燥 出口有渗出物时需要无菌敷料覆盖 出口处痂皮用生理盐水软化清除，切忌强行去除 避免对出口有害的行为
感染出口处	局部涂片和病原菌培养 对出口局部清创 加强对出口局部的护理，每天换药 1 ～ 2 次 局部用抗生素软膏 换药时避免过度牵拉导管，不要强行去除结痂

【并发症的处理及护理】

并发症的处理及护理见表 15-2。

表 15-2 并发症的处理及护理

常见并发症	临床表现	处理
出血	隧道出口处或手术切口渗血，伤口敷料持续有新鲜血液渗出 隧道皮下血肿 血性透析液	切口出血给予加压包扎、沙袋压迫、冰敷 用未加温的腹透液反复冲洗腹腔 遵医嘱使用止血药 以上方法无效，打开伤口寻找出血点止血
腹膜炎	透析液浑浊、超率下降 腹痛、腹部压痛、反跳痛 恶心、呕吐、发热、腹泻 实验室检查：腹膜透析流出液中白细胞计数＞100/ml，中性粒细胞＞50%	留取透析液送检腹水常规和细菌培养 1.5% 腹透液 2000ml 冲洗腹腔，透出液外观清凉　后，遵医嘱腹膜透析液中加抗生素 遵医嘱静脉输入抗生素 反复治疗无效者拔管
出口处感染	导管出口处有脓性分泌物， 出口周围发红、肿胀、疼痛 出口处培养有细菌生长	局部涂片和病原菌培养 遵医嘱使用敏感抗生素 清除肉芽组织、痂皮 局部护理换药 1 ～ 2 次 / 天 合并隧道炎、局部换药和抗生素治疗 2 周无效者拔管
透析导管引流不畅	透析液流出量明显少于灌入量 灌入后不能流出 透析液灌入、流出速度均缓慢或不通畅	排除腹膜透析管扭曲、受压 通便 改变患者体位 灌入时加压挤压透析液袋 生理盐水或腹膜透析液 20 ～ 30ml 从腹膜透析管快速注入腹腔 腹膜透析管中注入肝素、尿激酶等药物 处理均无效，拔管重新植管

续表

常见并发症	临床表现	处理
透析液外漏	透析管皮肤出口周围或皮肤手术切口处有透析液渗漏	术后 5 ～ 14 天开始透析 小剂量间断透析 暂停腹膜透析 3 ～ 5 天 停止透析，寻找原因，行手术修复或重新植管
透析液引流过程腹痛	透析液引流 / 灌注过程中腹痛、腹胀	根据患者对腹透液温度的敏感度调节腹透液温度至 37℃左右 暂时改用低浓度腹膜透析液 减少留腹时间，1 ～ 2 小时放出降低进液袋高度或调节开关，减慢进液速度 调节废液袋位置或调节开关，减慢引流液体速度 引流液体时，腹腔内透析液不要放的太空

【前沿进展】

1. 新型腹膜透析液　由于传统的腹膜透析液中的低pH、乳酸盐、葡萄糖及消毒、保存和透析过程中所产生的葡萄糖降解产物、糖基化终末产物等，可导致腹膜细胞结构和生物学活性功能受损，腹膜基质增生、纤维化形成。近年来已有许多生理生物相容性佳的新型腹透液，如艾考糊精腹膜透析液（icodextrin）、碳酸氢盐透析液（physioneal）、葡聚糖透析液（extraneal）、氨基酸透析液（nutrineal）或三腔袋乳酸盐透析液（gambro-Bio）及低钠透析液等在欧美国家广泛临床应用，有效地改善了这方面的问题。但目前这些新型腹透液在中国尚未广泛使用。

2. 自动化腹膜透析（APD）　近年来，随着全自动腹膜透析机（homechoice）的问世，使自动化腹膜透析在许多国家逐步开展起来，成为全球增长速度最快的一种透析方式。由于它的溶质清除效能优于持续不卧床腹膜透析（CAPD），尤其是对高转运和高平均转运的患者，可以避免长时间留腹，改善体液潴留情况；同时其方便的交换方式，成了儿童、老人等需要家人照顾的患者及全职工作者的首选，大大提升了腹膜透析患者的生活质量。

【特别关注】

（1）早期出口处护理。

（2）腹透患者的饮食指导。

（3）家庭腹透患者的培训和管理。

（4）腹透相关性腹膜炎的预防和护理。

【知识拓展】

不宁腿综合征

不宁腿综合征是一种临床常见的神经系统感觉运动障碍性疾病。临床表现为夜间睡眠或是处于安静状态时，双下肢出现极度的不适感，如蚁走感、刺痛感、蠕动感等，迫使患者不停地活动下肢或行走，当患者一旦返回到休息状态时，症状再次出现，一夜数次，严重干扰患者睡眠，导致入睡困难、睡眠中醒转次数增多等。

本病的发病原因目前尚不清楚。常并发于尿毒症、胃部手术以后，酒精中毒、精神因素对发病具有一定重要性。有人认为本病是自主神经功能障碍，感染性疾病、维生素缺乏、糖尿病及各种贫血等可能为发病因素。有人认为最可能的原因是新陈代谢产物异常堆积在肌肉中引起。亦有报道与腹膜透析（PD）不充分或者局部血液循环运行障碍有关。

不宁腿综合征的治疗如下。

1. 一般治疗　临睡前用温水洗脚，或用艾叶水洗下肢。按摩局部肌肉。

2. 对症治疗　如有贫血，则应纠正贫血；如在妊娠期发作，则分娩后症状可以消失。

3. 药物治疗

（1）肌醇 1g，每晚 1 次服用。

（2）使用血管扩张剂，如烟酸、山莨菪碱 5mg 治疗，每日 1 次。

（3）使用多巴胺能药物或多巴胺促效剂，如美多巴 125 ～ 250mg、信尼麦 125mg，每日 1 次。

（4）抗痉剂，如卡马西平或丙戊酸钠，均为 0.1g，睡前一次服用。

（5）使用维生素 B_1 100mg，维生素 B_2 50mg，轮流在委中、承山或者沿腓神经干的体表部位注射，每日患肢一穴 1 次，5 天为一个疗程。

4. 中医治疗　白芍 10g、甘草 10g、木瓜 18g、怀牛膝 18g，水煎服。白芍 12g、生甘草 6g、生牡蛎 30g（先煎）、山药 10g、木瓜 10g、威灵仙 10g，水煎服。

不宁腿综合征扰乱睡眠的问题已经引起国际医学界的充分重视，在美国还成立了不宁腿综合征基金会，帮助患者进行治疗和筹集资金进行临床科学研究。

（周雪丽　秦　敏）

第二节　腹膜透析患者的健康教育

【概述】

腹膜透析尤其是持续不卧床腹膜透析是终末期肾脏疾病替代治疗的重要方式之一，所以要求腹透患者对疾病知识、自我护理和治疗管理知识具有一定程度的了解和掌握。而在腹膜透析治疗过程中，患者往往存在不同程度的不依从性，这种情况主要是由于患者对腹透相关知识的理解不足所致。近年来，在腹膜透析过程中，融入了更多的相关健康知识教育，逐步减少了腹膜透析并发症的发生，提高了患者的生活质量。因此对腹透患者进行有效的培训和教育必须引起肾脏病工作者的高度重视。

【主要护理问题】

知识缺乏缺乏腹膜透析术前后的相关知识。

【护理目标】

（1）使患者掌握有关的知识及技能。
（2）消除危险因素，纠正不健康生活方式和行为。
（3）预防并及时处理并发症，提高疗效和改善预后。
（4）促进康复，提高生活质量。

【教育对象】

（1）患者本人。
（2）患者家属。
（3）若伴有视力障碍、手部不灵便等无法自己操作的患者应同时包括他的护理人员。

【教育方式】

（1）知识讲座。
（2）观看录像。
（3）操作示范。
（4）操作指导。
（5）个别交流。
（6）肾友座谈会。

【教育实施方法】

（1）口头教育。

（2）书面教育。

（3）因人施教。

（4）集体培训。

【教育工具】

（1）教学者手册教案。

（2）患者学习手册居家透析指南、居家透析日志、随访指南、饮食指导手册。

（3）直观教学工具食物模具、挂图、幻灯片、录像等。

（4）培训记录表。

（5）考核表。

【教育重点】

（1）正确进行腹膜透析的正规操作。

（2）严格要求无菌操作及管路出口处护理。

（3）水盐控制。

（4）血压及体重的管理。

（5）合理使用不同浓度的透析液。

（6）合理用药、科学饮食。

（7）防治并发症。

（8）提高腹膜透析患者的社会回归率。

【教育计划】

第一阶段培训计划：透析前教育，发放健康教育资料及观看腹膜透析的宣传栏。

第二阶段培训计划：根据患者情况，一般在患者手术后第 3 天开始进行。根据患者的学习能力分 7 天左右的时间完成。

第三阶段再培训计划：通过考核及患者实际操作和护理过程中出现的问题，分析原因，评估患者对培训计划内容的掌握程度，针对性地制订个体化培训方案，强化学习第一阶段尚未掌握的知识。

【教育的时机与内容】

1. 时机 据报道，护患之间开始进行健康教育最适宜的时间是入院后 2 ～ 3 天。患者最乐意接受的健康教育方法是结合病情进展的不同时期进行教育，而且希望家属参与学习。

2. 内容

（1）透前教育

1）疾病知识：有关肾脏功能的常识；肾衰竭的相关知识；治疗方法；终末期肾脏疾病的替代治疗选择。

2）腹膜透析原理与方法：腹膜透析与血液透析；肾移植比较的优缺点；腹膜透析的具体操作方法；腹膜透析对患者的要求：无菌观念、环境的要求、适当的饮食调整、用药问题等。

3）手术配合：手术的必要性、手术过程及可能出现的情况；手术前的皮肤和胃肠道准备要求；手术过程中的配合要求。

（2）透后教育

1）伤口保护与导管制动：伤口保护方法和正确体位；透析管的作用，固定与保护透析管的方法。

2）清洁与无菌：无菌与有菌的概念，清洁与污染的概念；无菌与清洁的区别，无菌与污染的界定；保持空气及物体表面的清洁，保持伤口、出口处清洁；保持个人卫生；戴口罩的意义；正确的洗澡方法。

（3）换液的相关教育

1）换液所需物品（腹透液、蓝夹子、碘伏帽、挂液架、盆子、纸巾等）。

2）换液的环境：洁净干燥、光线充足、勿养宠物、透析时勿接电话、房间定期消毒。

3）换液操作前应认真洗手（熟记六步洗手法步骤），如患有感冒或呼吸道感染，需带上口罩。

4）换液的程序：透析液加温（把透析液加温接近体温的37℃左右）；清洁桌面；备齐换液所需物品；戴口罩，洗手；撕开外袋，取出并检查腹透液；是否在有效期内。

5）换液中的步骤：准备；连接；引流；冲洗；灌注；分离。

6）换液后的处理：检查腹透液；称量腹透液；记录引流时间；处理透析液和用过的物品；将其他物品妥善收好。

7）指导换液操作的时间安排。

（4）液体平衡与合理饮食：控制液体的摄入、水肿的观察及处理、控制盐的摄入、合理的优质蛋白摄入。

（5）指导口服药物的用药原则及作用。

（6）导管及出口处护理：操作环境要求，物品准备，出口处观察方法。

1）早期出口处护理（6周以内）：透析导管的固定与制动；准备换药需要的物品；换药的环境；出口处的评估；敷料的更换；记录出口处情况。（早期出口处护理的基本原则：每周换药一次；带口罩及手套的重要性；清洗剂与消毒剂的选择；保持出口处及隧道里的清洁干燥；给予无菌敷料保护；导管固定妥善；洗澡的注意事项；若有渗液、损伤、感染或出血等情况及时处理。）

2）长期出口处护理（6周以后）：透析导管的固定

与制动；准备换药需要的物品；出口处的评估；敷料的更换；清洁剂的选择；洗澡的注意事项、记录出口处的情况。（长期出口护理的基本原则：每天或隔天沐浴换药一次；选择性的戴手套及口罩；清洗剂的选择；保持出口处及隧道里的清洁干燥；洗澡的注意事项；导管固定妥善；出口处结痂的处理；如有感染及导管的损伤立即报告。）

3）出口处感染的护理：出口处感染的预防；出口处感染的判断；可疑出口处感染的处理。

（7）异常情况的判断与处理：腹透液灌入或引流困难；连接短管接头被污染；外接短管或钛接头脱落；透出液混浊或纤维条索增多；透析导管卷曲、打折；导管破损渗漏；透出液呈红色。一旦发生了上述任何一种症状，立即打电话给腹透中心。

（8）常见并发症的判断与处理：腹膜炎（透出液混浊、腹痛、发热）；导管出口处感染（发红、肿胀、按压时疼痛、出口处有脓性分泌物）；导管移位与阻塞；腹痛、腹胀；便秘；皮肤瘙痒；疝；生殖器水肿。一旦发生了上述任何一种症状，立即打电话给腹透中心。

（9）预防腹膜炎等并发症的措施：①严格按照无菌操作；②养成良好的生活习惯；③透析管的保护；④保持大便通畅；⑤密切观察身体状况的变化（如腹痛、恶心、透析液浑浊等）。

（10）居家透析的相关教育

1）居家透析环境的要求：操作房间；腹透液存放要求；室内设施要求；清洁与消毒。

2）居家腹膜透析需准备的物品：腹透液及碘伏帽；出口处换药用的无菌敷料、无菌棉签、口罩、碘伏、生理盐水、胶布等；血压计、体温计、磅称、量杯、挂液架、蓝夹子，恒温箱，消毒房间用的紫外线灯、《腹膜透析居家日记》。

3）居家透析的注意事项：水盐控制的重要性和窍门；自我监测体重、血压、体温，坚持服药；活动与休息；坚持透析记录，密切观察生命体征。

（11）门诊随访相关事项：随访时间安排；提供腹透记录本，汇报透析情况；提供口服药物清单；家庭透析过程中的问题及处理；充分性评估及相关检查。

【评估与考核】

（1）问题解答。

（2）发放理论考核表。

（3）操作考核。

（4）通过考核发现问题，为再培训计划的制订提供资料。

【出院指导】

（1）药品的储存：要储存1周以上。

（2）个人卫生：穿宽松的内衣裤，勤换内衣，不穿紧身衣裤。

（3）妥善固定导管，不要牵拉。

（4）运动与旅行：可适当进行体育锻炼，如散步、慢跑、打太极拳等。

（5）门诊复查相关注意事项。

（6）发放出院指导卡，留取联系方式，以便随时访问。

【特别关注】

（1）患者对腹膜透析的社会支持情况。

（2）患者对换液、出口处护理等操作的掌握程度。

（3）患者对腹透障碍及常见并发症的观察及正确处理的掌握程度。

（4）患者的居家透析环境及用物是否符合要求。

（何学勤　秦　敏　袁怀红）

第三节　随访系统建设与实施

【概述】

腹膜透析是终末期肾衰竭患者终生维持的一种肾脏替代治疗手段，作为一种长期的、家庭的治疗方法，对患者今后的生活质量影响深远。虽对患者的操作进行过培训指导，但患者出院后缺乏规律的后续治疗管理，以致较多患者因不同原因终止腹膜透析治疗或者死亡。为提高腹膜透析患者的治疗质量和维持较好的生存率，对腹膜透析患者的院外治疗进行科学、专业、便捷的指导和随访，随访由腹膜透析专职医生和护士共同完成。随访频度根据患者病情和治疗需要而定，定期为患者讲授有关透析知识，对患者进行再教育，及时发现问题和解决问题，使患者对家庭腹膜透析充满信心和安全感。重视追踪和随访，是坚持家庭腹膜透析的重要措施。

【随访系统建设】

1. 腹膜透析室（中心）的建设　腹膜透析室（中心）是医疗单位开展腹膜透析的场所，主要用于腹膜透析导管置入、腹膜透析治疗、患者的培训和宣教、患者的随访和腹膜平衡试验的实施。

（1）具备符合资质要求的医师和护士

1）专职医师：持有医师资格证书和医师执业证书，受过肾脏病专科培训及腹膜透析专项技术培训，掌握常用腹膜透析模式（CAPD 和 IPD）处方设定，制订和调整腹膜透析方案，处理腹膜透析常见并发症。

2）专职护士：持有护士资格证书和护士执业证书，经过系统的理论和临床培训3个月以上，了解如何设定和调整腹膜透析处方，熟悉常见并发症的护理，能够对患者进行腹膜透析操作培训。

（2）具备符合标准功能区域

1）腹膜透析室（中心）布局合理，洁污物区分开，达到医院感染管理控制标准。

2）具备接诊区、医护人员办公区、操作治疗区、培训区、储藏区、污物处理区。

3）二级及以上医疗单位的具备腹膜透析导管置管资质的腹膜透析室（中心）可以设置腹膜透析手术室。

（3）建立质量管理体系，制定各项规章制度、相关诊疗技术规范和操作规程。

（4）开展腹膜透析的医疗单位必须具备血生化、血常规、X线片等基本实验室检验与辅助检查的条件。

2. 随访管理

（1）患者随访档案建立：患者的随访资料应当在患者初次进行门诊随访时开始建立并逐步完善。

（2）随访资料内容

1）门诊随访评估①一般情况：检查患者透析日志记录情况；了解临床症状；测量体重、血压、心率、用药情况；营养师做营养评估并登记（若无可由腹透护士填写）。②腹膜透析情况：目前透析方式、剂量、透析液浓度、超滤量、残余尿量、饮水量。③导管出口处护理状况：评估导管出口处的状况、了解护理方法。采用出口评分（exit-site score，ESS）法对腹膜透析导管出口处进行评估，即从出口处肿胀、硬结、红斑、疼痛、引流物五个方面评分，评分4分或以上认为有感染。如果仅有脓性分泌物，也足以诊断感染。小于 4 分不排除感染，见表 15-3。④饮食和营养状况：食欲、食量，饮食结构；活动，睡眠，体重，肌肉、皮脂厚度，皮肤色泽、弹性。

表 15-3　导管出口分级方法（cm）

评分	肿胀	痂	皮肤发红	疼痛	分泌物
0 分	无	无	无	无	无
1 分	仅限出口，＜0.5	＜0.5	＜0.5	轻微	浆液性
2 分	≥0.5 和（或）隧道	≥0.5	≥0.5	严重	脓性

2）实验室检测指标及频度见表 15-4。

表 15-4　腹膜透析患者随访检查指标及频度

检查指标	频度
血常规、肝肾功能、血电解质	每 1～3 个月 1 次
血糖、血脂、糖化血红蛋白（糖尿病患者）	每 1～3 个月 1 次
血红蛋白、红细胞及网织红细胞计数	每 1～3 个月 1 次
血清铁、总铁结合力、转铁蛋白、铁蛋白等	每 1～3 个月 1 次
血钙、血磷、钙磷乘积	每 1～3 个月 1 次
甲状旁腺激素（PTH）	每 3～6 个月 1 次
白蛋白、前白蛋白等	每 6 个月 1 次
体重指数、SGA 评分	每 6 个月 1 次
高敏 C 反应蛋白	每 3 个月 1 次
血清 β_2- 微球蛋白	每 3～6 个月 1 次
白细胞介素 6	每 3～6 个月 1 次
血清四项传染病标志物	每 12 个月 1 次
心电图、X 线胸片、心脏及血管超声等	每 12 个月 1 次
腹膜平衡试验	开始透析 2～4 周首次检查；之后每 3～6 个月 1 次
透析充分性评估	每 3～6 个月 1 次

（3）随访医嘱

1）药物使用及调整情况：纠正贫血类药物，如促红细胞生成素、维生素 B_{12}、叶酸、铁剂；抗高血压药，如倍他乐克、氨氯地平、缬沙坦等；防治肾性骨病类药物，如钙剂、活性维生素 D_3 制剂；改善营养类药物，如 α- 酮酸；糖尿病患者控制血糖药物，如拜糖平、胰岛素等。

2）充分透析及透析处方调整情况：溶质清除、水盐平衡、酸碱平衡、钙磷代谢平衡。

3）其他医嘱和护嘱：规范患者腹膜透析操作，正确导管出口处护理，鼓励患者康复运动，回归社会。

3. 资料统计

（1）统计项目：随访资料统计项目包括以下几方面。

1）门诊随访率。

2）腹膜炎发生率。

3）导管并发症发生率。

4）出口处感染发生率。

5）患者的依从性。

6）生活质量状况评估。

7）营养状况评估。

（2）数据录入：建立数据库，仔细检查、审核随访资料并录入数据库。

（3）统计方法：根据数据资料特点，选用相应的统计学方法。

（4）统计报告：资料管理人员对录入资料定期归纳、总结，每月、每季度、每年进行周期性统计报告。

【随访实施形式】

对腹膜透析患者可采用以下 3 种形式进行连续的动

态的追踪随访。

1. 门诊随访

（1）腹膜透析患者术后出院 1 周、2 周、3 周均来院门诊随访评估，以后根据患者病情 1 ～ 3 个月进行随访评估，外地患者可每 3 个月来院复查。

（2）门诊随访通过电话预约的方式进行，随访的大部分工作由腹膜透析护士来完成，观察腹透管出口处情况，根据患者的腹透记录本，记录患者的透析情况，用药情况和相关实验室检查结果，评估透析是否充分及营养状况，最后医生根据评估结果调整透析处方及修正治疗方案，使腹膜透析治疗取得最佳治疗效果。

2. 电话随访

（1）电话随访是透析中心与患者沟通的必要手段，尤其是居住在离透析中心较远的患者。

（2）透析中心应设有 24 小时咨询电话，当患者出现腹膜透析相关问题时及时与透析中心联系、解决问题，避免并发症的发生。腹膜透析护士每 1 ～ 2 个月主动电话随访患者 1 次，了解在当地复查的化验结果及居家透析情况等。

3. 家庭随访

（1）对家在市区的患者提供家庭访视，患者手术后出院 1 周家访 1 次，出院后半年内每月家访 1 次，半年后每 3 ～ 6 月家访 1 次。

（2）访视内容包括居家环境（腹膜透析操作间布置及各种物品放置是否符合要求）、更换腹透液操作、出口处护理、自我管理能力。

（3）遇到特殊情况的患者，如老年人、腹透顺应性差、反复发生腹膜炎等，适当增加家访的次数。

【随访内容】

1. 门诊随访内容　门诊随访包括评估患者一般状况及透析情况、评估出口及隧道的情况、腹膜透析导管的状况、腹膜透析操作评估、腹膜功能及残余肾功能评估、透析充分性评估、营养状况评估、生活质量评估等，见表 15-5。

表 15-5　门诊随访的评估内容

一般状况及透析情况	随访时对患者的贫血状况、血液生化、血压状况、液体平衡、饮食及睡眠、用药等进行直接评估，记录患者目前的透析方式、剂量、透析液浓度及超滤量，残余尿量
出口及隧道	出口是否渗液、损伤、感染、出血、结痂、沿隧道移行处是否有压痛等
导管	腹腔内导管是否移位 管路是否受压、扭曲、堵塞；短管是否闭合不良、破裂 短管与钛接头接口是否脱落 短管的保护方法、6 个月更换腹膜透析外接导管等
腹膜透析操作	操作者能否说出双联系统各个部分的正确名称 是否知晓换液场所的要求 如何检查、观察和加温透析液 能否正确换液、观察透出液及丢弃废液袋
腹膜功能及残余肾功能	尿素、肌酐清除率、蛋白质分解代谢率、腹膜平衡试验结果及尿量等指标
透析充分性	目前比较认同的充分性指标包括：①尿毒症的临床症状和体征控制良好；②充分的溶质清除（包括小分子如 Kt/V、Ccr 和中分子毒素如维生素 B_{12}、β_2- 微球蛋白）；③充分超滤和良好的容量控制，无体液过多和脱水征象，血压控制良好；④酸中毒和水电解质的平衡控制良好；⑤充分的营养摄入和良好的营养状态；⑥钙、磷和 PTH 的良好控制；⑦贫血纠正、对促红素的反应良好；⑧良好的生存质量；⑨其他，神经症状、炎症、心血管疾病、糖尿病和其他并发症的有效控制

续表

营养状况	腹膜透析患者生存率与透析开始时及长期透析随访过程中的营养状态有关。有研究显示，透析的质量和剂量影响患者的营养，而营养状态也是评估透析充分性的一个重要方法，纠正营养不良可以改善预后。对于成人腹膜透析患者，应采用蛋白氮呈现率（PNA）和主观综合性营养评估法（SGA）来评价其营养状况。而对于儿童患者，可应用PNA和其他标准营养评估方法
生活质量	应连续评估腹膜透析患者的生活质量，以作为反映预后的一项指标。可采用针对一般的或某种疾病的方法，常用的一般性调查方法是SF-36医学预后研究简表，较好的自评方法包括Choice健康经历问卷和KDQOL（肾脏疾病生活质量）

2. 电话随访内容 腹膜透析患者可通过电话咨询居家腹膜透析的常见问题及处理方式，透析中心也可定期通过电话对患者进行一般状况及并发症的追踪随访。

（1）居家腹膜透析的常见问题及处理，见表15-6。

表15-6 居家腹膜透析的常见问题及处理

常见问题	表现	处理
出口处感染	出口处皮肤发红、结痂或脓肿形成 按压出口处周围及皮下隧道上方有触痛 挤压有脓性分泌物渗出	可用双氧水清洗后再用生理盐水冲洗，根据出口处情况及细菌培养结果选用局部抗生素，并局部涂擦
透析液渗漏	液体可渗入腹壁或阴囊造成局部水肿、胀痛，或从皮肤出口处流出，增加感染机会	需注意保护皮肤周围清洁，防止继发感染 采用半卧位小量多次交换法透析 渗漏较多不能自止时，立即到医院处理

续表

常见问题	表现	处理
接口污染	无菌接口接触一切非无菌物品的表面	如果在连接腹透短管时，不慎将短管接口污染，应立即用碘伏帽盖上，30分钟后再操作 如果双联系统接口污染，应重新更换腹透液
外接短管脱落	外接短管与钛接头分离脱落	如果腹透短管与钛接头不慎分离脱落，应立即用夹子将近皮肤侧的透析管夹住，绝不能再将其连接上，钛接头开口端用无菌纱布包裹，立刻到医院进行消毒并更换腹透短管
导管破损渗漏	导管因破裂、损伤而导致液体渗漏	应立即用夹子将近皮肤侧的透析管夹住，绝不能再松开夹子进行液体交换 破损处用无菌纱布包裹，立刻到医院进行进一步处理
透析液引流不畅	腹透液在灌注和引流过程中流速缓慢或不流	可能是透析管路受压、扭曲、折叠，透析管移位、纤维蛋白条堵塞等引起，可通过检查透析管路各部位有无扭曲、受压；改变体位或近日有便秘者，通过排便来解决，如果仍无效，应立即到医院进行检查处理
腹膜炎	腹痛、发热、透析液混浊、超滤明显下降	一旦发现，应立即将患者及换下的混浊透析液送至医院
皮肤瘙痒	皮肤干燥、脱屑、发痒	保持皮肤的清洁卫生，勤洗澡、勤换内衣 不用刺激性强的肥皂沐浴；减少进食含磷高的食物 保证透析的充分性 纠正电解质问题 在医生指导下服用磷结合剂

（2）一般状况的追踪：患者的目前透析剂量、体重变化、血压状况变化、超滤量、残尿量、24 小时入液量、出口处状况、导管状况、饮食与运动、睡眠、用药等状况。

（3）并发症的追踪

1）腹膜炎：是腹膜透析严重并发症之一。通过电话随访腹膜透析护士再次培训患者观察透出液的状况，识别腹膜炎的其他症状与体征。

2）导管出口处感染及隧道感染：是腹膜透析严重并发症。注意定期追踪病情变化、用药情况与转归。

3）心血管并发症：心血管疾病是腹膜透析最常见的致死性原因之一。注意追踪观察患者有无心力衰竭、心律失常、恶性高血压等发生。

4）水肿：主要表现为双下肢、眼睑水肿或伴血压升高等。教育患者如出现情况，应与透析中心联系，对腹膜透析方案及降压药物进行调整。

5）电解质紊乱及酸中毒：定期进行生化检查，及时纠正。

6）疝：随着透析时间延长，形成疝的危险性增加。常见为腹壁疝和切口疝，脐疝也可发生，膈疝等腹内疝少见。若患者腹部出现疼痛性肿胀伴恶心、呕吐、便秘等，应及时与透析中心联系或到附近医院就诊。

7）生殖器水肿：包括大小阴唇和阴囊。应立即到透析中心就诊，查找原因。若为渗漏可停透 1 ～ 2 周，再进行小剂量交换透析，逐渐过渡到持续不卧床腹膜透析（CAPD）。

8）胸腔积液：量少时，可引起轻微的呼吸困难；量多时可表现为胸部胀满感、呼吸困难。应及时与透析中心心联系并回院就诊。若证实为胸膈膜瘘，应考虑转血液透析治疗。

3. 家庭随访内容　定期家访可以对患者进行居家腹膜透析指导，了解患者的心理状况及家庭社会支持条件，帮助患者解决一些问题。

（1）居家腹膜透析指导见表 15-7。

表 15-7　居家腹膜透析指导

居家透析环境	有单独的操作房间或相对独立的房间，房间通风、采光良好，室内设操作台
	每日紫外线灯或负氧离子发生器消毒 1 次，每次 30 分钟，桌椅用消毒液擦洗 1 次
	腹透液不可与其他杂物堆放一起，离地 20cm，避免重压、保持干燥，避免阳光直射
无菌操作	指导患者或协助患者换液，操作前正确洗手、戴口罩
	严格按照双联系统的六步操作规程进行，注意入液前冲洗换液时关闭门窗和停止使用电风扇，避免尘土飞扬。碘伏帽不能重复使用
腹透液的温度	选择恒温箱进行加热，维持腹透液温度 37℃左右，加热时切勿除去外包装袋
腹透管出口护理	经常保持腹透管出口处清洁干燥，妥善固定，避免牵拉，避免机械性损伤
	洗澡采用淋浴法，淋浴前做好出口处及腹透管的保护及固定，淋浴后立即做好出口护理
	禁止盆浴
腹膜炎早期判断	腹膜炎是居家透析患者最常见的并发症，也是引起透析失败最主要的原因。教会患者识别其早期症状，如发现透析液浑浊、引流不畅、腹痛、腹胀、发热等情况，即将透出液保存送检，同时尽快到医院就诊

续表

膳食及营养指导	营养不良是腹膜透析的突出并发症，在我国腹膜透析患者营养不良的发生率高达58%。研究证实，透出液中丢失蛋白为5～15g/d，丢失氨基酸2～4g/d。为了保持氮平衡，每日蛋白质摄入量1.2～1.5g/(kgd)，以优质蛋白为主，如牛奶、鸡蛋、瘦肉、鱼类等，尽量少用植物蛋白，根据生理需要及代谢状况补充必需氨基酸和足够的热量146.4～159.0 kJ/(kg·d)，以有利蛋白质的充分利用，水溶性维生素的补充不予限制，但脂溶性维生素则不宜过多补充，以免引起中毒反应。给予水果、新鲜绿叶蔬菜等。一般不需要严格限制水、钠摄入，如果发现体重迅速增加、高血压和少尿等，限制水、钠摄入，注意电解质调节
用药指导	帮助患者改变不良的服药习惯，结合具体病情及医嘱指导患者在适当的时段服用适当的剂量，监测并记录血压、血糖变化及自身感觉的变化，对不重视服药或常忘记服药的患者，可帮助其设定闹钟或手机铃声进行提醒
	定期家庭访视，监督服药情况，及时发现和纠正少数患者因费用问题或凭感觉自行减量或换用药品
	对于使用特殊药物如洋地黄制剂者，因CAPD对洋地黄清除不完全，易致洋地黄中毒，应告知患者中毒表现及急救程序

（2）心理状况及家庭社会支持

1）心理状况：由于疾病影响及长期治疗导致患者经济上的压力，常易产生焦虑、紧张、抑郁、无助，甚至绝望等不良心理，针对患者的不同心理特征予以心理支持，耐心细致地疏导、支持，建立良好的护患关系，鼓励病友之间互相联络交流透析护理经验，互相提供有关疾病的治疗和护理的信息，得到相互之间的情感支持。家访护士为患者创造机会，提供病友的电话号码和通讯地址，每年举办一次腹膜透析肾友会，帮助患者减轻疾病造成的压力，使患者处于乐观自信的心理状态，以增强患者战胜疾病的信心，积极配合治疗。

2）积极争取家庭社会支持：充分发挥和利用家庭支持及朋友、同事、社会团体，以及其他社会因素的支持作用，鼓励朋友、同事、亲友经常探视患者，给予感情上的支持和照顾，营造一个关心体贴的家庭护理环境。

【特别关注】

（1）腹膜透析充分性评估。

（2）居家腹膜透析的常见问题及处理。

（3）腹膜透析并发症的追踪。

【前沿进展】

持续质量改进（continuous quality improvement，CQI）是20世纪50年代美国Deming创建和发展的企业管理理念和系统管理方法，是腹膜透析中心提高治疗质量非常实用的质量改进工具。一个不断发现问题、找到改进机会、制订改进方案、评估结果的循环过程，针对中心存在的管理质量问题，通过运用CQI的PDCA四步法，即设计（plan）——实施（do）——检验（check）——应用（act），从而提高中心管理质量。

（1）plan（计划）：设计改进方案。

（2）do（实施）：小规模执行改进方案。

（3）check（检验）：检查改进方案实施的效果。

（4）act（应用）：如确定这种改变确实可达到改善

目的，则在较大规模上实施该方案；如改善不明显，重新选择或调整计划；或选择另一原因进行干预，进入下一循环。

【知识拓展】

腹膜透析疗法

1960 年，McDonald 发明了腹透技术，并训练了第一个患者在家中自己进行腹膜透析。之后他又发明了一种运用套管针插植腹膜透析导管的方法，并为腹透患者建立了一个自动化的传输系统。

Henry Tenckhoff 接管家庭腹膜透析计划，创建了一个简便的透析系统，患者可以整夜进行透析，并修改了 Palmer 导管，缩短了导管的长度，增加了 Dacron 套以密封出口部位，该技术已被大多数医院采纳。

Robert Popovich 研究了旨在更好治疗患者的“长期停留的腹膜透析”动力学。简奥斯丁小组称这个程序为持续不卧床腹膜透析（CAPD），能有效地清楚体内的代谢废物和水分，缺点是感染和蛋白丢失。

Karl Nolph 在 1977 年开始应用 CAPD 治疗尿毒症患者，并发表了相关的研究结果，但是高腹膜炎发生率仍然困扰着他们。

随着“Y”形连接系统和“O”形连接系统的临床应用，尤其是双联系统的应用，腹膜炎的发生率显著下降，患者的操作更为方便，腹膜透析的发展取得了长足的进步。

（周雪丽　廖周谊）

第十六章 肾移植及护理

【概述】

肾脏替代治疗是目前终末期肾脏疾病常用且有效的治疗方法，包括腹膜透析、血液透析和肾移植，每种治疗方式各有优缺点。国内外已有许多学者应用各种量表对终末期肾脏疾病患者的生存质量进行评估，均发现肾移植患者生理、心理和社会方面的生存质量均显著高于透析患者。因而肾移植是终末期肾脏疾病最有效的治疗手段。适用于经其他治疗无效、须行透析治疗才能维持生命的终末期肾衰竭患者。在临床各类器官移植中，肾移植开展较早、技术较成熟、临床疗效也较好。

按供者和受者的遗传学关系可以将肾移植分为：自体肾移植（autograft），同质肾移植（isograft）和同种异体肾移植（allogeneic graft）。同种异体肾移植是目前临床应用最广泛的肾移植方法。活体肾移植以同卵双生间最佳，然后依次是异卵双生、同胞兄弟姐妹、父母子女、血缘相关的亲属及无血缘者之间。

按供者情况可分为活体肾移植和尸体肾移植。按移植肾植入的部位可以分为原位肾移植和异位肾移植。

【供受者的选择】

1. 受者的选择 是肾移植的第一步，关系到手术成败及术后长期存活。受者选择涉及原发病种类、健康状况、年龄、肾移植禁忌证等。一般认为肾移植受者年龄在 15 ～ 50 岁效果较好，如恶性肿瘤、严重血管病变、顽固性心力衰竭、凝血功能紊乱、慢性感染等患者则不宜接受肾移植手术。

2. 供者的选择

（1）免疫学选择：引起移植排斥反应的抗原称为移植抗原或组织相容性抗原。供、受者间组织相容性抗原的差异越小，则排斥反应的发生率越小，移植肾生存率越高；反之则排斥反应发生率增高，不利于移植肾的存活。为了预防排斥反应的发生，提高移植肾存活率，在肾移植前必须进行相关的免疫学检测，选择与受者组织相容性抗原无差异或差异小的供者。临床常用的检测方法有以下几种：①红细胞 ABO 抗原系统检测，若供、受者 ABO 血型不合，术前不进行系统全面的处理，移植后可发生不可逆的超急性排斥。②人类白细胞抗原（HLA）配型，目前主要按照六抗原相配原则进行配型。HLA 六抗原配型与肾移植的存活率有密切关系，配型相容程度越好，移植肾存活率越高，但随着免疫抑制技术的发展，HLA 六抗原配型对移植肾的远期存活率影响逐渐减少。③预存抗体的检测：包括淋巴细胞毒交叉配合试验与群体反应性抗体（panel reactive antibody，PRA）检测。肾移植要求淋巴细胞毒交叉配合试验必须为阴性。PRA 高的患者交叉配型的阳性率高，提示不容易找到合适的供体。

（2）非免疫学要求：供者自愿捐献，年龄不超过 55 岁，肾功能正常，无泌尿系统疾病及肿瘤病史，无高血压、糖尿病史，无血液病、结核病、严重全身性感染和艾滋病毒（HIV）感染等疾病。另外，需对活体供肾者进行精神和心理学方面的评估，有异常者不能作为供者。尸体肾移植热缺血时间不能超过 10 分钟。活体肾移植中对于供体的年龄限制国际上还没有统一的标准。近年来由于器官短缺，合理利用亲属边缘供体可以有效缓解这一问题，对供者年龄的要求逐渐放宽。研究认为老年供肾并不会增加供体围手术期并发症的发病率。但老年活体亲属供肾可能存在一定危险性，需要予以重视。

【器官保存】

离体缺血肾在 35 ～ 37℃常温下（称为热缺血）短时间内即趋于失去活力。为延长供肾的存活时间，肾保存应遵循低温、预防细胞肿胀和避免生化损伤的原则。因此，保存液的成分是保存器官功能的又一重要因素。目前，供体肾的处理和保存方法是采用特制的肾灌洗液（0 ～ 4℃）快速灌洗，使被灌洗肾的温度迅速而又均匀地降到 10℃以下，并尽可能地将其内血液洗净；然后保存于 2 ～ 4℃保存液中直至移植（称为冷缺血）。

【治疗要点】

1. 手术 肾移植手术基本采用异位移植，即髂窝内或腹膜后移植，以髂窝内移植多见。一般情况下无需切除受者的病肾。

2. 免疫抑制治疗 理想的免疫抑制治疗应既能保证移植物不被排斥，又尽可能使其毒性不良反应及对受者免疫系统的影响减至最小程度。免疫抑制治疗的基本原则是联合用药，以增加药物的协同作用，减少单一药物的剂量，从而达到减轻其毒不良反应的目的。肾移植常用的免疫抑制剂如下。

（1）皮质类固醇：是临床上最早也是最常用的免疫移植剂，常与其他免疫抑制剂联合应用。不良反应可有骨质疏松、感染、应激性溃疡、药物性柯兴综合征、白内障等。口服和静脉给药都可以吸收。

（2）霉酚酸酯（吗替麦考酚酯，mycophenolate mofetil，MMF；商品名为骁悉）：是由霉菌酵解物中分离出的半合成衍生物，能特异性、有力地抑制 T、B 淋巴细胞的增殖及抗体生成。主要不良反应有腹泻、关节痛、白细胞减少和胃肠道出血等。

（3）环孢素（环孢素 A，cyclosporine A，CsA）：主要作用是抑制 T 淋巴细胞合成和释放白细胞介素（IL-2）及其他淋巴因子的合成，此外对 B 淋巴细胞也有一定作用，常作为免疫抑制维持治疗的最基本药物之一。CsA 最主要的不良反应是肝、肾毒性，其他常见不良反应有高血压、神经毒性、糖尿病、高尿酸血症、牙龈增生及多毛症等。临床应用期间需检测血药浓度，来指导用药以尽量避免其毒性不良反应。

（4）他克莫司（tacrolimus，FK506）：又名普乐可复（prograf），其作用机制类似于 CsA，通过阻止 IL-2 受体的表达而抑制 T 细胞的活化、增殖，具有极强的免疫抑制作用。FK506 的常见不良反应主要是肾毒性、神经系统不良反应及糖尿病，高血压发生较少。

（5）西罗莫司（sirolimus）又称雷帕霉素（rapamycin），是一种大环内酯抗生素类免疫抑制剂。可与环孢素、类固醇联合用。西罗莫司常见不良反应有发热、头痛、腹泻、高血压、糖尿病等。

（6）米芙（麦考酚钠肠溶片）：是 IMPDH（次黄嘌呤单磷酸脱氢酶）抑制剂，可与环孢素和皮质类固醇合用。常见不良反应包括白细胞减少症和腹泻。

（7）抗淋巴细胞球蛋白（antilymphocyte globulin，ALG）或抗胸腺细胞球蛋白（anti-thymocyte globulin，ATG）：为多克隆血清，对 T 淋巴细胞产生直接细胞毒作用。临床多应用于免疫抑制的诱导阶段。静脉注射，主要不良反应是过敏反应、高热、寒战及白细胞减少等。可先注射地塞米松，防止高热或过敏反应发生。

（8）单克隆抗体：OKT3 是目前最为有效的单克隆抗体，OKT3 可与 T 淋巴细胞的 CD3 表面标记结合，使其丧失对抗原的识别能力。不良反应可有发热、寒战、恶性、呕吐、腹泻、头痛、呼吸困难等。

【主要护理问题】

1. 焦虑与恐惧　与担心手术及其效果有关。

2. 营养失调：低于机体需要量　与胃肠道吸收不良、食欲缺乏及低蛋白饮食有关。

3. 有体液不足的危险　与术前透析过度或术后多尿期体液排出过多有关。

4. 有体液过多的危险　与术后肾功能延迟恢复、水钠储留有关。

5. 潜在并发症　出血、感染、排斥反应、电解质紊乱、消化道溃疡、精神障碍等。

6. 知识缺乏　对肾移植术后相关知识缺乏了解。

【护理目标】

（1）患者焦虑、恐惧程度减轻，配合手术和治疗。

（2）患者营养状况改善，按要求正确进食。

（3）患者内环境稳定，没有发生水电解质平衡紊乱或发生后及时得到纠正。

（4）患者没有发生并发症或并发症得到及时治疗与处理。

（5）患者及家属掌握肾移植手术及术后康复相关知识。

【术前护理措施】

1. 协助患者完善术前检查

（1）实验室检查：除术前常规实验室检查外，移植前患者均需做艾滋病毒（HIV）、巨细胞病毒（CMV）、单纯疱疹病毒（HSV）及肝炎病毒的检查等。还应评估供、受者间相关的免疫学检查情况，如血型是否相符、HLA 配型相容程度，淋巴细胞毒交叉配合试验及群体反应性抗体检测结果。

（2）泌尿系统检查：常规检查包括尿培养、尿分析、24 小时尿量、内生肌酐清除率、尿蛋白定量、肾 B 超及膀胱造影等。

（3）其他：常规行心电图、X 线胸片及肝、胆、胰 B 超检查；还应根据患者不同情况有针对地进行其他检查，如心血管造影、胃肠镜检查等。

2. 心理护理

（1）了解患者心理状态，评估患者及家属对肾移植的认知程度。

（2）给患者介绍肾移植成功案例，树立信心，减轻焦虑。

（3）给患者及其家属讲解肾移植手术、术后治疗、康复相关知识、后期治疗费用等知识。

（4）评估患者家庭及社会支持系统对肾移植手术的风险、移植所需高额医药费用、对患者长期照护的承受能力，有针对地进行心理护理。

3. 病人准备

（1）手术前或术中即开始使用免疫抑制剂，具体药物及其剂量、用法及用药时间可根据受者情况决定。一般受者术前一天即开始口服霉酚酸酯。

（2）术前 1 日送患者做血液透析治疗 1 次。

（3）根据情况及时治疗潜伏感染病灶，遵医嘱预防性应用抗菌药。

（4）饮食和肠道准备：根据病情指导患者进食低钠

优质蛋白、高糖、高维生素饮食，改善患者的营养状况，纠正水、电解质及酸碱平衡失调，提高患者对手术的耐受性。术前 1 日进普通饮食，术前禁食 8 小时，禁饮 4 小时，一般不需要做肠道准备，必要时术前晚给予生理盐水或肥皂水灌肠 1 次（可不作为常规准备）。

（5）保持皮肤清洁卫生，预防皮肤感染；注意防寒保暖，防止呼吸道感染。

（6）术晨测量体重并记录。

（7）麻醉后置尿管。

4. 病室的准备

（1）病室环境：病室需安静、光线充足、通风良好。病室外配一隔离间，以供医护、探视人员进出隔离病房时更换衣服、鞋帽用。

（2）消毒与隔离：①消毒，术前一日及手术当日用消毒液擦拭病室内一切物品和门窗，进行空气消毒。有条件的医院可将术后患者安置于空气层流病室；②隔离，医护人员或探视人员进入移植隔离病房前应洗手及穿戴隔离衣、帽、口罩和鞋等。

【术后护理措施】

1. 外科术后常规护理　见表 16-1。

表 16-1　术后常规护理

全麻术后护理	了解术中情况、切口和引流情况 持续低流量吸氧 持续心电监护，必要时监测中心静脉压 注意不在血液透析用动静脉造瘘肢体测血压及采血 严密监测生命体征，注意控制患者血压，一般要求术后血压略高于术前（130/80mmHg 左右），以保证移植肾的有效灌注

续表

伤口观察及护理	观察伤口渗血情况，有无出血、尿外渗等，及时更换渗湿敷料 观察移植肾区，有无胀痛不适 肾移植受者伤口一般 2 周拆线 不在手术侧下肢及动静脉造瘘肢体进行静脉输液
各管道观察及护理	根据病情术后 24 ～ 48 小时应保证有 2 个静脉通道，以供输血或快速输液用，确保输液能顺利进行 观察记录创腔引流量、色、性状变化情况；一般创腔引流 24 小时量＜ 50ml 即可拔管 保持尿管引流通畅，一般术后 7 天拔除尿管

2. 严密监测出入量 详细记录出入量，严密监测小时尿量，尿量是反映移植肾功能状况及体液平衡的重要指标，并根据尿量及时调整输液速度和量，保持患者出入水量平衡，见表 16-2。

表 16-2 出入量监测

监测小时尿量	多数患者在术后早期有多尿的现象，尿量可达 1000ml/h 以上 一般术后 12 小时内尿量宜维持在 300ml/h 以上，不少于 100ml/h
合理静脉输液	严格记录出入量，肾移植补液应遵循“量出为入”的原则，补液量包括饮水量 一般尿量＜ 500ml/h，补液量为出量的全量；尿量 500 ～ 1000ml/h，补液量为出量的 2/3；尿量超过 1000ml/h，补量为出量的 1/2 术后当天需检测电解质情况，根据病情遵医嘱补充电解质，防止发生电解质、酸碱平衡紊乱 需根据患者血压及具体病情合理安排输液顺序及速度 对于病情不允许经口进食的患者，酌情静脉补充营养

3. 饮食护理 见表 16-3。

表 16-3　饮食护理

术后当天	禁食禁饮 6 小时，术后 6 小时无明显腹胀及并发症者可饮水、进少量流质
术后第 1 天	进食少量流质无腹胀不适，可逐渐加量，少吃多餐
术后第 2 天～肛门排气	无腹胀不适，可给予少量易消化软食，少食多餐，逐渐加量
肛门排气后	进易消化，营养丰富，优质蛋白，富含纤维的新鲜食物

4. 体位与活动　见表 16-4。

表 16-4　体位与活动

术后当天	卧床，可翻身和活动四肢，全麻清醒后可抬高床头或半卧 移植肾侧下肢髋、膝关节保持水平屈曲 15° ～ 25°，以减少血管吻合口的张力
术后第 1 ～ 2 天	床上活动，防止血栓形成，但要避免突然改变体位，以防血管吻合口受牵拉引起破裂，病情允许可下床测量体重
术后第 3 天	根据病情协助患者下床活动，下床时注意健侧下肢先着地承力，避免摔倒 活动量循序渐进，以患者能耐受为原则

5. 心理护理　肾移植患者术后容易因自己尿量的多少、血压高低、肾功能恢复情况产生较大的情绪波动，尤其当肾功能恢复不顺利时易产生焦虑、抑郁心理，甚至对治疗失去信心。告诉患者积极的心态有利于调动免疫系统、促进肾功能恢复，鼓励患者积极面对，树立战胜疾病的信心。

6. 健康指导　见表 16-5。

表 16-5 健康指导

休息与活动	根据身体恢复情况进行适当的体育锻炼，注意循序渐进
	活动时保护移植肾不被硬物挤压或碰撞
	术后 1 个月内外出时戴口罩，尽量不到人多嘈杂的环境
	注意保暖，做好个人卫生，保持居室通风，预防感冒
	术后半年可恢复正常工作
饮食指导	避免进食过多饱和脂肪，不食油炸食品，限制高胆固醇食物
	进食新鲜食物，忌食冷、硬、不洁及腐败变质的食物
	避免食用提高免疫功能的食物及保健品，如人参、黄芪、西洋参、灵芝等
用药指导	严格按医嘱服用免疫抑制剂及其他药物，不能自行增减药物的剂量或改服替代药物。准时服用药物，以维持相对稳定的血药浓度
	避免服用对免疫抑制剂有拮抗或增效作用的药物和食物等
	如果出现漏服免疫抑制剂，在 2 小时以内可尽快补服，严禁擅自调整剂量
	服药 10 分钟内呕吐，加服全量；10 ～ 30 分钟加服 1/2；30 ～ 60 分钟加服 1/4；60 分钟后呕吐无需补服
	腹泻 5 ～ 6 次水样便，加服 1/2；3 次水样便，加服 1/4；糊状便无需处理
自我监测	指导患者自我监测尿量、体重、体温、血压等指标，以随时判断自身的健康状况
	指导患者了解移植肾的大小和硬度，学会自我检查是否有压痛及肿胀等
随访指导	严格的定期随访出院后第 1 个月每周 1 次，第 2 个月每 2 周 1 次，半年后每个月 1 次。提醒患者及时移植肾功能稳定也应坚持每月随访 1 次
	若病情变化，应及时就诊
	告知患者与医护人员保持有效的联系，以便随时获得医务人员的健康指导
	病房提供电话随访及咨询服务

【围手术期常见并发症的预防及护理】

围手术期常见并发症的预防及护理，见表 16-6。

表 16-6　围手术期常见并发症的预防及护理

常见病发症	临床表现	预防及护理
出血	伤口大量渗血 创腔引流有鲜红血流出，2 小时内＞100ml 或 24 小时＞500ml 失血性休克表现 移植肾区胀痛 腰背部瘀斑	观察创腔引流及切口渗血情况，移植肾区有无肿胀，生命体征有无异常等，以及时发现出血 避免腹压增高及体位不当造成的血管吻合口处张力增加，防止血管吻合口破裂 一旦发现出血的征象，应及时通知医生，给予药物止血或手术止血
感染	发热 肾移植术后常见感染部位有肺部、手术切口、口腔、皮肤及尿道等，感染后伴有相应局部症状	严格病房隔离管理，预防交叉感染 做好呼吸道管理，预防肺部感染 严格按无菌原则护理伤口 遵医嘱应用抗生素，防止感染 加强观察，及时发现和处理感染病灶 结合患者的临床表现、实验室及其他检查结果，遵医嘱用抗感染药物，及时、有效地控制感染
漏尿	发热、疼痛，引流液呈淡黄色且量增加，伴少尿或突然无尿；B 超、实验室检查引流液含肌酐可确诊	术后严密观察伤口渗出情况及引流液的颜色、性状，对于轻度的尿外渗，一般采用持续低负压吸引，保持尿管通畅，使尿液充分引流，促进漏口愈合。保守治疗 3 周以上，漏尿没有明显好转甚至有增加趋势，应手术治疗

续表

常见病发症	临床表现	预防及护理
肾功能延迟恢复	主要表现为突然少尿 / 无尿或一过性多尿，血肌酐增高等	严格控制出入量，维持水电解质平衡 维持血压稳定，防止感染 血液透析 抗排斥治疗及合理使用免疫抑制剂
水电解质紊乱	术后早期常见并发症，如高 / 低钾、低钙、水钠潴留	监测小时尿量，严格按照补液原则静脉输液；严密监测电解质，根据实验室结果补充电解质；术后早期应警惕高钾的发生

【排斥反应的预防及护理】

排斥反应（rejection）是异体移植抗原引起受者体内发生的特异性免疫反应，分细胞免疫和体液免疫两种。除了同卵双生之间的移植，所有的异体肾移植术后都会发生排斥反应。根据其发生的机制、时间、病理及过程的不同，分为超急性、加速性、急性和慢性排斥反应，见表 16-7。

表 16-7　排斥反应的预防及护理

排斥反应	临床表现	预防及护理
超急性排斥反应	发生在移植肾血液循环恢复后数分钟或数小时、甚至 24 ～ 48 小时 突然出现血尿、少尿、无尿，移植肾区胀痛，血压升高，血肌酐升高，伴寒战、发热	目前对 HAR 尚无有效的治疗方法，一旦发生超急性排斥反应，应立即行移植肾切除 大多数 HAR 是可以预防的，关键在于术前做好 ABO 血型鉴定、交叉配合试验和群体反应性抗原检查

续表

排斥反应	临床表现	预防及护理
加速排斥反应	发生在术后2～5天，肾移植术后3～5天，患者肾功能逐渐恢复，突然出现体温升高，肾区胀痛，出现血尿、少尿或无尿，经伴腹胀、恶性、乏力，查体肾区饱满、压痛	观察患者的生命体征、尿量、肾功能及移植肾区局部情况，及时发现排斥反应 激素冲击治疗，或尽早使用抗淋巴细胞制剂，有可能逆转此反应
急性排斥反应	发生在移植后1周～2个月内 高热、尿量减少、体重增加、血压升高，肾区肿大、质硬有压痛，伴腹胀、关节酸痛、头痛、乏力、烦躁等全身症状 尿量减少是移植肾急性排斥反应的主要指标，也是最早出现的症状	准确应用免疫抑制剂 观察患者的生命体征、尿量、肾功能及移植肾区局部情况 根据排斥反应的轻重程度，遵医嘱应用抗排斥反应的药物，如甲泼尼龙、莫罗莫那-CD3（OKT3）、抗淋巴细胞球蛋白（ALG）或抗胸腺细胞球蛋白（ATG）等 及时观察用药效果，甲泼尼龙冲击治疗期间应警惕消化道溃疡的发生，注意观察患者消化道症状
慢性排斥反应	多发生术后3～6个月以后 移植肾功能逐渐丧失，血肌酐逐渐升高，伴蛋白尿、进行性贫血、高血压，尿量减少、出现水肿、移植肾缩小变硬	慢性排斥反应一旦发生，就难以逆转，一些治疗措施也仅是能延缓其发展的速度，唯一有效治疗方法是再次移植

【移植后常见远期并发症护理】

移植后常见远期并发症护理见表16-8。

表 16-8 移植后常见远期并发症护理

常见并发症	临床表现	预防及护理
移植后高血压	收缩压≥140mmHg，舒张压≥90mmHg，是移植后最常见的心血管疾病，术后近期高血压的发生率为90%，稳定期约为60%～70%	规律监测血压，教会患者自我监测 合理规律药物治疗 生活规律，戒烟酒，控制体重 低盐低脂饮食
缺血性心脏病	心绞痛/心肌梗死	服用降血脂药、血管扩张剂、钙通道阻滞剂、抗血小板聚集药物等 良好的生活方式 低盐低脂饮食 适当体育活动
移植后糖尿病	肾移植后出现持续性高血糖，并达到糖尿病的诊断标准，有报道移植后糖尿病的发生率为2%～54%；被公认为是影响移植物和患者长期生存的第二大因素	监测血糖，口服降糖药或注射胰岛素 调整免疫抑制剂 糖尿病饮食指导，帮助患者合理饮食 适当活动，控制体重 坚持随访

【前沿进展】

ABO 血型不相容肾移植

人体的主要抗原系统大致分为人类白细胞抗原（HLA）和ABO血型抗原系统，而ABO血型抗原在诱导器官移植排斥反应中具重要作用。红细胞上的血型抗原广泛存在于白细胞、血小板和一般组织细胞上，因此，成为移植排斥反应的主要抗原。供受者ABO血型不合可引起对移植物强烈的排斥反应，特别是受者血清中的血型抗体可与供者移植物血管表面的ABO血型抗原结合，激活补体而引起血管内皮细胞损伤和血管内凝血，导致超急性排斥反应的发生。由于ABO血型不相合，不少有亲属捐肾的终末期肾脏疾病患者失去了获得移植的机会。

20世纪90年代以来，越来越多的学者开始关注ABO血型不相容肾移植（blood group incompatible renal transplantation，BGICRT）。随着血浆置换（PE）、免疫吸附（IA）等技术的广泛应用及新型强力免疫抑制剂如霉酚酸酯（MMF）、普乐可复（FK506）、CD20单抗的出现，BGICRT取得了进一步发展。

通过术前血浆置换或免疫吸附去除血型抗体、术前免疫抑制治疗、术后周密的免疫抑制治疗、术后抗凝治疗等一系列措施，使ABO血型不相容的肾移植获得成功。在ABO血型不相容肾移植中，许多作者观察到：只要移植早期血型抗体能持续处于低水平并维持数周，以后即使抗体滴度回升至正常水平，也很少再发生排斥反应。有人据此提出免疫适应（accommodation）的概念，即尽管存在针对移植物血管内皮细胞的抗体，但不发生血管性排斥，其具体机制目前并不完全了解。日本、欧美等国家相继报道，虽然ABO血型不相容肾移植近期预后略差，但远期预后与ABO血型相容者相似。近5年来，随着新型免疫抑制剂的应用，其近期预后也有明显提高，Takahashi等报道124例ABO血型不相容肾移植受者1年移植肾存活率高达96%。

由于ABO血型不相容的肾移植手术前后常需施行多次血浆置换或免疫吸附治疗，术后也需要强化免疫抑制治疗，部分受者还需切除脾脏，因此血型不相容肾移植手术创伤较大，治疗费用更昂贵，所以临床施行应慎重。

【知识拓展】

心脏死亡器官捐献

器官移植是治疗终末期器官功能衰竭的最有效的手段。但这项手术必须有可供移植的器官才能进行。随着器官移植的发展，供体短缺成为当前世界各国器官移植所面临的难题之一。在中国，目前每年大约有30万患者，急需器官移植，但每年器官移植的手术仅为一万多例。1984年我国最高法院、最高检察院等六部门联合颁布实施的《关于利用死刑罪犯尸体或尸体器官的暂行规定》明确，无人收殓或家属拒绝收殓的、死刑罪犯自愿将尸体交医疗卫生单位利用的、经家属同意利用的死刑罪犯尸体或尸体器官可供利用。但社会对此的担忧是，在被囚禁的环境下，死囚很难保证真正自愿选择的自由。因而，我国的器官移植很难光明正大地在世界器官移植的舞台上发言。我国政府一直致力于将器官移植向国际化、正规化、合法化、公开化发展。2007年3月国务院通过的《人体器官移植条例》对不规范的移植加强了监管，为中国开展器官移植提供了法律依据。2009年12月30日下发了《卫生部关于规范活体器官移植的若干规定》，严格规范了活体器官移植的细节。

近几年在国内推行的心脏死亡器官捐献（donation after cardiac death，DCD）正是基于中国的社会现状和法律规定提出的解决国内器官短缺的方法，也是中国移植器官捐献的发展方向。法国从2006年开始使用DCD来源的器官移植，在文化传统与中国相近的韩国已开展公民自愿器官捐献十余年，我国开展DCD器官移植具有重要的现实意义。

2010年中国卫生部与红十字会启动了人体器官捐献

试点工作，建立中国的器官捐献、获取和分配体系。2014年3月成立中国人体器官捐献与移植委员会，该委员会属于官方机构，由国家卫生计划生育委员会和中国红十字会总会领导，对全国人体器官捐献和移植的管理工作进行顶层设计并拟定有关政策措施。其秘书处设在国家卫生计划生育委员会医政医管局。与人体器官捐献与移植委员会成立几乎同时，中国医院协会OPO联盟（Organ Procurement Organization，OPO）2014年3月在广州正式成立。OPO联盟由人体器官获取组织和有志于投身器官捐献事业的单位或组织共同构成，人员包括人体器官移植外科医师、神经内外科医师、重症医学科医师及护士等。当器官捐献志愿者成为潜在捐献人后，OPO负责组织医学专家对捐献者进行医学评估，与家属签订合法文件，将相关信息录入"中国人体器官分配与共享系统（COTRS）"并由该系统按照等待者病情严重程度等相关信息进行自动分配，获取、保存器官。OPO必须严格按照该共享系统的分配结果，把器官运送到移植等待者的所在医院。OPO联盟受国家卫生计划生育委员会医政医管局指导，隶属于中国医院协会。

截至2014年12月2号，全国共累计实现公民逝世后捐献2948例，累计捐献器官7822个，2014年11个月的捐献量就超过了2010～2013年4年的捐献数量。2015年1月1号起全面停止使用死囚器官作为移植的供体来源，公民逝世后自愿器官捐献将成为器官移植使用的唯一渠道。

但随着手术的开展，临床中术后的并发症也越来越多，从器官质量来看，与亲体、尸体、脑死亡供体（donationof brain death，DBD）相比，DCD供者由于心搏停止、器官热缺血时间长，不能保证肾脏、肝脏等大器官必需的血流灌注，DCD 供器官存在不同程度的缺血缺氧。因此，DCD 供者器官质量低于亲体、尸体、DBD 供者。特别是较长的热缺血时间被公认为是影响 DCD 移植效果的主要因素。所以在临床的工作中及早发现并积极处理并发症对移植器官的存活率有重要意义。

（谷　波　马登艳）

第十七章 慢性肾脏病门诊随访管理

【概述】

慢性肾脏病（chronic kidney disease，CKD）是指肾脏出现损伤，如肾脏结构或功能异常3个月以上，血、尿成分或做影像学检查出现异常，或者衡量肾脏功能的指标肾小球率过滤（GFR）下降到一定程度（＜60ml/min，正常人一般在90ml/min以上），见表17-1。

表17-1 慢性肾脏病的分期

国际分期	GFR [ml/（min・1.73m²）]	我国分期	GFR [ml/（min・1.73m²）]
1期：肾损害，GFR正常	≥90		
2期：肾功能轻度下降	60～89	代偿期	50～80
3期：肾功能中度下降	30～59	失代偿期	20～50
4期：肾功能重度下降	18～29	肾衰竭期	10～25
5期：肾衰竭	＜15	尿毒症期	＜10

【CKD随访意义及国内外背景】

1. 开展CKD患者门诊随访管理的意义

（1）目前，全世界CKD的总体患病率呈逐年增长趋势。2012中国CKD总体患病率为10.8%，可发展成尿毒症的占1%。2001～2006年血液透析（hemodialysis，HD）、腹膜透析（peritoneal dialysis，PD）和肾移植增长率为11%。

（2）人群对 CKD 的知晓率低，导致许多患者初次确诊就已处于 CKD 终末期，合并诸多并发症，有些甚至需要急诊透析治疗，大大增加了患者的死亡率，预后不佳。

（3）尿毒症患者年均透析花费近 10 万元，高昂的医疗费用造成家庭沉重的经济负担，也成为国家财政的一笔庞大支出。

（4）器官短缺明显：有超过 100 万的尿毒症患者在等待肾移植，每年仅有 5000 余例肾移植手术成功实施。

（5）CKD 是一种慢性进展性疾病，治疗策略除药物外，患者的饮食方案和生活方式对于疾病进展及预后也有很大的影响。但由于门诊患者多且缺乏专职的卫教师，医生无法在有限的门诊时间内完成患者教育，患者无法获得详细的疾病知识、生活方式指导和专业的营养膳食咨询，更无法将健康教育贯彻于疾病的不同阶段，不利于患者平稳地过渡到肾脏替代治疗阶段，这将患者的整体治疗效果受到影响。

2. 国内外 CKD 随访管理的现状

（1）我国 CKD 患者随访体系尚处于起步阶段，各地区尚未建立系统完善的管理系统。

（2）台湾地区开展 CKD 随访十余年的经验提示，完善的 CKD 随访系统可以成功延缓 CKD 患者的疾病进展，降低透析患者的流行率。

（3）肾脏科面对这个现状，率先在国内开展以患者为中心，肾脏科医生、护士、营养师三方合作的 CKD 患者随访项目，建立了 CKD 门诊随访体系及患者教育体系、CKD 随访管理系统，旨在通过多学科整合，对 CKD 患者进行系统全面的管理及在最大程度上延缓疾病进展，提升患者的生存质量。

3. CKD 的随访管理目的

（1）早期诊断及治疗。

（2）药物治疗、营养膳食及改善生活方式的综合治疗方案。

（3）配合疾病知识介绍，提升患者依从性，根据患者疾病分期转换治疗策略，平稳过渡到肾脏替代治疗。

（4）门诊长期随访，严密监测病情变化。

【CKD 随访对象及随访团队】

1. 随访对象

（1）年龄 18 ～ 70 岁。

（2）CKD 1 ～ 5 期没进入替代治疗。

（3）能坚持定期随访、依从性好的患者。

（4）有一定文化程度，基本能使用电脑的患者。

2. CKD 随访团队成员职责

（1）肾脏科医生：临床评估与药物治疗。

（2）营养师：CKD 患者的营养评估、饮食教育及膳食指导。

（3）CKD 护士：CKD 随访档案管理，CKD 患者病情追踪和患者教育。

【CKD 患者随访管理的流程】

1. 建立个人档案　CKD 长期随访涵盖了 CKD 1 ～ 5 期，为每位加入随访的患者建立个人档案。进入肾脏替代治疗的患者退出随访，转入腹膜透析、血液透析或肾移植的相应随访中心。

2. 定期随访　除有固定的主管医生长期随访外，还有专职护士定期一对一门诊患教及营养师定期门诊咨询，三位一体紧密追踪 CKD 患者病情的进展并随时调整方案，力求从改善生活方式、饮食指导、药物治疗等各方面给予患者综合指导，使患者能够及时全面地获取到疾病相关的各种知识，学会自我管理，提升治疗的依从性。

3. 健康教育 除个体化患教指导外，定期开展 CKD 患者教育系列讲座（每年 2 期，每期 4 次）及 CKD 病友会（每年 1 次）。

4. 数据库建立 建立CKD患者数据库和随访系统，有助于随访资料的收集、查询，在中国肾脏网上设有CKD患者群组，许多教育知识、课程信息、中心动向均在上面同步发布，方便医患交流。

【随访的主要内容】

随访的主要内容见表 17-2。

表 17-2 随访的主要内容

随访项目	主要内容
血压、血糖控制	血压、血糖控制
饮食指导	了解患者食欲、食量、饮食结构、体重，指导低蛋白饮食
药物使用指导	遵医嘱正确服药，纠正贫血、改善营养、控制血压、血糖，严密观察用药反应，如有异常不适等及时就诊
CKD 并发症的预防和管理	CKD 并发症的表现及防治，饮食、生活中如何预防
心理支持	慢性疾病带给患者精神、心理、经济上的压力，易产生焦虑、紧张、抑郁、无助、退缩、绝望等心理，针对患者的不同心理特征予以心理支持，耐心细致地一对一的沟通疏导、支持，并建立 CKD 交流群，鼓励患者之间沟通交流，使患者处于乐观自信的心理状态，以增强患者战胜疾病的信心，积极配合治疗
	家庭社会支持：让患者家属积极参与到患者的健康管理中，给予心理支持，同时避免过度保护患者

续表

随访项目	主要内容
进入透析前的准备	透析时机的选择、肾脏替代治疗方式的选择、透析通路的介绍
营养状况	了解患者肌肉、皮脂厚度、体重指数，营养师制订个性化食谱
生活质量	发放生活质量调查量表进行调查，分析患者生活质量

【随访频率】

（1）随访频率见表 17-3。

表 17-3 随访频率

肾小球滤过率	患教主要内容	随访时间
≥ 90	病理诊断与原发性疾病治疗	每 3 ～ 6 个月
60 ～ 89	阻缓肾功能恶化的各种治疗模式	每 2 ～ 3 个月
30 ～ 59	让患者接受尿毒症之理念	每 1 ～ 2 个月
18 ～ 29	建立血液透析通路之时机	每 1 个月
≤ 15	开始透析治疗或肾移植	每 2 ～ 4 个周

（2）营养咨询：从 CKD 3 期开始每 3 ～ 6 个月一次。

【CKD 患教方式及技巧】

1. 患教方式

（1）肾脏科医生、卫教师、营养师一对一个体化教育。

（2）每月一次的健康知识讲座。

（3）网络教育。

（4）每年一次的肾友会。

（5）定期复查反馈。

2. 患教技巧

（1）患教：提供个人、家庭等对象在健康知识、预防疾病及健康维护等各方面所需的知识、态度与技能。

（2）沟通：是传递、交换信息，建立共同性的过程。

1）患者教育是一连串的有计划的活动，在过程中需不断地评估、询问患者的想法，对知识和问题的了解程度及希望医护人员如何帮助他，都有助于医护人员对问题的界定。

2）对没有动机的患者，至少需要让他们知道医护人员会在他们感到有需要时随时帮助他们。

3）当患者和医护人员观念不同时，强行改变患者的观念不如帮助患者去整合原有的经验与学习、接受新知识。

（3）CKD 患教的形式

1）患教讲座从单向教学模式转变为双向学习与参与模式。

2）各种生动丰富的患教教材与资源。

3）通过食物模型，患者亲身参与“自己的饮食计划”。

4）优秀的老患者向新患者分享自己的经验，树立“好榜样”。

（4）CKD 患教经验、体会

1）患教内容最好按病种。

2）患教过程要因人而异。

3）患教内容要贯穿肾病整个阶段，每期的侧重点不一样。

4）CKD 个案管理必须 CKD 团队与患者及家属共同建立良好的关系，才能有效的实施。

5）构筑全方位的患者交流平台。

6）在多元化专业的共同努力下，达到有效延缓 CKD

的恶化，提高患者及家属的生活质量，减轻社会的医疗负担。

7）提升社会公众对 CKD 患者的关注。

【随访的效果评价】

（1）建立电子档案，每次的检查结果电脑自动提取，形成曲线图，观察各种指标的走势图。

（2）讲座结束后进行随堂测验并对知识掌握度进行反馈调查以了解患者的理解程度。

（3）每次门诊随访时会根据患者的具体情况随机抽问，检查掌握程度。

（4）每年病友会时，会把当年所讲的内容进行有奖问答，抽查患者掌握程度。用生活质量评估量表进行评估。

（陈　懿　陈崇诚　龙燕琼　彭　涛）

参 考 文 献

白振丽 . 2012. 连续性血液净化治疗的护理进展 . 临床合理用药，5(11B): 178 ～ 180

蔡光先，姚红艳，宁泽璞，等 . 2011. 急性肾小球肾炎 . 湖南中医杂志，2(4): 99 ～ 101

常相帝，李登任，彭涛，等 . 2010. 慢性肾脏病患者心理状态研究进展 . 医学与哲学 (临床决策论坛版)，31(10): 55，56

陈静，李玲玲，戎殳 . 2009. 46.7% 枸橼酸钠用于血液透析患者长期留置导管封管 . 护理学杂志，(15): 15，16

陈锐，陈谷霖 . 2011. 留置尿管相关尿路感染危险因素分析及护理干预 . 中华医院感染学杂志，21 (11): 2299，2300

陈艳，何静 . 2009. 肾穿刺活检术尿潴留护理的研究进展 . 中华现代护理杂志，15(17): 1690，1691

陈懿，秦敏，洪芸 . 2009. 连续性血液进化治疗蜂蛰伤致急性肾衰竭的临床观察与护理体会 . 华西医学，24(6): 1562 ～ 1564

陈辉丽 . 2013. 3 例疑难性过敏性紫癜性肾炎的护理分析 . 内蒙古中医药，32(12): 151 ～ 153

陈启梅，何劲松，袁丽芬 . 2013. 急性肾小球肾炎患者的营养指导与护理 . 中外医学研究，7，23(11): 99，100

陈香美 . 2010. 腹膜透析标准操作规程 . 北京 : 人民军医出版社

陈香美 . 2010. 血液净化标准操作规程 . 北京 : 人民军医出版社，83 ～ 86

陈逸菲，赵馥，糜彩霞 . 2014. 肾内科患者尿路感染病原菌分布及耐药性分析 . 中华医学感染学杂志，24(3): 574

陈志文，刁永书，林丽，等 . 2011. 连续性肾脏替代治疗护士交接班特点与方法 . 华西医学，(3): 446，447

陈志文，王星，代明金，等 . 2013. 持续缓慢低效血液透析患者应用枸橼酸抗凝的护理 . 中华护理杂志，48(11): 978 ～ 980

崔宇杰 . 2011. 低分子肝素在临床的应用及护理 . 内蒙古中医

药，12: 164 ～ 165
代辉 . 2012. 腹膜透析患者的健康教育 . 中国医药指南，10(1): 1
都书琪，孔垂泽，刘同才 . 2002. 肾皮质化脓性感染 (附 27 例报告). 中华泌尿外科杂志，23 (9): 535 ～ 537
付平，张凌 . 2011. 杂合肾脏替代治疗的临床应用 . 中国血液净化，10(1): 7 ～ 9
龚德华，季大玺 . 1997. 透析膜的吸附特征 . 肾脏病透析与肾移植杂志，6(3): 272
何向东 . 2013. 急进性肾小球肾炎的诊断 . 中国医学指南，11(25): 284，285
胡守亮，程骏章，刘俊成，等 . 2013. 持续缓慢低效血液透析在急性重症有机磷中毒患者中的应用 . 内科急危重症杂志，19(2): 119，120
季大玺，谢红浪，黎磊石，等 . 1999. 连续性血液净化疗法在重症急性肾衰竭治疗中的应用 . 中华内科杂志，38: 802
金爱萍，葛志兰 . 2011. 间歇性血液透析中不同浓度肝素封管法的对比研究 . 实用临床医药杂志，15(18): 71 ～ 73
金骊珠，崔天蕾，阿勇 . 2011. 不同浓度肝素封管液在带 cuff 的深静脉留置导管中的应用研究 . 重庆医学，40(3): 276，277
金新源，谢尔凡 . 2014. 压疮的评估、预防和治疗研究进展 . 中华损伤与修复杂志，9(2): 189 ～ 194
靳书兰，靳晚玲，崔燕 . 2009. 362 例过敏性紫癜的观察与护理 . 长治医学院学报，23(4): 307，308
李洪，曾丽花，卢飞杏，等 . 2005. 持续缓慢低效血液透析和连续性静脉静脉血液滤过的对照研究 . 中华肾脏病杂志，21(6): 364 ～ 366
李海珍，院海燕 . 2012. 重症医学科留置导尿患者尿路感染护理研究进展 . 河北医药，34(15): 2360 ～ 2362
李佩球 . 2012. 连续性肾替代治疗无肝素治疗的护理及观察 . 中国实用医药，7(13): 225 ～ 227
李现红，何国平 . 2006. 肾穿刺活检术的护理研究进展 . 现代护理，12(1): 23，24

林慧凤. 2005. 实用血液净化护理. 上海：上海科学技术出版社，168 ～ 170
刘明. 2012. 20 例长期中心静脉留置导管的护理体会. 齐齐哈尔医学院学报，33(16): 2287 ～ 2288
刘绮文，叶燕，黄敬心. 2010. 肾性贫血患者血液透析中不同补铁方法效果比较. 护理学报，3(17): 41 ～ 43
刘婷婷，蒋冠玉. 2010. 一氧化碳中毒致挤压综合征合并肾衰24例的护理. 中国误诊学杂志，10(32): 8039，8040
刘文静. 2013. 48 例过敏性紫癜性肾炎的临床护理体会. 健康必读杂志，10(10): 25
刘新民. 2008. 内科学. 第 3 卷. 北京：军事医学科学出版社，44
卢飞杏，李洪，陈业珍. 2008. 持续缓慢低效血液透析的护理体会. 护士进修杂志，23(6): 544，545
马晓红，陈静，陈舜杰，等. 2005. 枸橼酸盐置换液应用于连续性肾脏替代治疗的观察与护理. 解放军护理杂志，22(9): 17 ～ 41
孟建中，刘文渊，王素霞，等. 2011. 持续缓慢低效血液透析对透析中顽固性低血压患者血液动力学的影响. 实用医药杂志，28(6): 481 ～ 484
倪春霞，朱咏梅. 2013. 急性肾小球肾炎的护理. 护理研究，11(7): 264
聂虎. 2007. 蛇咬伤诊治进展. 现代临床医学，33(2): 234，235
钱丽萍. 2013. 肾穿刺活检术的护理体会. 护士进修杂志，28(2): 144，145
任冰，刘云. 1993. 连续性肾脏替代治疗救治重症急性肾衰竭的护理. 中华护理杂志，34(1): 28 ～ 30
沈祥立，汪汉东，胡娟. 2012. 不同浓度肝素封管液在血液透析患者颈内静脉留置导管中的应用. 中国血液净化，11(9): 518
史志雪. 2011. 床边移植肾穿刺活检的观察与护理. 内蒙古中医药，30(13): 159，160
苏白海，秦伟，付平，等. 2008. 预冲式枸橼酸钠抗凝技术在连续性血液净化高危出血患者中的应用. 西部医学，(2): 267 ～ 270
苏冠华，王朝晖. 2009. 临床用药速查手册. 北京：中国协和医

科大学出版社
苏冠华，王朝晖 . 2009. 临床用药速查手册 . 北京：中国协和医科大学出版社
孙鹏，秦伟 . 2009. 连续性肾脏替代治疗不同枸橼酸抗凝方式的应用与护理 . 西部医学，21(3): 485，486
孙爱丽，刘珊珊，宋燕，等 . 2013. 继发性肾脏病学 . 北京：人民卫生出版社
孙冬梅 . 2012. 急性肾小球肾炎临床护理研究 . 中外医疗，26: 139 ～ 141
孙世澜，姚国乾 . 2008. 血液净化理论与实践 . 北京：人民军医出版社，182，183
孙世仁，王汉民，何丽洁，等 . 2012. 肾脏病研究进展 . 西安：第四军医大学出版社
王海燕 . 2010. 肾脏病临床概览 . 北京：北京大学医学出版社